성공하는 치과를 만들고 싶은 원장님의 필독서,

환자의 표정을 읽는 치과의사

정 영 욱 · 최 지 숙 저

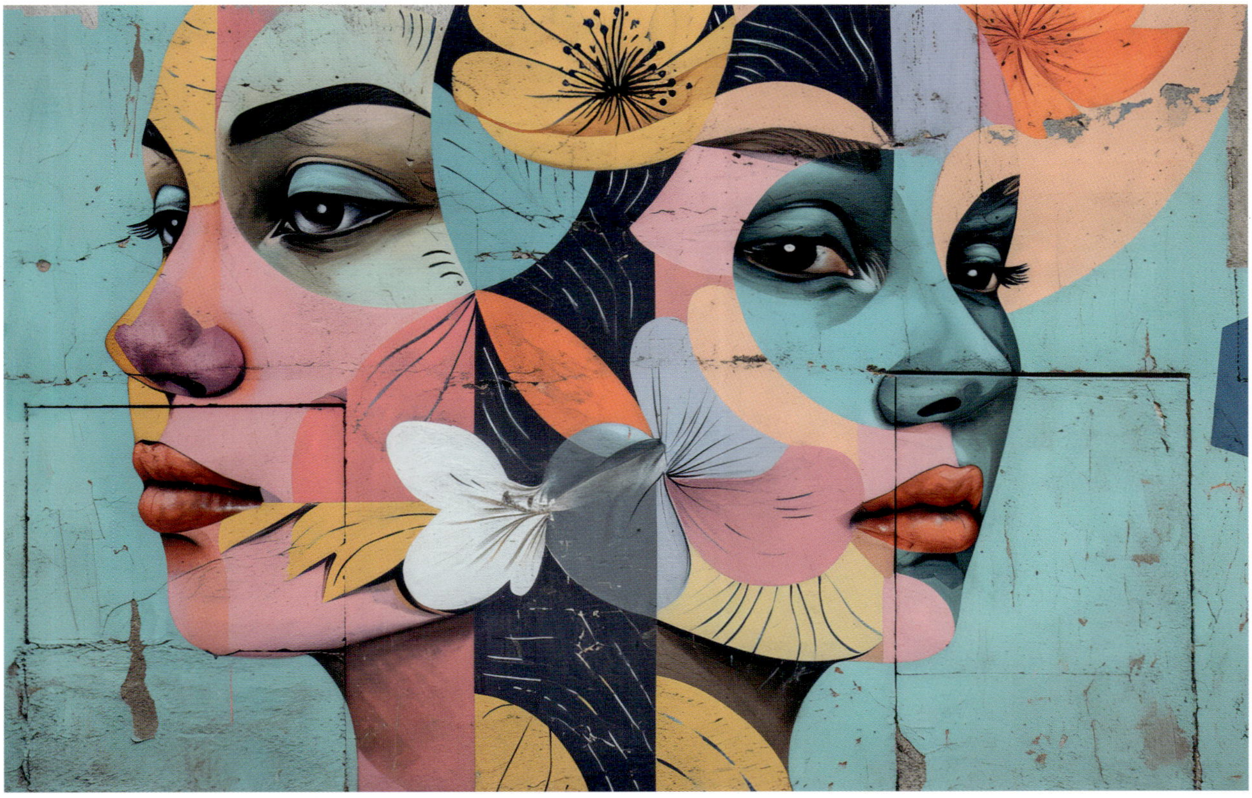

도서출판 웰

JN494811

도서출판 웰

Copyright © 2024 WELL Publishing Inc.

01041. 22, Samyang-ro 118 gil, Gangbuk-gu, Seoul, Korea
T. 82. 2. 907. 2872　F. 82. 2. 907. 2873
E. bkc905@hanmail.net
H. www.wellpub.net

This book was originally pubished in Korea
under the title of :
환자의 표정을 읽는 치과의사

ISBN. 978-89-97113-82-8　93510

Printed in Korea

프롤로그. 공포의 종합 선물 세트 치과

저는 개원가에서 진료를 하고 치과 컨설팅을 하며 다른 치과의 원장님들도 돕고 있는 치과의사입니다. 그러다 보니 자연스럽게 진료하면서 환자들과 다른 원장님들의 표정을 많이 관찰하게 되곤 합니다.

저는 환자는 물론 환자 보호자와 의사소통을 하며 진료를 합니다. 그러면서 환자가 처음 치과에 방문했을 때 긴장한 모습도 보게 되고, 저와 제 직원들을 경계의 눈으로 쳐다보는 모습 또한 보게 됩니다. 다른 원장님들의 치과를 도와드리면서 이것이 저희 치과에서만 일어나는 일이 아니라 다른 치과에서도 공통적으로 일어난다는 것을 알게 되었습니다.

저를 포함한 치과 종사자들은 평상시에는 늘 하던 대로 의사 표현을 합니다. 그런데 그런 우리를 대하는 치과 환자분들은 우리의 친구와 지인의 반응과 다릅니다. 그 환자들의 반응은 나이와 성별을 막론하고 대부분 비슷합니다. 그래서 어떨 때는 환자의 반응이 신기하기도 합니다. 아마 환자분이 영화를 보러 갈 때, 데이트를 할 때, 친구를 만날 때, 쇼핑을 하러 갈 때 등등과 치과에 올 때 표정을 비교해 보면 너무나 다를 것입니다.

환자분들에게 어떻게 오셨냐고 이야기를 나누고, 긴장을 풀어드리게 되면 대부분 이런 말씀들을 하십니다.

"치과는 무서워서 가급적 오고 싶지 않았어요."

"치과 처음 왔어요. 무서워서 미루다가 이렇게 되었네요."

"치과 가는 게 무섭고 싫어요."

이는 환자들의 나이, 성별과 무관하게 하시는 말씀입니다. 이 현상은 처음에는 젊은, 혹은 일부의 여자 환자에게서만 관찰할 수 있는 줄 알았습니다. 그러나 어머니뻘인 여성분들도 그렇게 말씀하시는 것을 보게 되었습니다. 그래서 여자 환자에게만 공통으로 나타나는 현상인가 싶었습니다. 그러다가 인생의 여러 가지 굴곡을 겪으신 아버님들이나 다양한 연령대의 남자들도 크게 다르지 않다는 것을 깨닫는 데는 오래 걸리지 않았습니다. 이렇게 환자들이 감정을 표현하는 모습은 대기실보다 진료실에서 더 잘 관찰할 수 있었습니다.

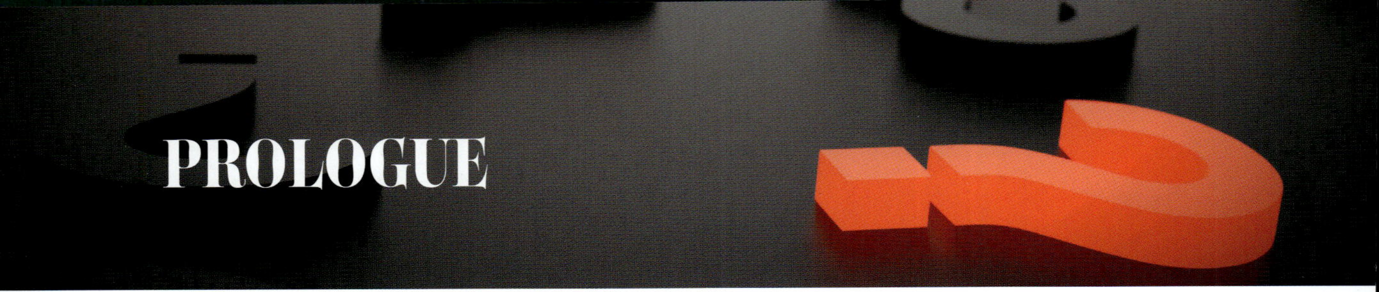

PROLOGUE

저는 지금 앉은 자리에서 아래 사진처럼 인터넷을 검색해 보았습니다. 치과 공포, 치과 공포증, 치과 무서워요 등을 검색해 보면 그동안 치과가 제가 만났던 것 같이 치과를 두려워하는 분들이 많이 보입니다.

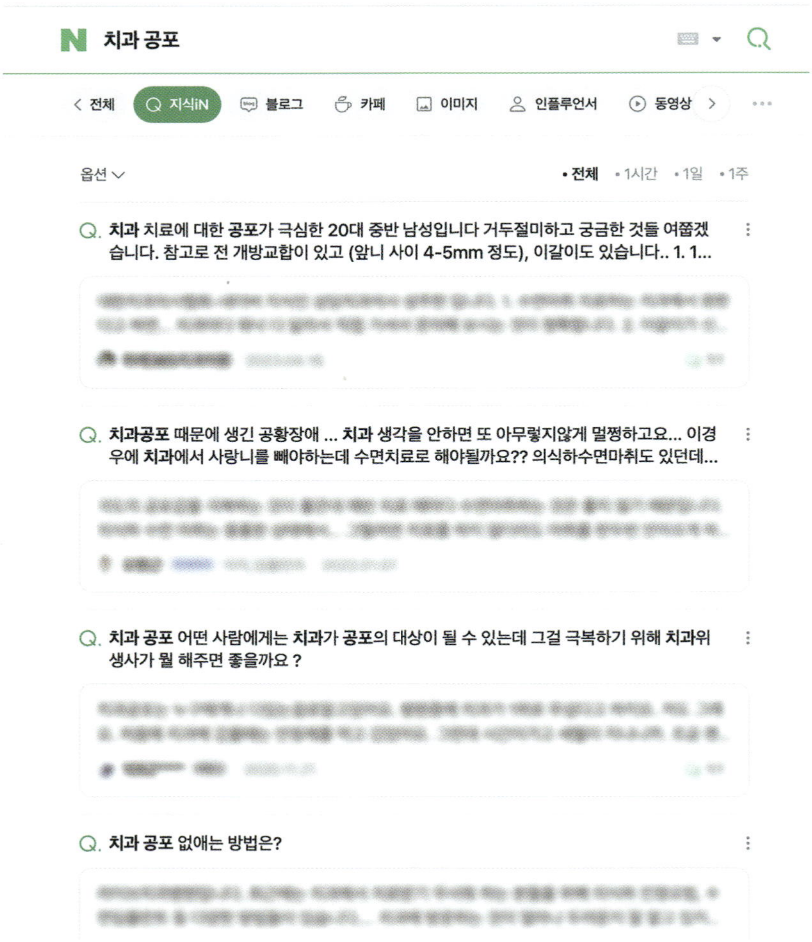

PROLOGUE

‘치과 치료에 대한 공포가 극심한 20대 남성입니다.’

‘치과 공포 없애는 방법은?’

‘ 치과 검진 받고 왔는데 사랑니가 충치가 있다고 해요. 너무 무서운데 이런 경우 이빨을 다 뽑나요?

‘ 치과에 대한 공포가 너무 큽니다. 치통이 심해서 치과에 가야 하는데 어렸을 때 트라우마가 너무 크게 남아서 진통제만 먹고 참고 있습니다.’

‘ 치과 공포가 좀 심한데 안정제를 복용하고 치과 가도 되나요? 그리고 약국에서 안정제를 파나요?’

인터넷을 검색하던 저는 그래서 몇 가지 가설을 생각해 보았습니다.

첫 번째, 우리 민족은 유독 전 세계의 다른 민족 중에서도 치과 겁쟁이가 많은 민족이다.

두 번째, 우리나라에는 환자의 감정 표현을 한도 끝도 없이 받아주는 치과 원장님들이 많으셔서 다들 치과 겁쟁이가 되어버렸다.

세 번째, 다들 어릴 때 만났던 치과 원장님들이 무섭게 대하기만 하셔서 치과에 대한 공포가 학습되었다. 하나씩 저는 위 가설을 검증해 보았습니다.

PROLOGUE

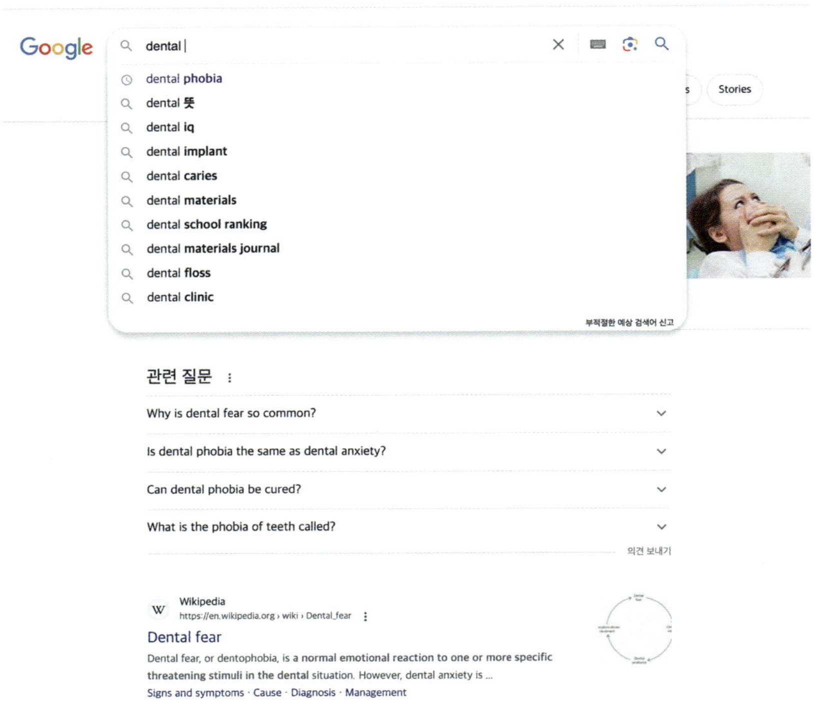

위 이미지를 보시면, 첫 번째 가설은 구글만 검색해 봐도 아닌 것 같습니다. 연관검색어로 바로 dental phobia라고 보이니까요. 위키피디아에 'dental fear'라는 단어가 연관검색어로 바로 검색되는 것을 보니 다행히도 우리 민족만 치과를 두려워하는 것은 아닙니다.

두 번째 가설은 치과의사들이 한도 끝도 없이 환자들의 감정을 받아 주기 때문에 환자들이 점점 더 무서움을 표현하고 점점 더 불안해한다는 것은 현실성이 떨어집니다. 이 책을 읽으시는 다른 분들도 그렇게 생각하실 것입니다.

PROLOGUE

의원, 병원이라는 공간 자체는 의사들이 진료하는 공간이기에 지속해서 환자와 감정을 나누고 끝없이 환자의 마음과 생각에 공감을 해줄 수는 없습니다. 일단 치료가 우선이고, 감정 이입을 자제하고, 의학적인 견해를 전달하기 때문입니다. 그러다 보니 병의원에서 근무하는 직원들도 사무적인 경우들도 많습니다. 그렇기 때문에 우리 모두, 아무리 적어도 한 번쯤은 병원에서 나오면서 의료진의 태도에 상처 받은 기억이 있을 것입니다.

세 번째 다들 어릴 때 만난 치과의사가 무서워서 치과에 대한 공포가 학습되었다. 이건 앞에서 말씀드린 두 가지 가설보다는 차라리 설득력이 있긴 합니다. 치과에 이제 처음 오는 어린이들은 당연히 진료 경험이 없습니다. 하지만 원장님들은 진료하실 때 입 벌리는 것을 거부하며 우는 어린이들을 보신 적이 있으실 것입니다. 영유아 구강검진을 받으러 온 어린이가 치과의 문 앞에서 들어가지 않겠다고 우는 상황을 우리는 모두 많이 접했습니다. 치과에 대한 공포가 학습된 것이라면, 이렇게 치과 경험이 없는데도 두려워하는 어린이들을 설명할 수 없습니다.

그래서 저는 어쩌면 우리는 모두 남녀노소, 그리고 인종을 뛰어넘어서 우리도 모르는 우리의 선조로부터 치아와 관련된 무의식적으로 유전적으로 공통된 프로그래밍이 있는 것은 아닐까라고 생각해 봅니다.

치과 종사자라고 하면, 인간의 프로그래밍까지는 생각하지 않더라도 진화하면서 사람의 치아가 변했다는 것은 알고 있습니다. 이전에는 날것을 먹다가, 불을 다룰 수 있게 되면서 익혀 먹고, 부드러운 음식을 섭취하다 보니 치아와 턱이 이전처럼 발달할 필요가 없었습니다. 그래서 턱도 작아지고 치아의 개수도 이전처럼 많을 필요가 없습니다. 사랑니가 없거나, 사랑니가 턱뼈에 묻혀서 나오지 않거나 (매복사랑니), 앞니가 하나 없거나, 공간이 부족하다 보니 치아가 삐뚤삐뚤하거나 등등 치과계 종사자라고 하면 학교에서 치아 형태학 시간에 배웁니다. 이렇게 형태뿐 아니라 심리적인 요소도 프로그래밍되어 있는 게 아닐까 생각해 봅니다.

치과에서 근무하는 우리들은 환자에게 좋은 진료를 해 드리고 싶고, 환자가 치과를 무서워하지 않기를 바랍니다. 환자가 덜 불편하고, 덜 무서워하고, 만족하는 치과를 만드시고 싶다면 저와 함께 환자의 행동과 표정을 함께 읽어보는 것은 어떨까요? 환자의 마음을 알고 살펴줄 수 있다면 우리 치과는 좀 더 성장할 수밖에 없을 것입니다.

추천사

0.2초!

매우 짧은 시간입니다. 하지만 이 짧은 시간이 우리에게는 세상으로부터 많은 정보를 얻을 수 있는 시간이기도 하고 성공과 실패를 좌우할 수도 있는 매우 중요한 시간이기도 합니다.

미국 시러큐스대학과 웨스트버지니아 대학 연구진에 따르면 사람이 사랑에 빠지는 시간은 불과 0.2초에 불과하다고 합니다. 세계적인 거짓말의 권위자인 폴 에크만 교수는 전 세계적으로 인간을 특정 감정에 동일한 표정을 짓는다는 것을 발견하였습니다. 기쁨, 슬픔, 분노, 경멸, 혐오, 놀람 그리고 공포가 그것입니다. 이 표정들은 의식적으로 통제하기 힘든 무의식에서 나오는 것으로 이것을 미세표정(micro expression)이라고 하였습니다. 놀랍게도 미세표정이 나타났다 사라지는 시간도 0.2초입니다.

이러한 연구 결과들을 봤을 때 병원에 방문한 환자들이 어떠한 감정을 느끼는지, 호의적인지 아니면 부정적인지를 판단하는 것도 매우 짧은 시간에 일어날 수 있다는 것을 알 수 있습니다. 이러한 사실이 병원 관계자들에게 주는 의미는 명확합니다. 환자들의 보디랭귀지와 표정 등이 무엇을 의미하는지를 정확히 알 수 있다면, 환자들의 진짜 감정과 속마음을 파악해 적절한 의료 서비스를 제공할 수 있다는 것입니다. 더불어 병원에 온 환자들에게 여러분이 친절하고 자신감이 넘치고 믿음이 가는 병원이라는 인상을 심어줄 수도 있을 것입니다.

지금까지 치과를 비롯한 많은 병원은 환자를 고객 관점으로 보고 다양한 교육이나 컨설팅을 통해 환자관리에 최선을 다하고 있는 것은 사실입니다. 하지만 단순한 인사법이나 억지스러운 미소만으로는 환자분들의 만족을 극대화하기에는 턱없이 부족한 것도 사실입니다. 이제는 환자가 말하는 것뿐만 아니라 말하지 않는 것, 거기다 그 이상으로 그들이 생각하지 못했던 무의식 깊이 숨어 있는 필요나 요구를 파악해서 만족도를 높여야만 지속 가능하고 영속할 수 있는 병원을 만들 수 있는 세상이 다가오고 있습니다.

이 책은 그 방법에 대해 친절하고도 자세히 설명해 주고 있습니다. 특히 독자들의 이해를 돕기 위해 적절한 사례와 이미지를 통해 누구라도 쉽게 이해할 수 있도록 설명하였습니다. 이러한 훌륭한 지침서가 완성될 수 있었던 것은 저자들의 큰 열정과 끊임없는 노력 덕분입니다. 전문가인 제가 감히 여러분에게 말씀드릴 수

추천사

있는 것은 저자들은 국내에서 병원 관계자 중에 비언어적인 부분에서는 단연 최고의 지식과 실질적인 경험을 가지고 있다는 것이고 이 책에 그것이 온전히 녹아내려 있다는 것입니다.

이 책에서 제공하는 모든 지식과 정보는 끊임없이 자신과 환자들의 보디랭귀지와 표정을 관찰하고 그것이 무엇을 의미하는지를 알아내려고 할 때 큰 도움이 될 것입니다.

이 책과 이 책을 읽는 독자분들 모두 건승하시기를 기원합니다!

비언어 행동 심리 전문가

임 문 수 소장

추천사

이 책의 공동저자인 정영욱원장을 처음 만난 것이 10년이 훌쩍 넘었건만 해외연수를 마치고 돌아온 저에게 인턴이라며 꾸벅 인사를 하던 유난히 말쑥한 모습의 그를 저는 여전히 기억합니다. 4년이라는 수련 기간을 통해 구강악안면외과 전문의가 되기 위한 인고의 길을 걷는 동안 필자는 다방면에 두루 걸친 지적 호기심과 함께 환자를 비롯한 일상에서 마주하는 많은 사람들과 유쾌하게 소통하는 특유의 친화력을 보여 주었습니다. 힘든 수련 생활로 심신이 피폐해질 만도 하건만 자칫하면 삭막하고 사무적일 수 있는 환자와의 관계를 늘 원만하고 돈독하게 이끌어 갈 수 있었던 필자의 힘이 무엇이었는지를 생각해 보면 눈과 귀를 통해 환자의 이야기를 경청하려 했던 그의 남다른 노력과 태도 때문이 아니었나 싶습니다. 그런 의미에서 이제는 전문의로서 자신의 영역에서 커리어를 성실하게 쌓아가고 있는 필자에게 늘 신뢰를 가지게 되는 것도 어찌 보면 당연한 일인지도 모르겠습니다.

머릿속에 있는 생각과 마음에 가득한 감정은 입을 통하여 나오는 순간 큰 위력을 가집니다. 항상 말을 조심해야 하는 이유도 여기에 있습니다. 그러나 말은 의외로 생각과 감정을 제대로 전달하지 못하는 약점도 가지고 있습니다. 이제 곧 임상 경력이 30년이 다 되어가는 나름 환자 얼굴만 봐도 어떤 사람인지 알 수 있는 점쟁이가 다 되었다는 우스갯소리를 듣는 저이지만 환자들과 이야기를 나누다 보면 답답함과 함께 미처 예상하지 못한 반응에 당혹감을 감추기 어려울 때가 있습니다. 그리고 그럴 때마다 환자의 머릿속이나 마음을 들여다보는 능력을 간절히 구하게 됩니다. 그런 저에게 필자가 환자의 마음을 읽고 그들과 소통할 수 있는 방법에 관한 책을 출간한다는 소식이 참으로 반갑기만 합니다.

이 책은 임상에서 환자를 대할 때 마주치는 여러 가지 심리적 문제들을 제대로 인식하고 그에 대한 해결책을 제시해 줍니다. 학교에서는 가르쳐 주지 않는 치과 임상의 노하우를 제공한다는 측면에서 오랜 임상 경험을 가진 치과의사뿐만 아니라 이제 막 대학을 졸업하고 두려운 마음으로 환자를 마주해야 할 새내기 치과의사들에게도 많은 도움이 되리라 믿습니다. 청출어람 청어람이라는 말처럼 부족한 나를 스승이라 불러주고 더 나은 구강악안면외과 전문의의 롤모델을 제시하고 있는 필자에게 고맙다는 말과 함께 그의 앞길에 찬란한 햇살만이 가득하기를 소망해 봅니다.

아주대학교 치과병원 구강악안면외과 **교수 송 승 일**

추천사

15년 전쯤, 공동저자인 최지숙이사의 대학원 입학을 위해 반갑고 기특한 마음으로 추천서를 썼던 것이 기억납니다. 그때의 추천서를 저는 지금도 갖고 있습니다. 다시 읽어봐도 그때의 제 판단은 정확했구나 생각됩니다. 그 당시 추천서에 표현한 내용 일부를 다시 차용해 보겠습니다.

짧은 단어로 저자 최지숙이사를 표현하는 것 자체가 무리입니다. '열심히'나 '열정적'이라는 단어로 정확히 표현하기 어려운 그 이상의 무엇이 있는 사람입니다. 탁월한 성과를 이루기 위해 매우 열심히 노력하면서도 주변에 선한 영향력을 미치는 사람입니다. 평범한 사람들은 미처 깨닫지 못하는 것을 체득하는 것은 물론이고 이를 바탕으로 새로운 결과물을 항상 만들어 내곤 했습니다.

그가 이번에 쓴 책 역시 그가 직접 여러 해 동안 몸소 깨달은 진리 중 일부를 잘 정리해 놓은 것입니다.

'치과 산업'은 치의학적 임상 행위와 사회과학적 전략 행위가 합쳐진 말입니다. 그러나 치과계의 현주소는 임상은 있지만 사회과학적 연구는 거의 없는 실정입니다. '치과 산업'에서 '치과'는 있는데 '산업'은 없는 기이한 구조가 계속되고 있습니다. 즉, 병소는 연구하는데 정작 병소를 갖고 있는 사람의 마음은 연구하지 않는 모습이 근대 치의학이 국내 들어온 이후 계속되고 있습니다.

현재 치과계를 제외한 거의 모든 업종에서는 너무나 당연하게, 소비자가 인식하는 '가치'라는 관점에서 사람의 마음을 읽고 연구하려 노력합니다. 실제로 고객의 마음을 읽은 기업은 살아남고 그렇지 못한 기업은 도태됩니다.

치과를 방문하는 환자 고객은 비용, 통증, 시간, 부정적 경험이라는 4개 중 한두 개 이상의 높은 허들을 어렵게 뚫고 온 상태입니다. 그들은 치과라는 부정의 공간에서 본인의 마음을 일일이 말하지 않습니다. 고객의 진심을 읽을 수만 있다면 아마도 어떤 치과라도 지금의 상담 동의율보다 50% 이상 오르고 고객의 좋은 입소문도 매우 더 많아질 것입니다.

이 책은 그 동안 환자 고객들이 몸으로 적극 표현하고 있었던 본인의 진심을 비로소 의료진이 읽을 수 있게 해주는 안내서입니다. 또 의료진에게 공급자 중심의 '어떤 치료를 했나'를 넘어서 환자 고객 중심의 '가치 있다고 생각 했겠나'라는 시각이 생기게 해주는 치과계 최초의 지침서가 될 것입니다.

치과 그룹 임플란티아 **대표 최 영 수**

CONTENTS

Prologue. 공포의 종합 선물 세트 치과 iii
추천사 viii

Chapter I 치과, 사람의 진화, 그리고 보디랭귀지 (Body language) - 01

1. 치과에서 왜 보디랭귀지를 알아야 할까? 02
2. 인간의 진화와 보디랭귀지 08
3. 인간의 뇌와 보디랭귀지 10
4. 왜 사람은 보디랭귀지를 쓰는가? 14
5. 보디랭귀지를 파악하는 방법 18
6. 보디랭귀지로 소통하는 방법 22

Chapter II 치과에서 관찰되는 환자의 주요 보디랭귀지 (Body language) - 25

1. 치과 환자의 감정 26
2. 스트레스 상황에서 환자의 보디랭귀지 34
3. 그 외 관찰할 수 있는 환자의 보디랭귀지 74

CONTENTS

III Chapter 치과에서 관찰되는 치과의사의 보디랭귀지 (Body language) - 87

1. 비언어적 단서로 기질 파악하기 ······ 88
2. 유형별 치과의사의 보디랭귀지 특징 ······ 98
3. 적절하거나 부적절한 치과의사의 보디랭귀지 사례 ······ 117
4. 환자들에게 좋은 영향을 주는 보디랭귀지 ······ 132

IV Chapter 치과에서 관찰되는 직원들의 보디랭귀지 (Body language) - 149

1. 진료실과 상담실에서의 보디랭귀지 ······ 150
2. 접수 시의 보디랭귀지 ······ 157

CONTENTS

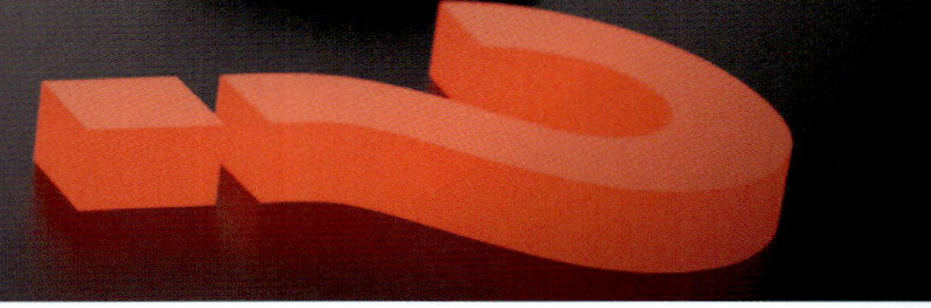

V Chapter 비언어를 통한 효과적인 상담전략 1 - 163

1. 환자들의 마음을 활짝 여는 RED KEY ······ 164
2. RAPPORT 형성 방법 ······ 166
3. 환자와의 공감대를 형성하는 Empathy 전략 ······ 168
4. 환자들의 속마음을 파악하는 Detect 기술(YES 신호, NO 신호) ······ 171

VI Chapter 비언어를 통한 효과적인 상담전략 2 - 179

1. 미세표정 ······ 180
2. 환자들과의 거리 및 위치 ······ 185
3. 치과 소품 활용법 ······ 189

Epilogue. 업계 종사자로서 우리가 노력하면 좋은 것 ······ 194

INDEX ······ 196

I

Chapter

치과, 사람의 진화, 그리고 보디랭귀지 (Body language)

01. 치과에서 왜 보디랭귀지를 알아야 할까?
02. 인간의 진화와 보디랭귀지
03. 인간의 뇌와 보디랭귀지
04. 왜 사람은 보디랭귀지를 쓰는가?
05. 보디랭귀지를 파악하는 방법
06. 보디랭귀지로 소통하는 방법

01 치과에서 왜 보디랭귀지를 알아야 할까?

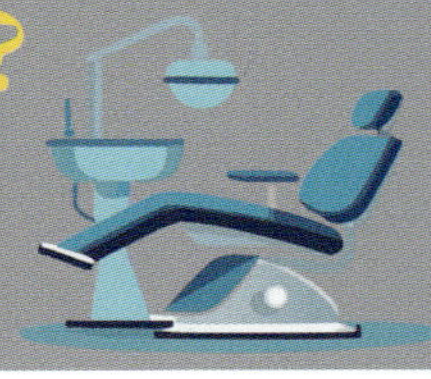

1950년대에 알버트 메라비안(Albert Mehrabian) 교수는 보디랭귀지에 대한 광범위한 연구조사를 실시했습니다. 그의 연구 결과를 보면, 우리가 하는 커뮤니케이션에서 말의 비중은 오직 7%밖에 되지 않는다고 합니다. 그는 커뮤니케이션에서 음성 (목소리 톤 등)이 38% 그리고 보디랭귀지가 55%를 차지한다는 것을 발견했습니다.

왜 바디랭귀지인가?

메라비언의 법칙 「**THE LAW OF MEHRABIAN**」

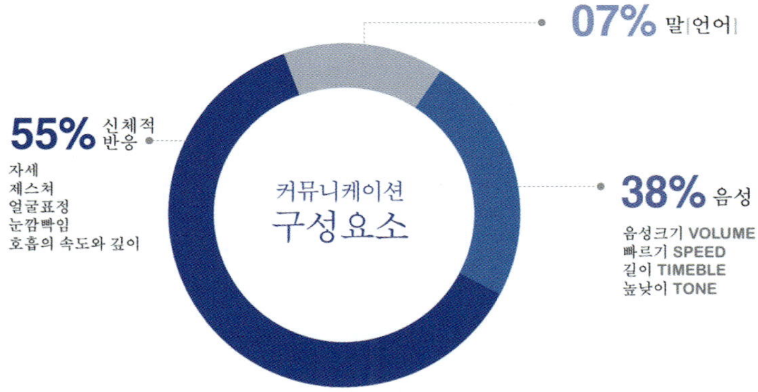

물론 이 조사를 100% 믿을 수 없다고 하더라도 사람들이 커뮤니케이션에서 보디랭귀지의 중요성이 대단히 큰 비중을 차지하고 있다는 것은 명확합니다. 메라비안 교수의 연구와 이후의 수많은 연구조사에서도 각 요소의 비율은 조금씩 다르지만, 커뮤니케이션에서 보디랭귀지가 차지하는 비중이 가장 높다는 것이 공통으로 발견되었습니다.

치과 병의원에서 발생하는 커뮤니케이션에 대해서도 한번 생각해 봅시다. 환자들은 사실 의사나 병원 직원들의 말 그 자체만큼 목소리나 행동에도 민감하게 반응합니다. 그에 맞춰 환자들도 자신의 보디랭귀지나 목소리의 톤으로 자신의 감정을 표현합니다. 이러한 사실들이 우리에게 의미하는 것은 다음과 같습니다.

보디랭귀지는 커뮤니케이션 특히 치과에서 발생하는 커뮤니케이션에서 아주 중요한 역할을 한다는 것입니다. 또한 보디랭귀지의 의미를 파악함으로써 우리 치과 종사자들의 보디랭귀지 활용 기술을 효과적으로 향상할 수 있을 뿐만 아니라 환자분들과의 관계를 개선할 수도 있습니다.

보디랭귀지를 파악하는 능력을 키우게 되면 우리는 환자들의 감정이나 생각을 그들이 하는 말과 상관없이 정확히 이해할 수 있습니다. 그렇다면 치과에 대한 만족도를 높일 수 있을 것입니다. 치과에서 환자들이 말하기 전에, 혹은 말하지 않아도 그들의 보디랭귀지를 읽는 능력을 키운다면 치과 성장의 큰 기회를 가질 수 있을 뿐만 아니라 환자들과의 관계에서도 주도권을 쥘 수 있을 것입니다.

보디랭귀지를 알면 다음과 같은 도움을 받을 수 있습니다.

▣ 보디랭귀지는 우리의 공감 능력을 향상하게 해줍니다. 공감 능력이라는 것은 상대방의 감정을 나도 똑같이 느낄 수 있는 능력을 의미합니다. 이러한 공감 능력은 다른 사람과 친밀한 감정을 느낌으로써 강력한 인간관계를 구축할 수 있도록 만들어 주게 됩니다. 특히 환자 상담 시에 큰 효과를 발휘할 수 있습니다. 자신의 기분이나 감정을 잘 이해해 주는 사람만큼 믿음직한 사람은 없기 때문입니다.

▣ 보디랭귀지에 대한 풍부한 지식을 가지고 있다면 환자분들을 쉽게 파악할 수 있습니다. 환자분들의 몸짓과 자세에서 나오는 비언어 신호들은 그들이 좋아하는 것과 좋아하지 않는 것 그리고 만족하는 것과 그렇지 않은 것이 무엇인지 정확히 파악할 수 있습니다. 이를 통해 원장님의 생각이나 제안을 환자분들의 욕구에 맞춤으로써 그들을 설득할 수 있을 것입니다.

▣ 환자들을 더 잘 이해할 수 있도록 도와줍니다. 이를 통해 환자들과의 관계를 더욱 강화할 수 있습니다.

▣ 보디랭귀지는 특히나 환자분들과의 '상담'에서 큰 영향력을 발휘할 수 있습니다. 환자분이

말하는 것이나 질문하는 것에 의존해서 상담을 이끌어가지 않고 보디랭귀지를 통해 환자분들의 진정한 의도나 속마음을 파악할 수 있다면 상담에서 좋은 위치를 차지할 수 있게 됩니다.

▣ 일반적으로 사람들이 말하는 내용과 다른 보디랭귀지를 보여주고 있는 사람이 있다면 그 사람은 당신에게 무엇인가 숨기고 있다는 것을 나타냅니다. 이러한 차이를 아는 것은 진료나 상담에 아주 큰 도움이 됩니다.

▣ 치과 병의원 원장님들이나 팀장님, 실장님들은 함께 일하는 직원들의 마음을 더 잘 이해할 수 있습니다. 직원들은 보통 자신의 상급자들에게 자기 생각이나 견해를 말하는 것을 불편해하기 마련입니다. 따라서 그들의 보디랭귀지를 파악하면 그들이 긍정적으로 생각하는 것이 무엇인지 또한 부정적으로 생각하는 것이 무엇인지를 정확히 파악할 수 있을 것이고 결국 그것은 병원에 대한 환자분들의 만족도를 행상시킬 것입니다.

▣ 팀원들이 서로의 보디랭귀지를 읽을 수 있다면 업무나 치료가 진행될 때 어떤 직원이 스트레스를 받고 있는지 그리고 도움이 필요한 사람이 누구인지를 쉽게 파악할 수 있게 됩니다. 결국 해당 팀은 탁월한 업무성과를 만들어 낼 수 있을 것입니다.

▣ 보디랭귀지는 우리의 감성지능을 높임으로써 원장님, 직원, 그리고 환자분들에게 진정한 마음으로 다가갈 수 있는 기회를 줍니다.

그러면 이제 보디랭귀지를 함께 살펴보도록 하겠습니다. 다음의 사진은 병원에서 흔히 볼 수 있는 직원들의 모습입니다. 세 명의 직원은 모두 다른 사람이며, 각자 다른 날과 다른 시간의 모습입니다. 이 3장 사진 속 인물들의 공통점은 무엇일까요?

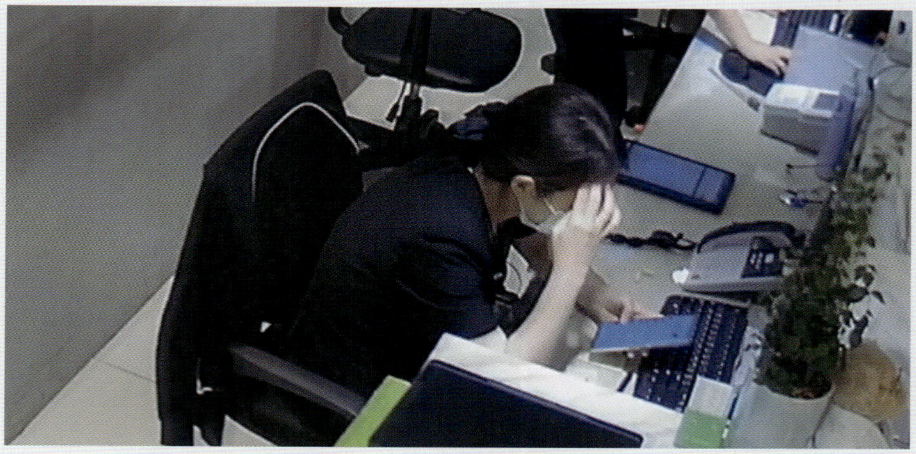

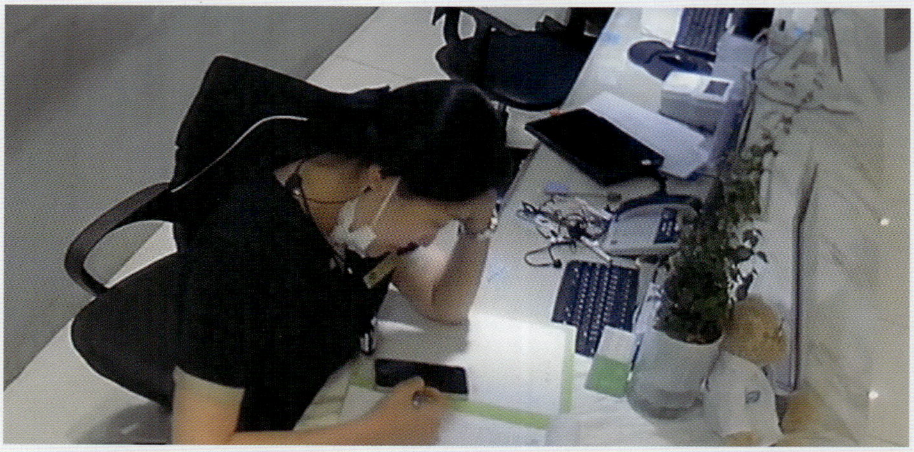

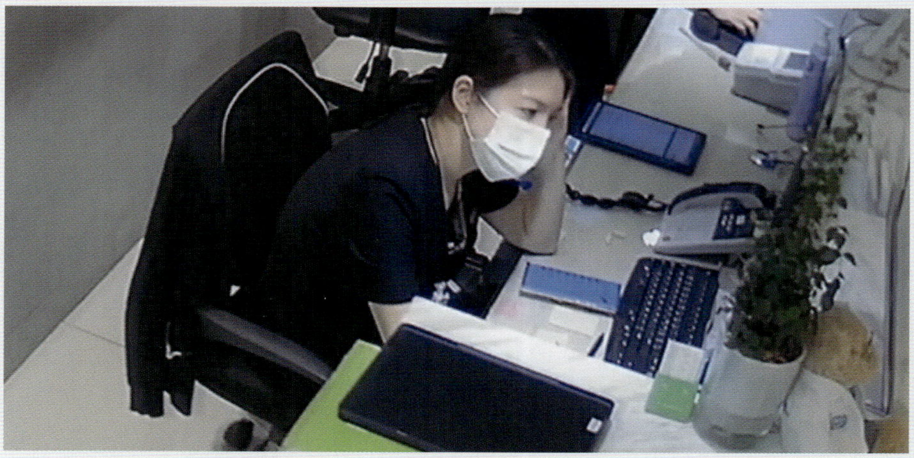

그렇습니다. 바로 자신들의 머리를 부여잡고 있다는 것입니다. 이 직원들은 아마도 하는 일이 잘 풀리지 않고 있는 것 같습니다. 사람들은 보통 일이 잘 풀리지 않거나 골치가 아픈 일이 생길 때 전 세계 공통으로 이와 같은 행동을 합니다.

이렇게 사람들은 자신이 처한 상황에 특정한 행동을 하도록 프로그램화되어서 태어나고 이러한 능력은 커가면서 더욱 다양하고 정교한 보디랭귀지를 사용할 수 있게 만들어 줍니다.예를 들어 아기들은 자기들이 듣고 싶지 않은 소리를 듣게 되면 손으로 귀를 막습니다. 또한 아이들은 보고 싶지 않은 어떤 것들을 보게 되면 손으로 눈을 가리는 행동을 합니다. 이것은 선천적으로 타고난 자연스러운 행동입니다.

하지만 아이는 커가면서 이러한 행동을 통제하는 능력을 키워 나가게 됩니다. 상대방이나 주변의 사람들에게 자신의 진짜 감정을 드러내지 않기 위해 스스로를 통제하기 시작합니다. 큰 동작으로 눈을 가리거나 귀를 막는 것은 성인답지 않고 예의가 없는 행동이라는 것을 알게 되기 때문입니다. 이러한 타고난 본능에서 나오는 행동을 완벽히 통제하는 것은 말처럼 쉬운 것은 아닙니다. 어떤 식으로든 그러한 행동은 드러나기 마련입니다. 바로 귀를 막거나 얼굴을 가리는 행동은 귀를 비비거나 눈을 만지는 행동으로 바뀌게 되는 것입니다.

따라서 우리가 알아야 할 보디랭귀지의 진실은 다음과 같습니다.

▣ 사람들은 보디랭귀지를 무의식적으로 자연스럽게 사용합니다.

▣ 우리가 하는 대화의 90% 이상은 보디랭귀지가 차지합니다. 치과에서 환자는 90% 이상 보디랭귀지를 사용하여 대화합니다.

▣ 보디랭귀지는 문화와 국가를 넘어 전 세계적인 공통 언어입니다.

▣ 보디랭귀지를 배우면 원장님의 커뮤니케이션 능력을 향상할 수 있습니다. 환자가 어떤 기분을 느끼고 있는지, 어떠한 생각을 하고 있는지를 알 수 있습니다. 그뿐만 아니라 치과 생활이나 조직원들 간의 대인관계 등 원장님들의 삶 전반에 걸쳐 큰 도움을 얻을 수 있습니다.

▣ 보디랭귀지는 인간이 존재하는 한 아마도 영원히 지속될 것입니다. 더불어 치과에서 환자들도 지속해서 자기 생각이나 감정을 보디랭귀지로 드러낼 것입니다. 아무리 통신 기술이나 의

료 기술이 발전될지라도 말입니다.

▣ 보디랭귀지는 최근 들어 전 세계적으로 주목받고 있는 연구 분야입니다. 특히 미국이나 유럽의 의료 분야에서 그 연구는 가장 활발히 이루어지고 있습니다.

02

인간의 진화와 보디랭귀지

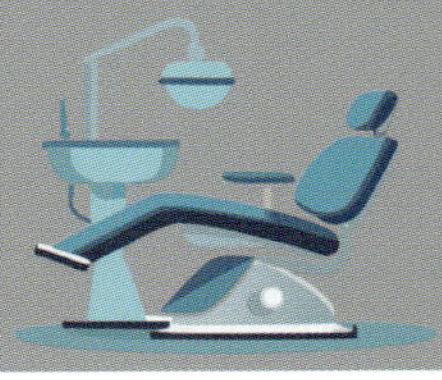

전 세계에 사람들은 누구나 거의 비슷한 보디랭귀지를 사용합니다. 아프리카에서 사는 원주민들이 얼굴에 웃음을 띠고 있다면 행복한 감정을 느끼고 있거나 현재 상황에 만족하고 있거나 자신이 지금 만나고 있는 사람에게 좋은 감정을 가지고 있다는 것을 알 수 있습니다. 반면에 한 미국 사람이 울고 있다면 그 사람은 슬픔의 감정을 느끼고 있다는 것도 알 수 있습니다.

사람들이 웃을 때는 어떤 표정을 짓는지 슬플 때는 어떠한 표정을 짓는지 이미 충분히 알고 있기 때문에 우리는 이에 대해 충분한 고민이나 의미를 찾을 필요가 없다고 생각합니다. 하지만, 몸의 체형과 피부색이 다름에도 불구하고 특정한 감정을 느낄 때 전 세계 누구나 똑같은 표정을 하고 비슷한 행동을 한다는 것은 곰곰이 생각해 보면 매우 놀랍고 신비로운 일입니다.

왜 이러한 공통점이 존재할까요? 이에 대한 해답이 지난 몇십 년 동안 수행해 온 다양한 연구들 특히 유전학이나 발달심리학 등의 연구 결과에서 밝혀졌습니다. 자 이제부터 아주 먼 과거로 돌아가 우리 인류에게 어떤 일들이 일어났는지 살펴보도록 하겠습니다.

태초 이후 10만 명 정도의 최초 원시인류가 있었습니다. 그들은 아프리카의 적도 부근 지역에 살고 있었습니다. 이때 아프리카의 삼림 지역에, 예전에 없던 큰 변화가 일어나고 있었습니다. 바로 그들의 서식처가 점차 줄어들고 있었다는 것입니다. 그 당시의 기후는 매우 덥고 몹시 건조했습니다. 그전까지 이들 원시인류는 숲속에서 수렵과 채집으로 살아가고 있었습니다.

하지만 환경의 변화는 그들 생활 방식의 변화를 요구했습니다. 그들은 더 많은 음식을 확보하고 살아남기 위해서 불가피하게 새로운 환경의 변화를 받아들여야만 했습니다. 그 변화의 증거가 바로 직립 보행입니다. 최초로 걸어 다닐 수 있는 능력을 갖춘 원시인류가 바로 '오스트랄로피테쿠스'였습니다.

걸을 수 있는 능력은 그들에게 더 많은 종류의 음식을 발견할 수 있고 더 넓은 지역을 차지할 수 있도록 신이 주신 선물이었습니다. 왜냐하면 이를 통해 그들은 다른 원시인들을 물리칠 수 있는 진화적 이점을 얻을 수 있었기 때문입니다.

오스트랄로피테쿠스들은 그들에게 닥친 새롭고 복잡한 환경의 변화에 적응해 나갔는데 이를 가능하게 했던 것이 바로 서로 강력하게 결속했다는 것입니다. 그들은 항상 무리를 지어서 다녔습니다. 이러한 결속을 강화하기 위해 그들은 누가 친구이고 누가 적인지, 누구를 자신들의 무리 안에 들여놓을지, 누구를 배척해야 할지를 분석해서 구별해야만 했습니다. 이러한 노력은 그들의 지적 능력을 크게 향상하도록 만들었습니다. 즉 그들의 정치적인 판단과 올바른 결정을 위해서는 강력한 뇌가 필요했다는 것입니다.

다시 말해서 진화적 관점에서 보면 뇌의 용량이 작은 원시 인종은 종족의 유지가 쉽지 않게 되었고, 그 지역의 주인공은 서서히 뇌의 용량이 큰 인종으로 바뀌어 갔습니다. 이러한 이유로 인류는 지속해서 뇌의 용량이 증가하게 되었습니다.

세월은 빠르게 흘러 약 160만 년 전 드디어 '호모 에렉투스 (Homo erectus)'가 출현했습니다. 이를 시작으로 50만 년 전 '호모 하이델베르겐시스 (Homo Heidelbergenis), 40만 년 전에는 '네안데르탈인 (Neanderthals)'을 거쳐 결국에는 우리의 조상인 '호모 사피엔스 (Homo sapiens)' 출현으로 이루어졌습니다.

호모 사피엔스는 진화에 진화를 거듭해 약 5만 년경에 현대의 인간과 비슷한 행동을 보였습니다. 오늘날 모든 인류는 5만 년경 전에 살았던 작은 그룹들의 후예입니다. 이를 보디랭귀지 관점에서 보면 우리가 느끼는 것을 표현할 때 전 세계에 있는 사람들이 왜 서로 비슷한지 알려줍니다.

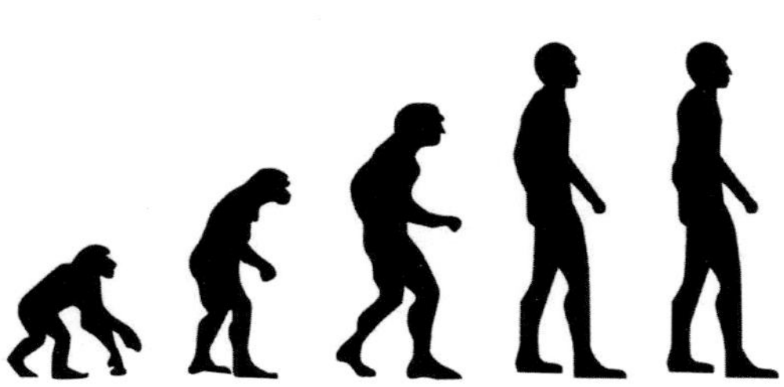

03

인간의 뇌와 보디랭귀지

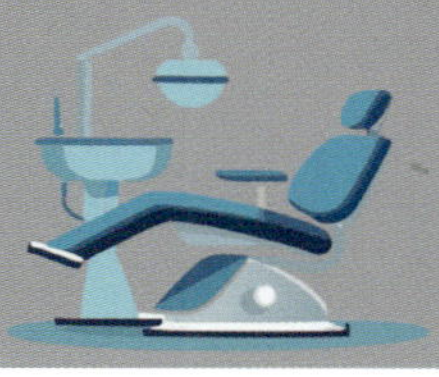

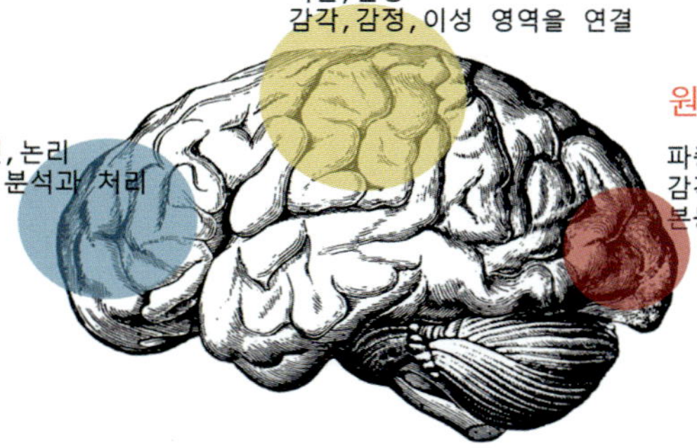

인간의 뇌는 위 사진과 같이 크게 세 부분으로 이루어져 있습니다. 좀 더 정확히 표현하면 세 가지 층으로 나뉘어져 있다고 보아야 합니다. 첫 번째 층은 뇌의 가장 밑바닥에 있는 뇌로, 파충류의 뇌라고 부릅니다. 이 뇌는 인간의 기본적인 생명 유지를 담당하는 뇌로, 3F의 기능을 담당하고 있습니다. 여기서 3F란 Freeze(정지), Flight (도망), Fight(싸움)를 말합니다.

동물들은 포식자나 다른 위험 앞에 서면 우선 자기 몸을 정지함으로써 자신을 방어합니다. 움직임은 주의를 끌기 때문입니다. 이 같은 정지 반응은 자신을 잡아먹으려고 하는 뱀 앞의 생쥐가 아무 움직임 없이 멈추어 서 있는 것과 같은 반응입니다. 이 반응을 정지 반응이라 합니다. 그리고 이 정지 반응은 인간도 마찬가지입니다.

정지 반응이 위험을 극복하는데 적절하지 않거나 최선의 행동이 아닌 경우 파충류의 뇌에서는 두 번째 반응인 도망 반응을 내보냅니다. 이 반응의 목적은 위협에서 벗어나거나 최소한의 위험과 거리를 두는 데에 있습니다. 이러한 행동은 같이 있고 싶지 않은 사람과 만났을 때 자신도 모르게 몸의 방향이 출입구 쪽으로 향하는 행동이 가장 좋은 예라고 할 수 있겠습니다.

마지막은 싸움 반응입니다. 위험에 직면했는데 정지 반응으로 발각되는 것을 피할 수 없고 거리를 두거나 도망치는 것으로도 위험을 제거할 수 없는 상황이 되면 싸움 반응을 하게 됩니다. 인간의 싸움 반응 중 대표적인 것이 논쟁을 하는 것입니다. 상대방에 대한 모욕, 인신공격성 발언, 궁지로 몰아세우기, 빈정거림 등은 모두 투쟁 반응이 현대적으로 나타난 사례입니다.

인간의 뇌를 구성하는 두 번째 층은 중뇌입니다. 중뇌는 파충류의 뇌에서 올라온 모든 정보를 전달해 주는 중재자 역할을 합니다. 이 뇌를 포유류의 뇌라고 부릅니다. 이 포유류의 뇌는 감정 기능을 담당하고 있습니다. 포유류는 파충류와 달리 공포나 외부의 자극을 느끼면 흥분이나 공포를 느끼기도 하고 반대로 사랑을 받으면 행복의 감정을 몸으로 표시합니다. 감정 표현은 파충류에게는 발달하지 않은 포유류만이 가진 고유한 행동이기 때문에 포유류의 뇌라고 부릅니다.

인간 뇌의 제일 높은 층은 대뇌 신피질이 있는 전뇌입니다. 이 뇌는 고도의 정신 기능과 창조 기능을 관장하고 있는데, 이러한 기능은 다른 동물들이 가지지 못하고 오로지 인간만이 가지고 있기 때문에 인간의 뇌라고 부릅니다. 이 뇌는 논리와 선악을 판단해서 파충류의 뇌나 포유류의 뇌에서 나오는 충동이나 감정을 억제하는 기능을 합니다. 이러한 인간의 뇌 덕분에 오늘날과 같은 인류 문명을 창조하게 되었고 만물의 영장으로 군림할 수 있게 되었습니다.

정글을 벗어난 인간을 발전시킨 원동력은 바로 뇌였습니다. 인간의 뇌는 동물 중 가장 머리가 좋다는 침팬지와 외형적으로 는 매우 비슷합니다. 그중 다른 것이 하나 있는데 바로 크기입니다. 인간의 뇌는 침팬지의 뇌보다 3배 정도 큽니다. 그 차이를 만든 것이 앞서 설명한 대뇌 신피질이 있는 '전뇌'입니다. 물론 침팬지도 전뇌가 있지만 인간의 그것과는 비할 것이 못 됩니다.

의식적 사고가 정신활동에서 차지하는 비율은 매우 낮다

두뇌는 1초에 4000억 바이트를 받아들이는데, 그 가운데 의식적 뇌가 처리하는 것은
1초에 2000바이트에 불과하다.
- What(2004)

감정두뇌에서 이성 두뇌로 신호가 전달되는 횟수가 그 반대의 경우보다 더 많으며, 그 횟수의 비율은 대략 10대 1이다.
- Hawkins, Blakeslee (2004)

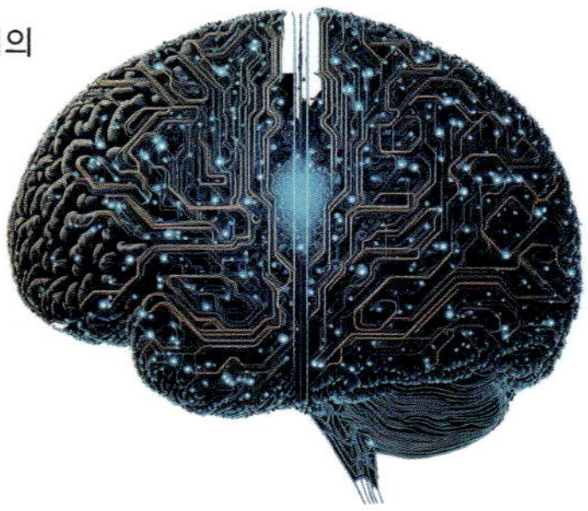

뇌 속의 다른 영역들은 그 역할과 기능이 잘 알려져 있습니다. 하지만 현대의 의학과 과학으로도 전뇌의 역할과 기능을 잘 설명할 수는 없습니다. 비밀에 싸여있기 때문입니다. 전뇌가 무엇을 하는지 정확하게 말할 수 없다고 하더라도 과학자들이 공통으로 동의하는 부분이 하나 있습니다. 바로 전뇌가 하는 중요한 역할이 인간의 삶에 있어서 목표를 세우고 끊임없이 발전하기 위한 작업을 한다는 것입니다. 끊임없이 새로운 가능성을 타진하고 혼란과 갈등을 이겨내며, 동시에 여러 목표를 향해 가는 인간의 놀라운 능력은 뇌의 크기가 커지고 발달했기 때문에 가능한 일이었습니다.

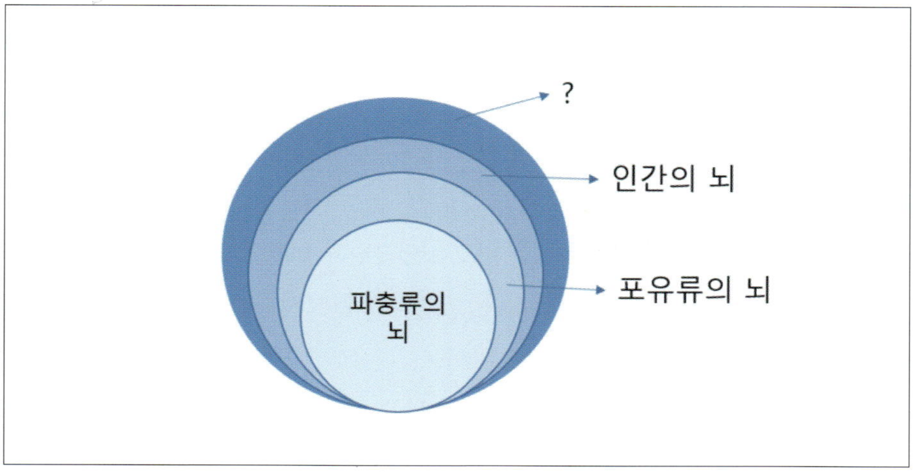

인간의 뇌 구조와 진화에 관해서 확인해 보겠습니다. 앞의 그림을 자세히 보면 포유류의 뇌는 파충류의 뇌를 포함하고 있다는 것을 알 수 있습니다. 마찬가지로 인간의 뇌는 파충류의 뇌와 포유류의 뇌를 포함합니다. 여기서 뇌가 발전해 가는 모습을 보면 결국 상위에 있는 뇌는 하위에 있는 뇌를 포함하고 확장해 가고 있습니다. 이러한 발달 과정에서 상위의 뇌는 하위 뇌에 없는 전혀 다른 능력을 갖추게 됩니다. 즉 포유류의 뇌는 파충류의 뇌 속성을 가지면서도, 파충류의 뇌에는 존재하지 않는 전혀 다른 속성인 감정이라는 능력이 발생한다는 것입니다.

이 같은 방식으로 인간의 뇌는 포유류의 뇌에 전혀 없는 새로운 능력인 고도의 논리 능력과 사고 능력을 만들어냅니다. 하찮은 것으로 보일지 모르지만, 사실 놀라운 진화의 산물입니다. 인간의 뇌는 끊임없이 팽창되면서 진화하려는 속성을 가지고 있는 듯해 보입니다.

하지만 이러한 새로운 진화를 위한 전체조건이 하나 있습니다. 바로 모든 뇌가 하나로 통합이 되어야 한다는 것입니다. 사실 인간의 뇌는 파충류의 뇌, 포유류의 뇌와 끊임없이 영향을 주고받기도 하면서 그들을 통제하려 하기도 합니다. 우리는 본능적이면서도 감정적이며 이성적인 존재라는 것입니다. 그런데도 우리는 대뇌 신피질의 존재로서의 인간만을 인간으로 보려는 것 같습니다.

현재의 고도화된 문명사회에서 동물적인 인간, 감정적인 인간은 무대 저편에 가려져서 억압된 채 살고 있는 것이 사실입니다. 그래서 우리는 그와 관련된 교육이나 학습을 등한시하거나 무시하곤 합니다. 하지만 숨겨져 있는 인간의 본능적인 행동과 통제되고 억압되었던 감정 등이 무대 위의 주인공으로 나타날 때, 진정한 진화가 이루어질 것입니다. 이것이 인간의 보디랭귀지에 관해 관심을 두고 공부해야 하는 진정한 이유가 될 것입니다.

04

왜 사람은 보디랭귀지를 쓰는가?

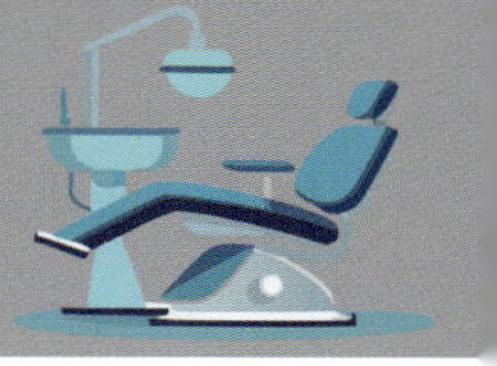

전문가들은, 사람이 말하게 된 것이 채 16만~35만 년 전이라 말합니다. 그 전의 200만 년 전에는 인간은 오직 몸짓과 소리로 의사소통했다고 합니다. 까마득한 고대에는 모든 인류가 비언어 커뮤니케이션의 전문가였던 셈입니다.

비언어적인 커뮤니케이션은 표정, 손의 모양새, 몸짓, 여러 가지 다양한 움직임과 몸에 밴 습관 등이 모두 포함됩니다. 이것은 즉, 비언어적인 커뮤니케이션 방식인 보디랭귀지는 상대에게 말하고자 하는 것을 나타내기 위해 몸으로 할 수 있는 모든 것을 포함한다는 뜻이기도 합니다. 그러다 보니 때로는 내가, 혹은 당신이 의도적으로 말하지 않으려고 하는 것까지도 보디랭귀지를 통해서 상대방에게 고스란히 전달되기도 합니다. 네, 맞습니다. 상대방이 숨기고 싶어 하는 마음을 내가 훤히 들여다볼 수 있습니다.

사람들을 만나다 보면 특별히 더 '저 사람은 눈치가 빠르다'라고 느껴지는 사람들이 있습니다. 다른 사람의 보디랭귀지 변화를 잘 알아본다는 것은 그만큼 상대방의 생각과 의중을 잘 알 수 있다는 것을 의미합니다. 이런 유형의 사람들은 관찰한 정보를 가지고 생각하고 판단합니다. 눈썹의 각도, 찡그리는 미간, 숨을 들이마시는 모습 등등. 그런 사람들은 대인관계를 맺거나 일을 할 때도 다른 사람과 다릅니다. 그럼, 그 사람들만 보디랭귀지를 활용하느냐 하면 그것은 아닙니다. '눈치가 빠르지 않은' 혹은 속칭 '둔한' 사람이라고 하더라도 '오늘 저 사람 기분이 나쁘네.' '저 사람 무슨 일이 있나?' '저 사람 좋은 일이 있어 보이네.' 등등의 생각은 우리 모두 하면서 살아가게 됩니다.

“영장류는 특별한 감정을 가지고 태어나고 이 감정은 몸과 얼굴을 통해 표출된다. (찰스 다윈, 인간과 동물의 감정표현)”

“감정이란 것은 어느 지역에서나 보편적으로 나타난다. 모든 국가에서 슬픔 (sadness), 놀람 (surprise), 공포 (fear), 분노 (anger), 혐오 (disgust), 경멸 (contempt), 행복(happiness) 이렇게 일곱 가지 감정이 거의 똑같은 표정으로 나타난다. (폴 에크만, 심리학자)”

“커뮤니케이션에서 가장 중요한 것은 상대방이 입으로 말하지 않은 것을 듣는 것이다. (피터 드러커, 경영학자)”

당신이 입으로 어떤 이야기를 하는 있는 동안, 몸과 자세는 그와 다른 정반대의 이야기를 하고 있을 수 있습니다. 또한 당신이 말하지 않고 숨기려고 하는 것까지도 보디랭귀지를 통해 전달되기도 합니다.

사람의 감정은 다양하고 개별적이며 표정은 많은 것을 함축합니다. 그리고 아무리 고도화로 발전된 사회라고 하더라도 사람의 표정은 변하지 않으며 근육의 움직임도 변하지 않았다고 합니다.

보디랭귀지 관련하여 국내에서 선풍적인 인기를 끌었던 미국 드라마가 있었습니다. 바로 <Lie to me (내게 거짓말을 해봐)>입니다. 이 미국 드라마는 사람들의 미세한 표정 변화만으로 거짓말을 읽어나가는 칼 라이트만 박사의 활약을 그린 심리 수사물입니다.

인간의 표정이나 보디랭귀지를 통해 거짓말을 파헤치는 방식은 기존의 드라마와 전혀 다른 새로운 것이라 세간에 큰 화제가 되었습니다. 사람들의 표정, 몸짓, 목소리의 높낮이 등 인간이 보일 수 있는 모든 표정에서 단서를 찾아내는 라이트만 박사는 사실 세계적인 미세표정과 보디랭귀지 전문가인 폴 에크만(Paul Eckman) 교수가 실제 모델입니다.

인간의 감정과 거짓말의 최고 권위자인 폴 에크만 교수는 다음과 같이 주장하였습니다.

“인간의 얼굴에는 43개의 미세한 근육들이 각기 다른 조합으로 1만 가지 표정을 만들어 내고, 이 가운데 2,000가지 표정은 몸으로 느끼는 특정한 감정과 관련이 있다.”

또한 그는 표정은 문화에 따라 결정된 것이 아니라 전 세계적으로 보편적이라고도 하였습니다. 폴 에크만(Paul Ekman)교수는 표정, 몸짓, 목소리만으로 거짓말을 알아내고, 상대방이 어떤 감정

상태인지를 알아내는 비언어적 커뮤니케이션 분야의 세계적인 권위자입니다. 그는 미국심리학회가 인정한 '20세기 가장 영향력 있는 심리학자', 이 선정한 '세계에서 가장 영향력 있는 100인' 중 한 사람이며 폴 에크만 그룹(Paul Ekman Group)의 책임자이기도 합니다.

시카고대학 명예 문학박사(1994)와 애들피대학교 명예 문학박사(2008) 학위를 받았고 현재 캘리포니아대학교의 명예교수이시며 미국 심리학회 과학 공로상(1991)과 미국 심리학협회 윌리엄 제임스 펠로우 상(1998)을 받은 바 있습니다. 미국 폭스TV에서는 그의 연구를 바탕으로 하는 범죄 심리 드라마를 제작, 인기리에 방영되기도 했고, 1978년 얼굴 움직임을 체계적으로 묘사한 '최초의 얼굴 지도'인 '얼굴 움직임 부호화 시스템 (FACS: Facial Action Coding System)'을 만들어냈으며, 미국 FBI, CIA 등 세계적 범죄 용의자의 심리 분석 자문가로 활동을 하였습니다.

이렇게 폴 에크만 교수의 이력 사항을 길게 나열한 이유는 이 분야가 현재까지 국내뿐만 아니라 세계적으로도 아직은 생소한 영역이기 때문입니다. 그래서 대부분의 경우는 학문일 거라는 생각을 하지도 못하고, 속칭 '느낌적인 느낌' 혹은 그 의도를 알아내는 사람을 눈치가 빠른 사람 정도로만 치부합니다.

폴 에크만 교수는 파푸아뉴기니에서 연구를 통해 우리들이 알고 있는 이 '느낌적인 느낌'에 대해 연구하였습니다. 그의 연구 결과 21개국에서 7가지 기본 감정을 나타내는 동일한 표정이 있다는 것을 밝혀냈습니다. 그 기본감정이라는 것은 슬픔(sadness), 놀람(surprise), 공포(fear), 분노(anger), 혐오(disgust), 경멸(contempt), 행복(happiness)입니다. 심지어 폴 에크만 교수는 현대 문명과 접할 기회가 전혀 없었고, 고대의 전통적인 방식으로 살아가고 있는 아프리카 뉴기니의 원주민들과 3년 동안이나 같이 살기도 했습니다. 그는 원주민들과 함께 생활하면서 그들의 표정을 관찰하였습니다.

그 결과 다른 문명화된 나라의 사람들이 보이는 감정의 표정을 뉴기니의 원주민들도 똑같은 방식으로 표현한다는 것을 확인하였습니다. 문명의 손이 닿지 않은 원주민 포레족과 미국 대학생들의 감정 표현과 이해에 대한 교차 실험을 진행했고 사람의 표정과 감정은 문화나 학습에 의해서가 아니라 본능에 의한 것임을 증명했습니다. 원주민들에게 미국인들의 사진을 보여주면서 사진 속의 사람들이 어떤 감정을 느끼고 있는지를 맞혀 보라고 요청했더니 그들은 사진 속 사람들의 감정이 무엇인지를 정확히 맞추기까지 하였습니다.

결국 폴 에크만 교수의 결론은 인간의 기본적인 감정을 담은 표정은 전 세계적으로 동일하다는 것입니다. 그리고 이는 파푸아 뉴기니 원주민, 또 우리, 게다가 치과에 방문한 환자와도 크게 다르지 않습니다. 그렇다면 우리는 어떻게 보디랭귀지를 통해서 서로의 마음과 감정을 이해할 수 있을까요? 지금부터 자세히 살펴보도록 하겠습니다.

05

보디랭귀지를 파악하는 방법

사람들은 일을 하거나 대화하면서, 심지어 아무것도 하지 않고 있을 때도 비언어를 통해서 자신을 끊임없이 드러냅니다. 이는 본능적으로, 또 무의식적으로 나타납니다. 사람들은 자신의 타고난 기질에 따라 세상을 바라보고, 그 관점을 통해 삶을 살아갑니다. 이 때문에 자신의 기질이 비언어적인 단서들을 통해 자연스럽게 나타나는 것입니다.

그렇다면 이러한 비언어적 단서들을 어떻게 파악할 수 있을까요? 대표적인 방법으로 대화할 때 주로 어떤 표정을 짓는지, 어떤 몸짓을 사용하는 지를 관찰하는 것입니다. 사람들은 자신이 편안하게 사용하는 특유의 표정과 행동이 있습니다. 보디랭귀지에서 가장 중요한 것은 단순히 표정과 동작이 어떤 의미가 있는지를 파악하기 전에 '왜 이런 표정과 동작을 취했는가?'에 대한 이해가 반드시 전제되어야 하기 때문입니다. 그렇지 않으면 보디랭귀지는 소통의 도구가 아니라 편견과 오해를 불러일으킬 수 있습니다.

[몸짓]

사람의 감정은 주로 표정을 통해 전달됩니다. 하지만 최근 연구 결과들을 통해 감정과 관련된 커뮤니케이션과 의사결정에서 몸짓 신호가 표정만큼이나 중요하다는 것이 밝혀졌습니다. 인류의 보편적 감정 중 하나인 공포라는 감정을 통해서 그것이 사실임을 확인해 보겠습니다.

여러분이 밤늦게 골목길을 걷고 있는데 갑자기 이상한 소리가 들려 뒤를 돌아봤다고 해봅시다. 골목 끝에서 무엇인가 당신에게 달려오고 있는데, 그것은 바로 사람보다 더 큰 투견 같아 보이는 개였습니다. 이때 여러분은 어떻게 하시겠습니까? 앞에서 설명했던 것처럼 아마 다음과 같은 둘 중 하나의 행동을 할 확률이 높습니다. 앞에서 말씀드린 Flight(도망) 반응 또는 Fight(싸움) 반응이 바로 그것입니다.

첫 번째는 '도망' 반응입니다. 우리 뇌에서 인간의 본능을 담당하고 있는 '뇌간'은 위험한 상황을 감지하면 본능적으로 우리 몸이 '도망' 반응을 내보냅니다. 이 반응의 목적은 위험에서 재빠르게 벗어나거나 최대한 위험과 거리를 두는 데에 있습니다.

두 번째는 '싸움' 반응입니다. 위험에 직면했는데 거리를 두거나 도망치는 것만으로도 위험을 제거할 수 없는 상황이 되면 '싸움' 반응을 하게 됩니다. 인간의 싸움 반응의 대표적인 것들은 바로 몸을 크게 만들기나 손가락으로 가리키기 등의 '공격적인 행동' 등입니다.

이러한 2가지 본능적인 반응 말고 한 가지 반응이 더 있습니다. 바로 freeze(정지) 반응입니다. 동물들은 포식자나 다른 위험 앞에 서면 우선 몸을 '정지'함으로써 자신을 방어합니다. 움직임은 주의를 끌기 때문입니다.

위와 같은 정지 반응은 자신을 잡아먹으려고 하는 뱀 앞에서 생쥐가 아무런 움직임 없이 멈추어 서 있는 것과 같은 반응입니다. 인간에게도 볼 수 있습니다. 범행과 관련된 조사를 받는 사람들이 보통 자기 다리를 꼬거나, 의자 다리에 자기 다리를 걸쳐 안전한 위치에 고정하려고 하는 것도 이러한 반응에서 비롯된 것입니다. 범행과 관련되어 조사를 받는 사람들이 보통 자기 다리를 꼬거나 의자 다리에 걸쳐 안전한 위치에 고정하려고 하는 것도 이러한 반응에서 비롯된 것입니다. 이러한 위험에 대항하는 본능적인 반응은 일상적인 상황에서도 우리의 몸짓을 통해 크게 2가지로 구분할 수 있습니다. 바로 '열린 자세(open gestures)'와 '닫힌 자세(closed gesture)'가 그것입니다. 이것은 다음에 이어 설명하겠습니다.

[파워 존]

인간의 몸에는 파워 존(Power zone)이라는 곳이 존재합니다. 이곳은 인간의 생명과 직결되는 부위, 즉 목, 가슴, 그리고 사타구니입니다. 인간은 자신이 처한 상황에 따라 이 부위를 열거나 닫는 몸짓을 사용합니다. 환경이 호의적인 경우에는 이 파워 존을 개방하게 되고, 호의적이지 않은 부정적인 상황에서는 이 신체 부위를 막음으로써 자기 몸을 보호합니다.

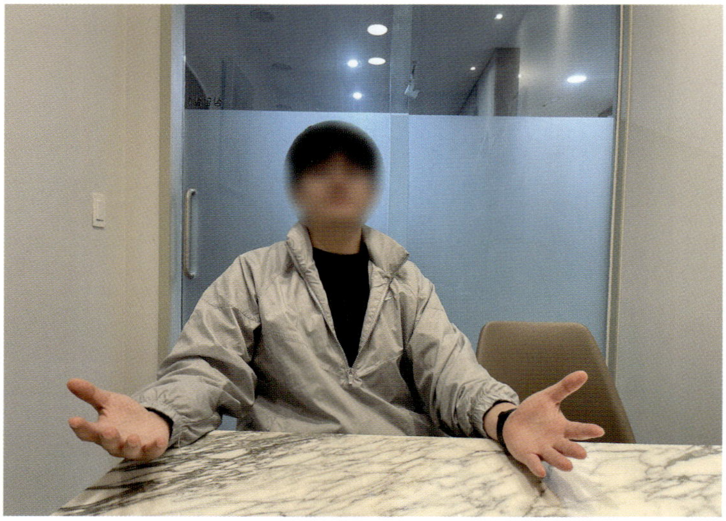

우선 '열린 몸짓'부터 알아보겠습니다. 위 사진에서 보면 열린 몸짓은 손바닥을 상대방에게 보이게 하고, 다리도 꼬지 않고 있거나 몸을 개방한 상태로 있는 것이 대표적입니다. 이것은 상대방에게 자신의 마음을 열고 있고, 다른 사람이 다가오는 것을 허용하면서 자신감이 가득 차 있다는 것을 의미합니다. 우리는 좋아하는 사람과 있으면 몸을 개방한 채 편안한 자세와 행동을 취하게 됩니다. 반면에 좋지 않은 감정을 가지고 있다면 팔짱을 끼거나 자기 몸을 상대방과 다른 방향으로 돌릴 것입니다.

열린 몸짓은 사회적으로 지위가 높거나 권력을 가지고 있는 사람들에게서 쉽게 볼 수 있습니다. 기업에서 직위가 높은 사람일수록 이러한 열린 몸짓을 많이 사용할 것입니다. 매사 자신감이 넘치고 적극적이고 개방적인 사람들은 자기 몸을 자연스럽게 열고 살아갑니다.

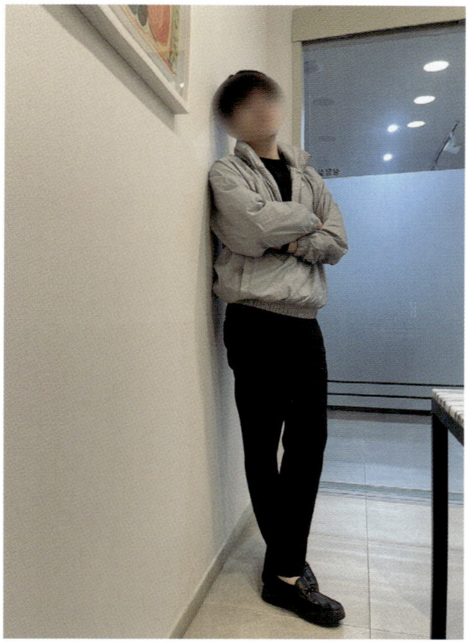

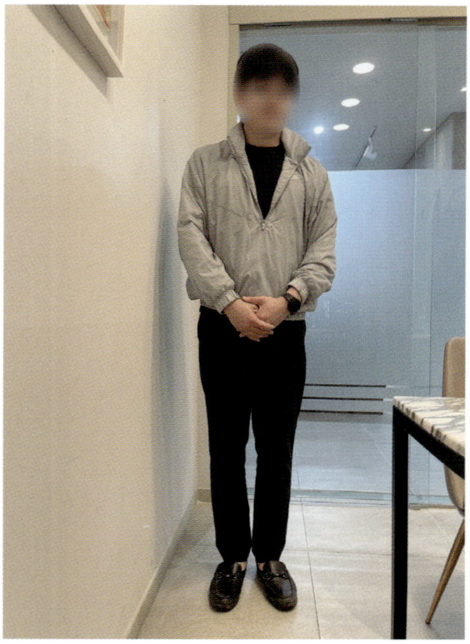

위 사진들은 '닫힌 몸짓'입니다. 이 자세는 손바닥을 보이지 않게 하고, 팔짱을 껴서 몸을 가리거나 다리를 꼬고 앉는 것 등을 말합니다. 이것은 자신감을 상실하거나 스트레스를 받고 있음을 나타냅니다. 기업에서는 지위가 낮을수록 이러한 닫힌 몸짓을 많이 사용하게 됩니다.

오른 편 사진의 경우 상사 앞에서 주눅 들어 머리를 숙이고, 무화과잎 자세(양손으로 자기 사타구니를 가리는 자세)를 하고 서 있는 신입사원들의 모습은 이런 닫힌 몸짓의 대표적인 예입니다. 방어적이고 사교성이 높지 않은 기질의 사람들은 자기 몸을 닫은 상태에서 스스로 안정감을 느끼며 살아갈 것입니다.

06

보디랭귀지로 소통하는 방법

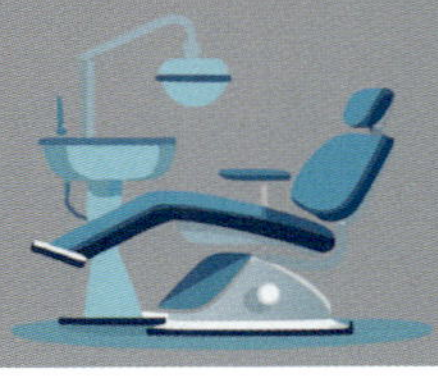

사람은 언제 어디에서든 보디랭귀지를 접합니다. 또한 보디랭귀지의 의미는 전체적인 상황에 따라 결정되며 하나의 신호만을 기준으로 판단할 수 없습니다. 그리고 보디랭귀지에 능통하게 되면 속마음을 보여주는 순간의 표정이나 몸짓, 즉 미세표정(micro-expression)을 포착할 수 있습니다. 짧은 순간 스쳐 지나가는 표정은 0.2초 정도 얼굴에 머무르는데 이러한 순간의 표정은 사람이 통제하기 힘들며 또한 이러한 미세표정은 너무 짧아서 사람이 포착하기 힘들 정도 입니다.

보디랭귀지는 여러 가지를 통해 당신의 진짜 의도를 상대방에게 드러냅니다. 몸의 방향 (body pointing), 발의 위치 (foot pointing), 눈(eye), 눈썹(eyebrow), 시선 (gaze), 머리의 방향(head pointing), 이마 (forehead), 귀 (ear), 코 (nose), 입 (mouth), 손 (hands), 팔(arms), 다리(legs), 발(foot)등 이렇게 나열하니 너무 많습니다.

보디랭귀지는 그 영역이 광대해지고 있으며 지속해서 연구가 이루어지고 있습니다. 보디랭귀지를 알기 위해서는 우선 스스로에 대해 분석을 해야만 합니다. 그리고 그 보디랭귀지가 전달하는 의미를 파악하고 다른 사람들에게 어떻게 보일 것인지에 대해 깊이 고민해야 합니다. 또한 다른 사람들의 보디랭귀지를 주의 깊게 관찰하고 그들의 보디랭귀지가 무엇을 말하는지 분석해야 합니다. 이러한 과정에서 잘 이해되지 않는 부분이 있다면 관련 책이나 논문, 인터넷 검색 등을 통해 그것이 의미하는 바가 무엇인지를 확인하는 작업이 필요합니다. 이런 과정이 계속될 때 자신도 모르게 보디랭귀지 전문가가 되어 있는 것을 깨닫게 될 것입니다.

보디랭귀지는 우리에게 입으로 말하지 않는 진실을 알려줍니다. 어떤 사람이 곤경에 처해있거나 유명인이 관심을 받을 때, 말보다 그들의 보디랭귀지를 살펴보는 습관을 지녀야 합니다. 이 책에서 소개되는 설명은 그 중 일부입니다. 게다가 의학, 그리고 치과라는 공간에서 보이는 한정된 배경에서 일어나는 것들이 주로 담겨 있습니다. 당신이 만약 흥미가 있고 더 공부하기를 원한다면 도움을 받을 수 있는 곳들은 더 많이 있으며, 먼저 공부한 입장으로서 당신이 보디랭귀지에 대한 숨겨진 의미와 그 비밀을 아는 것을 추천해 드립니다. 일을 하거나 대인 관계를 맺을 때 다른 사람보다 유리하기 때문입니다.

그러나 사실 저는 어떤 의도를 가지고 보디랭귀지를 공부했던 것은 아닙니다. 일하면서 여러가지 의문을 가졌던 것이 해소가 되지 않아 조금씩 공부를 해나갔던 것 뿐입니다. 하지만 결과적으로는 관리하던 치과의 환자 만족도나 매출, 의뢰하신 원장님들의 만족도가 올랐던 경험이 있습니다.

저와 같은 경험을 귀한 시간을 내서 읽고 계신 분들도 경험하시기를 희망합니다. 만약 이 책을 읽는 분이 치과 원장님이시라면 환자와의 관계가 더 향상될 것이며, 치과 직원이라면 근무하는 치과 원장님들께 능력을 인정받을 수 있게 될 것입니다.

II

Chapter

치과에서 관찰되는 환자의 주요 보디랭귀지 (Body language)

01. 치과 환자의 감정

02. 스트레스 상황에서 환자의 보디랭귀지

03. 그 외 관찰할 수 있는 보디랭귀지(Body language)

01

치과 환자의 감정

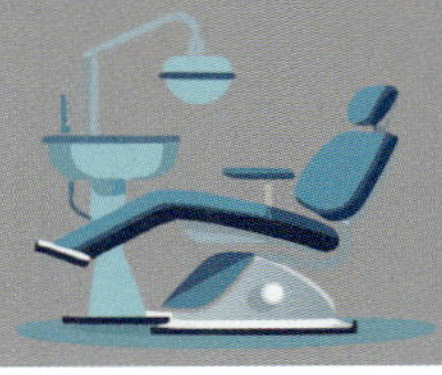

앞서 말씀드렸던 것처럼, 치과 환자의 주요 감정은 공포입니다. 치과 공포증이 있는 환자가 많다는 것을 치과계 종사자 다수가 이미 알고 있습니다. 그래서 마취할 때 적극적으로 도포 마취제나 무통 마취기를 사용하면서 환자의 공포감을 줄여주려 노력한다든지, 수면 마취 / 수면 치료 / 수면 임플란트 등으로 치료한다든지 다른 의료계 다른 분야보다 상대적으로 적극적인 노력을 하고 있습니다.

사실 엄밀히 따지면 치과 환자는 의료계 다른 분과 환자보다 불안이 낮아야 합니다. 치과 질환은 직접 생명과 관련되지는 않기 때문입니다. 또한 치료 후 후유증도 다른 의과에 비해 낮은 편입니다.

하지만 이렇게 낮은 불안감에도 환자들이 느끼는 공포감은 매우 큽니다. 일반적으로 알려진 것도 그렇고 그동안 치과에서 환자들을 관찰한 결과, 남성보다 여성이 상대적으로 더 공포심을 느끼는 것으로 보입니다.

정말 남성들은 공포심을 못 느끼거나 적게 느끼는 것일까요? 실제로 언뜻 보면 그렇게 보이는 것이 맞습니다. 하지만 그들의 보디랭귀지를 자세히 관찰한다면 남성들도 상당한 공포심을 느끼고 있다는 것을 알 수 있습니다. 감정을 잘 표현하지 않는 남성 본연의 특성이나 살아오면서 자신들의 감정을 직접적으로 표현하지 않아야 한다는 생각으로 그들의 보디랭귀지를 통제하려고 합니다. 하지만 무의식에서 나오는 보디랭귀지는 통제되지 않고 자연스럽게 드러나기 마련입니다.

치과에 들어오고 접수하고 치료를 기다리는 순간에도 불안한 마음을 잘 통제되고 있는, 아니 환자가 그렇게 믿고 있을지라도 결국은 체어에 앉으면 그 통제력은 급격히 사라지기 마련입니다. 체어에 앉자마자 환자들은 급격하게 공포의 감정을 표출하게 됩니다.

윙~하면서 고속으로 회전하는 치과용 핸드피스로 치아를 삭제해 낼 때도, 마취를 할 때도 마찬가지입니다. 치과 치료 그 자체도 두렵고 두렵지만, 자신이 잘 알지 못하는 상황에 그대로 노출이 되니 공포감이 더 심하지 않을까 생각합니다.

이러한 공포의 감정에 대해서 심도 있게 이야기해 보겠습니다. 실제로 찾아보면 치과 공포에 대해 다룬 논문들이 생각 외로 많습니다. 이러한 논문들에 의하면 '치과 공포'란 구강 진료 시 여러 자극에 대해 환자가 주관적으로 느끼는 불안이나 두려움의 정도를 말합니다. 특히 좋지 않은 과거의 치료 경험이 그 공포의 주된 원인으로 알려져 있습니다. 또한 주변 사람들의 부정적인 경험에 의해서 간접적으로 치과에 부정적인 반응이나 감정을 형성하기도 합니다.

「DFS에 근거한 치과 공포 및 치과불안 유래 요인에 관한 문헌 고찰(홍진실, 김영삼, 이해진, 김주연, 장기완)」에 의하면 과거 치과 치료 시 통증 경험 및 횟수가 증가할수록, 통증 정도가 강할수록 치과 치료에 대한 공포감이 증가한다고 하였습니다. 치과 방문 횟수의 경우 치과 공포 수준이 높아질수록 지난 1년 동안의 치과 방문 횟수가 감소하고, 과거 경험한 치과 통증이 클수록 치과 공포의 수준이 높다는 연구도 있습니다.

학생과 아이들의 경우 치과 공포의 정도가 높을수록 치과 방문율이 낮아지며 치아가 아플 때만 치과를 찾는 경향이 있다고 보고하였습니다. 따라서 치과 진료 시 느끼게 되는 치과 공포와 불안은 환자가 치과에서 치료받는 데 부정적인 영향을 미칠 뿐만 아니라 치과 방문을 회피하거나, 이를 보류하는 결과를 초래합니다. 따라서 진료 중 통증으로 인한 공포를 줄이기 위해 무통 마취기와 같은 진료 장비나 수면 치료와 같은 치료 방법 등으로 치의학 기술이 많이 발전하기도 하였습니다. 최근에는 진료 장비나 치료 방법의 변화 외에 음악 감상이나 향기 요법을 활용하여 치과 공포나 불안을 줄이기 위한 노력을 하고 있으며 그 효과 또한 입증되고 있습니다.

그런데도 치과 진료를 받는 대부분의 환자는 여전히 치과 공포의 대표적인 원인인 국소마취에 대한 두려움을 가지고 있으며, 치과 진료 시 발생하는 핸드피스에 의한 소음, 진료 시 울리는 느낌이나 입안에 물이 고여 불편감이 생기게 되는 등의 치과 진료 특성으로 인해 치과 방문을 두려워하고 있습니다.

논문「과거 치과 치료의 통증 경험이 치과 공포에 미치는 영향(박영순, 원영순)」에 의하면 치과 내원 시 근육이 긴장하고, 호흡이 빨라지며, 진땀이 나고, 구역질이 나며, 심장이 쿵쾅거립니다. 이러한 증상들은 공포나 두려움을 느낄 때 나오는 전형적인 반응입니다. 그렇지만 이 공포들이 어디서부터 기원하였는지 정확한 이유를 설명한 논문이나 자료는 거의 전무후무합니다. 따라서 이 책에서는 그 기원을 전 세계 사람들이 치과 치료를 받을 때 거의 똑같은 보디랭귀지를 보인다는 점에서, 진화의 관점으로 설명하겠습니다.

원시인류에 가장 중요한 것은 당연히 생존과 번영이었습니다. 즉 살아남아 자손을 번식시키는 것입니다. 인간은 생존에 필요한 방향으로 진화하였습니다. 그 진화는 우리 신체뿐만 아니라 감정 등에 대해서도 영향을 미치게 되었으며, 특히 통증은 인간의 생존을 돕기 위해 아주 중요한 역할을 하게 되었습니다.

인간은 통증을 느껴야 그 상황을 회피하여 스스로를 보호할 수 있습니다. 아프고 고통스럽고 괴롭고 위험한 상황이 어떤 순간에 찾아오는지 알게 된다면, 인간은 그 상황을 미리 피하려고 할 것입니다. 그 결과 인간은 생존 가능성을 보다 높일 수 있었습니다. 통증을 보다 잘 기억하는 인간들은 원시시대부터 위험을 피해 생존했을 것이고, 그렇지 않은 인간은 불행을 맞이할 수밖에 없었을 것입니다. 우리는 위험을 피해 생존한 인류의 후손으로 이 통증을 회피하는 특성은 우리 인간의 유전자 깊숙이 무의식 속에 기억되어 있다고 볼 수 있습니다.

우리는 살기 위해 먹어야 합니다. 그리고 다른 통증보다 치통을 고통스럽게 느낍니다. 밤에 찾아오는 치통이 고통스럽고, 진통제를 먹어도 해결이 안 되는 것은 어쩌면 바로 치아가 생존에 이렇게 중요하기 때문이 아닐까요? 이렇게까지 아프지 않았다면 우리는 이가 아파도 차일피일 미루고 치료하지 않을 것이기 때문입니다. 실제로 치통으로 내원한 환자가 잇몸병을 호소하며 내원한 환자에 비해 그 수가 더 많다는 것을 우리는 경험으로 알고 있습니다. 치아 신경 가지는 뇌에 직접 연결되어 있으며 인류가 살아남기 위한 진화의 증거로 볼 수 있습니다.

치과에 어떤 환자분들은 오전 첫 타임, 치과가 채 진료 준비를 마치기 전에 미리 오셔서 기다리십니다. 게다가 가장 바쁘고 예약이 많은 날 방문하셔서 말씀하십니다.

“밤새 아파서 한잠도 못 잤어요. 진통제를 먹어도 안 통해요.”

“언제부터 불편하셨어요?”

“사실 며칠 되었는데, 지나면 또 괜찮고 지나면 또 괜찮고 해서 참았어요. 그런데 어젯밤부터는 너무 아파서 더 참을 수가 없더라고요. 그래서 밤에 진통제를 먹어도 통증이 사라지지 않고 계속 아파서 이렇게 왔어요.”

아마 아프지 않으셨다고 하면 환자분들은 또 참고 참으셨을 것이고 미루고 또 미루셨을 것입니다. 통증은 이렇게 우리를 보호하는 역할을 합니다.

치과에서 진료 받으실 때 환자분들은 소리에 더 민감해지십니다. 옆에서 나는 작은 소리에도 민감해지고 깜짝깜짝 놀라십니다. 어쩌면 이 또한 우리가 모르는 진화의 원리가 있는 것은 아닐까 생각해 봅니다. 진화적 관점에서 치과에서 나는 소리의 상당 부분이 우리를 공격하고 생명을 위협했던 포식자들의 울음소리와 비슷한 주파수를 가지고 있다고 생각합니다.

한 번 지금 설명한 내용을 보시면서 상상해 보시면 이해가 쉬울 듯합니다.

‘당신은 지금 거울 앞에 서 있습니다. 당신의 양손은 날카로운 가위로 되어 있습니다. 이제 그 가위를 가지고 당신이 보고 있는 거울에 대세요. 그리고 힘을 주어 아래로 내려 보세요!’

어떤 느낌이 드십니까? 아마도 여러분 대부분은 인상이 찌푸리면서 어깨가 올라오고 목을 그 아래로 내리는 행동을 할 것입니다. 생각해 보면 치과에서 자주 들리는 핸드피스 소리는 포식자의 으르렁거리는 소리와도 비슷합니다. 그래서 우리는 공포의 감정을 느끼면서 본능적으로 목을 보호하는 행동을 하게 되는 것입니다.

위에 언급했듯, 인간에게 제일 중요한 것은 생존입니다. 그런데 우리가 늘 근무하는 치과에는 생명의 위협을 끼치는 것이 가득 차 있습니다. 그중에 대표적인 것은 눈과도 관련 있습니다. 치과에서 진료 받을 때는 보통 ‘눈을 가리게’ 됩니다. 자의든 타의든 눈을 감던, 아니면 눈을 가리던 ‘앞이 보이지 않습니다'. 치과에서 치료 시 눈을 가려주지 않으면 환자들은 무의식적으로 눈을 감아버릴 수밖에 없습니다.

저는 딱 한 분, 일부러 환자의 얼굴에 소공포나 에이프런을 덮지 않는 원장님을 본 적이 있습니다. 해당 원장님은 '내가 진료할 때 이렇게 하면 환자가 불편한지 아닌지 그 표정을 보려고' 포를 사용하지 않는다고 했습니다. 환자의 보디랭귀지와 표정을 보면서 마취나 진료를 할 때 더 조심하기 위함이셨습니다.

그 치과를 제외하고 대부분 치과는 아래 사진처럼 환자의 얼굴을 가려드립니다. 치과 직원들은 환자에게 얼굴에 물이 튈 수 있으니 이렇게 포를 이용해서 얼굴을 덮는다고 말합니다. 하지만 솔직히 이야기하면 치과에서는 물을 쓰지 않는 진료에도 얼굴을 가려드리고 있습니다. 소공포를 사용하지 않는 치과는 에이프런이라도 덮어드리고, 에이프런을 사용하지 않는 치과는 환자분이 눈을 감아버립니다. 보통 사람들은 무언가 공포와 두려움을 느끼면 눈을 감아버립니다. 이것은 본능적으로 눈을 감음으로써 공포나 두려운 상황을 차단하려는 행동에서 비롯된 것입니다.

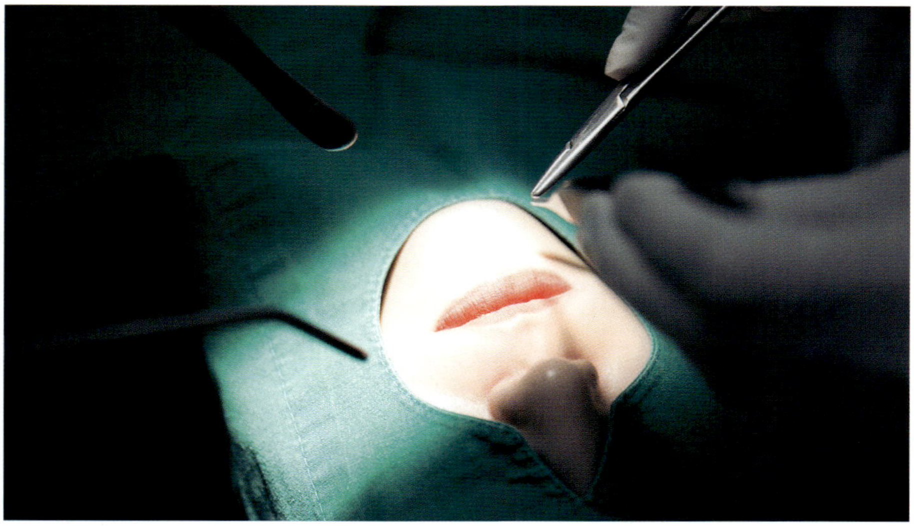

이렇게 눈을 가려진 상황에서는 생존이 불확실합니다. 눈을 가리고 진료를 받는 환자분들은 진료 중 기구 떨어지는 소리, 직원들끼리 대화하는 소리에 민감해져서 컴플레인을 하시는 경우도 우리는 경험했습니다.

이 현상은 그 환자분이 성격이 민감하고 예민해서가 아니라기보다, 생존의 위협을 느끼는 상황에서 자신이 정확한 정보를 알지 못하는 주변 환경의 변화에 본능적으로 반응하는 것입니다. 특히 생존을 위해 자신의 모든 감각이 예민해져 있는 상황에서 귀의 감각은 더욱더 예민해질 수밖에 없습니다.

가뜩이나 귀의 감각이 예민해지는데 옆에서는 고속으로 돌아가는 핸드피스 소리는 무척 거슬립니다. (사실 고속이든 저속이든 핸드피스 소리에는 불안함과 공포를 느낍니다) 사람의 귀는 16Hz부터 20,000Hz의 주파수까지 인지할 수 있고 일반인의 경우 20Hz~16,000Hz까지의 소리를 들을 수 있다고 합니다. 뻑뻑한 창문을 열 때 끼익하는 소리, 칠판에 분필이 미끄러지면서 나는 끼익하는 소리, 그리고 핸드피스들이 돌아가는 소리의 공통점은 높은 소리입니다.

고대 인류는 많은 적에게 생존 위협을 받았을 것입니다. 땅과 하늘, 그리고 물속에도 위험한 포식자들이 우리 선조들의 삶을 위협했을 것입니다. 우리 선조들로부터 유전자 속에 물려받은 생존의 위협에 대한 반응으로 핸드피스 소리는 우리에게 그러한 공포나 두려움을 느끼게 만드는 것입니다.

전체 지구의 역사에서 인류의 역사는 매우 짧고 인간은 그 짧은 시간 동안 많은 어려움을 극복하면서 진화했습니다. 인간은 살아남기 위해 환경에 적응했습니다. 많은 동물이나 유인원 그리고 우리 인류의 친척 격인 네안데르탈인 들은 역사의 뒤안길에 자취를 감추었고 우리 사피엔스만 유일하게 살아남았습니다. 인류가 가장 강해서 살아남은 것이 아니라 가장 환경에 적응을 잘했기 때문에 살아남은 것입니다.

그렇다면 우리가 치과에서 보이는 의미 없어 보이는 작은 몸짓, 행동들도 결국은 우리의 생명을 유지하기 위한 것으로 생각할 수 있습니다. 따라서 이러한 진화론적 관점에서 병원에서 환자들의 행동을 잘 관찰하는 것은 중요한 '의미'가 있는 것입니다.

이렇게 '의미'가 있는 이 행동들은 치과에서도 관찰되는데, 어려운 질문, 난처한 상황, 스트레스 등의 부정적인 자극에 대한 반응으로 얼굴, 머리, 목, 어깨, 팔, 손 또는 다리에 손을 대는 것은 모두 자신을 진정시키는 행동입니다. 이 행동들이 나타나는 이유는 바로 자극에 대한 반응입니다. 사람이 초조해지면 우리 뇌의 대뇌변연계는 다양한 형태로 초조함을 누그러뜨리고 스스로를 진정시키려 합니다. 뇌가 자신을 진정시켜 달라는 메시지를 보내면 우리의 손은 적극 반응해 편안함을 느끼게 하는 행동을 합니다.

우리 모두 알고 있는, 유명한 탐정 셜록 홈즈는 다음과 같이 말합니다.

"손톱, 표정, 발 모양, 몸동작을 보면 그 사람의 정체를 파악할 수 있다. 현명한 사람이라면 어떤 경우든 그 정도의 증거만 가지고도 상대의 정체를 파악할 수 있다."

우리는 비교적 어떤 감정을 숨기려고 할 때는 상체는 쉽게 조절할 수 있는 편이지만, 하체는 마음을 있는 그대로 드러내게 됩니다. 마음속으로는 싫어하고 무시하는 사람과 대화를 나누면서 고개를 끄덕이고 얼굴에는 미소를 보일 수 있지만, 문 쪽으로 발이 향해 있다면 조금이라도 빨리 그 자리를 떠나고 싶다는 속내가 그대로 드러나 있습니다. 이렇게 무의식적으로 우리는 몸을 통해 마음속의 생각과 감정이 흘러나옵니다. 이렇게 무의식적으로 우리 몸을 통해 마음속의 생각과 감정이 흘러나오는 것을 '누출'이라고 합니다. 이런 증상들은 내가 조금만 관심을 가진다면 진료실, 혹은 상담실에서 쉽게 관찰할 수 있으며 환자의 마음을 엿볼 수 있습니다. 아래는 자세를 통해 알 수 있는 환자들의 마음입니다.

Yes를 뜻하는 자세

- 손바닥을 펼쳐 보인다.
- 앞쪽으로 몸을 기울인다.
- 미소를 짓는다.
- 몸의 방향이 상대를 향하게 한다.
- 계속해서 시선을 마주친다.
- 고개를 끄덕인다.

No를 뜻하는 자세

- 팔짱을 낀다.
- 뭔가를 두드린다.
- 손으로 턱을 괸다.
- 발과 몸이 다른 방향을 향하게 한다.
- 무릎 위에 손을 얹어 놓는다.
- 손을 입 부분으로 가져간다.
- 심하게 안절부절못하는 모습을 보인다.
- 불안정하게 눈동자를 계속 움직인다.
- 찡그린다.
- 곁눈질한다.

아직 결정하지 못했음을 나타내는 자세

- 음료를 홀짝홀짝 마신다.
- 안경 끝을 자꾸 만진다.
- 안경을 닦는다.
- 머리를 긁적인다.
- 자꾸 턱을 톡톡 친다.

02 스트레스 상황에서 환자의 보디랭귀지

치과 환자의 보디랭귀지는 환자가 머무르는 공간에 따라 조금씩 차이를 보입니다. 환자가 대기실에 있는지, 진료실에 있는지, 상담실에 있는지 환자의 모습들은 다를 수밖에 없습니다. 그러나 특히 진료실에서는 유사한 몇 가지 행동 등을 보입니다. 일반적인 상황에서 보디랭귀지는 몸 전체적으로 표현되지만, 치과 진료실에서는 그 특징상 상당 부분 제한되어 주로 팔/손/얼굴 등에 집중됩니다.

앞서 말씀드렸듯, 변연계는 다양한 형태로 초조함을 누그러뜨리고 진정시키려 합니다. 스트레스 상황에서는 목을 만지거나 얼굴을 쓰다듬고 이마를 문지르고 머리카락을 만집니다. 또 입 안에서 혀로 볼 안쪽을 문지르거나 입술을 핥습니다. 볼을 부풀린 채 천천히 숨쉬기도 합니다. 또, 대개는 남성이 손가락을 셔츠 칼라와 목 사이에 넣고 피부에 맞닿아 있는 셔츠를 떼어 놓는 행동을 합니다. 여성은 블라우스 앞을 통풍시키거나 목을 통풍시키기 위해 머리카락을 뒤쪽으로 쓸어 올립니다.

이 책에는 원장님의 이해를 돕기 위해 오늘 진료하시면서 원장님이 관찰하실 수 있도록 실제 환자들이 많이 취하는 보디랭귀지를 수록하였습니다. 직원이나 직원 가족 진료 시 얼굴 노출까지 동의하신 경우는 얼굴까지, 책 수록에는 동의하셨으나 얼굴 노출을 원하지 않으신 분의 경우는 모자이크로 처리하였습니다. 그 외의 경우에는 실제 환자들의 보디랭귀지를 참고하여 한국 치과위생사 임상연구회의 도움을 받아 연출한 모습이니 참고하시기를 바랍니다. 또한 실제 치과의 생생한 모습을 보여드리기 위해 수록된 사진의 화소가 차이가 있으니 이 점 감안해주시기를 바랍니다.

[팔] 깍지를 끼고 배를 가리기

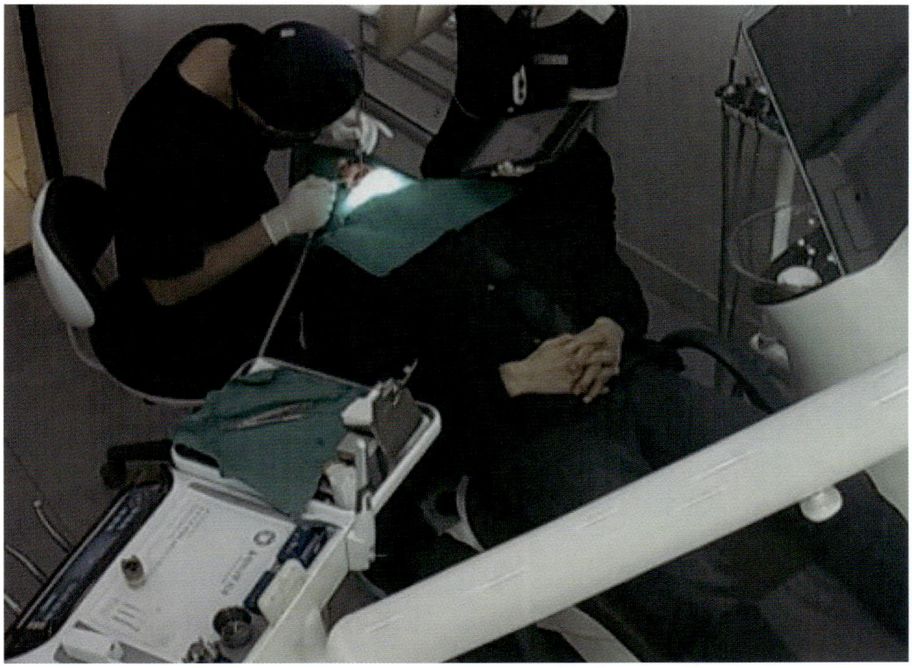

위 사진처럼 치과에서 가장 쉽게 볼 수 있는 것은 팔을 사용하는 자세입니다. 팔을 사용하는 자세 중 많이 볼 수 있는 자세는 깍지를 끼고 배를 가리는 자세입니다. 이것은 우리를 보호하기 위한 목적입니다. 일반적으로 여자는 매력적이라고 생각하는 이성이 가까이 있으면 팔을 벌리지만, 공격적이거나 매력적이지 않은 이성이 가까이 있을 때는 가슴 앞으로 팔짱을 낍니다. 이때 팔은 보호막 같은 역할을 합니다. 바로 생명에 중요한 내장 기관을 상대방의 공격으로부터 보호하기 위함입니다.

우리가 흔하게 볼 수 있어 별로 의미를 두지 않았던 이 행동은 팔로 복부를 가리는 것은 불안한 상황에서 자신을 보호하려는 마음에서 나오는 아주 전형적인 방어기제에서 나오는 자세입니다. 에이, 환자 몇 명만 그런 모습을 보이는 거 아니야? 손 둘 곳이 없어서 애매해서 그러는 것이 아니야? 손에 뭐 가지고 있어서 그런 것 아니야? 라고 생각하실 수 있어 남녀노소 다양한 환자의 사진을 한번 같이 보여 드려봅니다.

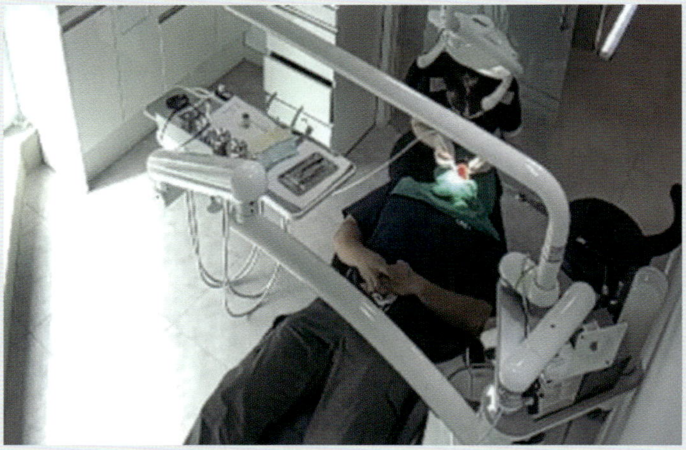

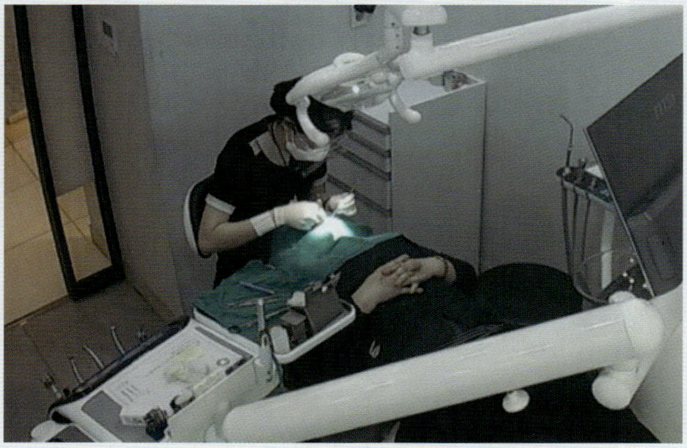

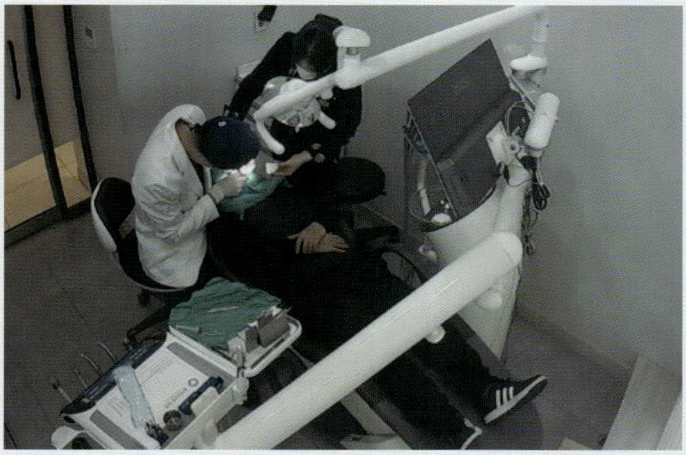

이렇게 환자들의 보디랭귀지(Body language)가 거의 유사한 것이 재미있게 느껴지지 않으시나요? 같이 아래의 사진을 한 장 더 보겠습니다. 이 사진은 치과 홍보용으로 연출해서 촬영한 사진이며 체어에 누워있는 사람은 저희 직원입니다. 몇 년간 함께 근무하며, 저와 식사도 회의도 같이하는 우리 직원도 체어에 눕게 되면 자기도 모르게 복부를 가립니다. 아무도 복부에 손을 올리라고 하지 않았는데 직원이든 환자든 장기가 있는 자기 복부를 가립니다. 매일 일하느라 익숙한 치과 직원들도, 심지어 당신의 아들딸에게 치료받으시는 원장님의 어머니들도 그러시고 저희 어머니도 그렇게 하십니다. 바로 불안한 내 마음을 보호하기 위해서입니다.

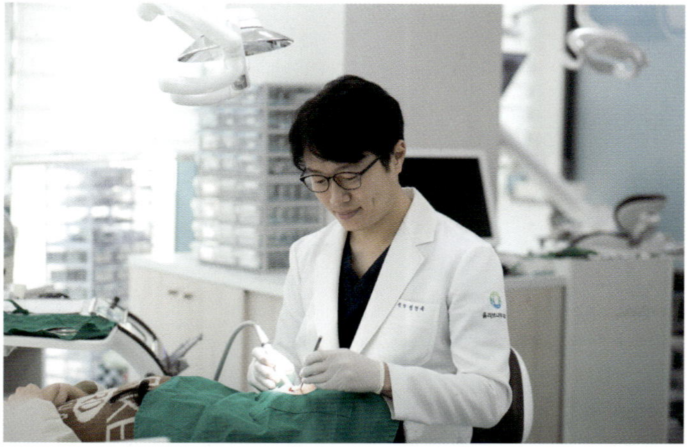

만약 진료 중 배 위에 손을 올렸던 환자가 무릎 위에 손바닥을 문지르는 행동을 한다면 그 또한 스트레스 상황에서 나오는 행동입니다. 한쪽 손(또는 양쪽 손)의 손바닥을 아래로 해서 한쪽 다리(또는 양쪽 다리) 윗부분에 놓은 다음 무릎을 향해 손을 미끄러뜨립니다. 불안감으로 땀이 난 손바닥을 닦기 위한 행동일 수 있지만 주로 긴장감을 없애기 위한 행동입니다.

FBI 수사관인 조 내버로는 바로 이 '다리 문지르기'야말로 스트레스를 받았다는 감출 수 없는 징표라고 주장합니다. 질문을 받았을 때 다리 문지르기의 횟수와 세기가 증가하는 것은 질문이 불편함을 초래했다는 좋은 단서가 됩니다. 이런 현상은 거짓말을 하거나 말하고 싶지 않은 부분을 지적당했을 때 나타나기 때문입니다.

[팔] 팔짱 끼기

아래 사진처럼 팔짱을 낀다는 것은, 자기 자신을 껴안는 것처럼 마음을 편안하게 해주긴 하지만 상대에게는 차갑고 방어적인 느낌을 주는 자세입니다. 팔짱은 보통 두 가지로 해석됩니다. 하나는 자기를 안정시키는 자세이고 또 하나는 방어적인 자세의 의미입니다.

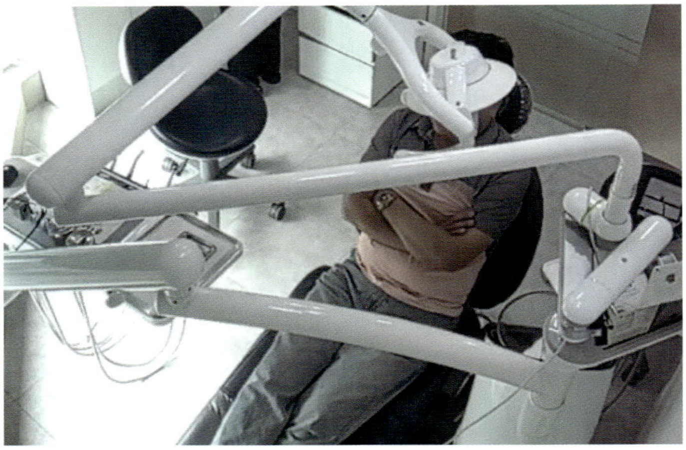

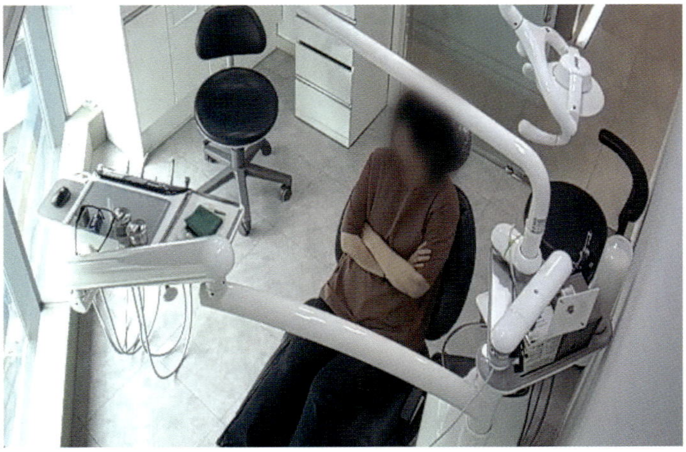

방어적인 자세라는 것은 다른 사람들이 말하는 것에 받아들일 생각이 없다는 것을 의미하기도 합니다. 한 통계 자료에 의하면 강연자가 발표하는 도중에 팔짱을 끼는 사람들은 그렇지 않은 사람들보다 강의의 만족도가 38% 떨어진다고 합니다. 팔짱을 끼는 것은 특정한 생각이나 정보에 대해 하나의 장벽을 쌓는 것과 같습니다. 사람들은 보통 불안정하거나 불안한 감정, 두려움이나 걱정을 느낄 때 팔짱을 낍니다. 환자가 어느 순간에 팔짱을 끼는지, 팔짱을 푸는지 환자의 반응을 잘 살펴야 합니다. 진료실과 상담실, 그리고 대기실 그 어떤 공간에서도 환자는 팔짱을 낍니다.

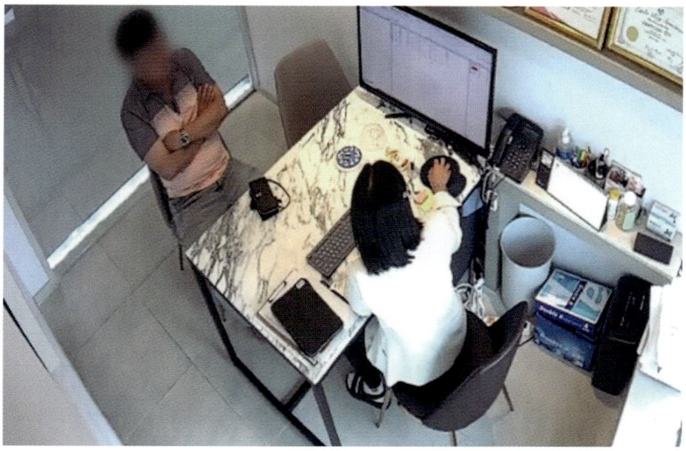

팔짱은 사람들은 보통 불안정하거나 불안한 감정, 두려움이나 걱정을 느낄 때 팔짱을 끼게 된다고 말씀드렸습니다. 이 경우 환자분에게 설명을 해드리거나 상담을 진행하게 되면 계속 방어적인 마음을 가질 수밖에 없습니다. 환자분의 팔짱을 풀기 위한 방법이 필요합니다. 아래 사진처럼 이렇게 테이블에 앉은 보호자도 나란히 같은 마음을 가지고 같은 자세를 취하는 경우도 볼 수 있습니다.

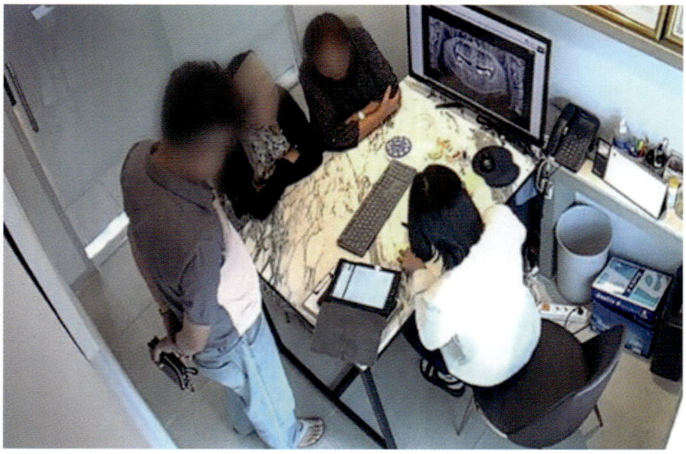

[무화과잎 자세]

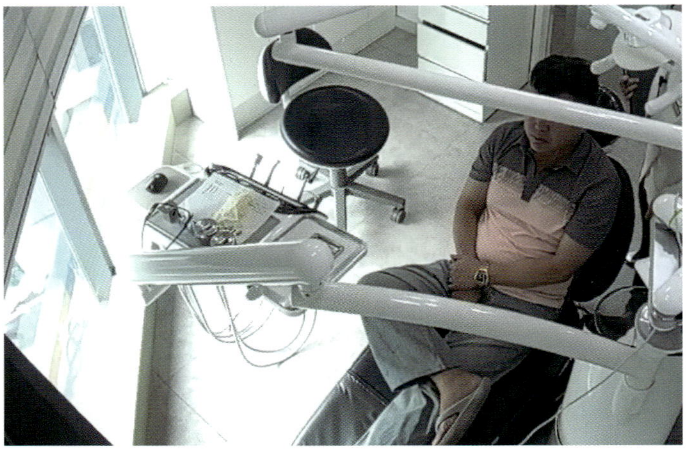

위 사진의 자세는 무화과잎 자세라고 합니다. 사람이 공격받거나 상처받기 쉬운 상태일 때 사용되는 자세로 한 손 위에 다른 손을 포개어 얹고 양손을 하체 위에 다소곳이 올려놓는 모습입니다. 이때 양손은 생식기를 보호하는 형국입니다. 이 자세는 고통으로부터 자신을 보호하려 할 때 흔히 사용하는 데 정신적인 고통일 수도 있고 신체적인 고통일 수도 있습니다. 훈계를 들을 때도 볼 수 있고, 장례식장에서도 관찰되는 자세입니다. 군대같이 권위적인 집단에서 상급자를 대할 때 취하는 자세이기도 합니다.

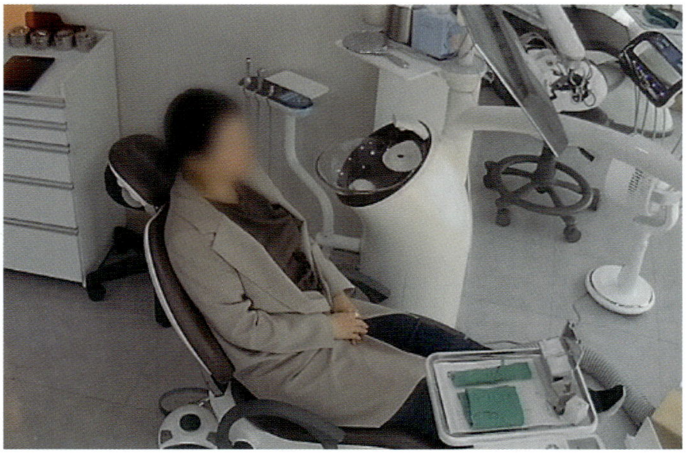

치과가 아닌 밖에서는 주로 남자들이 하는 자세입니다만, 치과 진료실에서는 위 사진처럼 여자 환자에게서도 쉽게 찾아볼 수 있는 자세이기도 합니다. 이 자세는 공격받을 것 같은 불안감을 느끼고 있다는 직접적인 신호이기 때문에 상대가 이 자세를 취할 때는 왜 이 자세를 취하는지 파악해 적절히 대응이 필요합니다. 사진에서 보시는 것처럼 치과에 오는 환자들은 이렇게 성별에 상관없이 불안감을 대부분 느끼고 있습니다.

[한 손으로 팔 잡기]

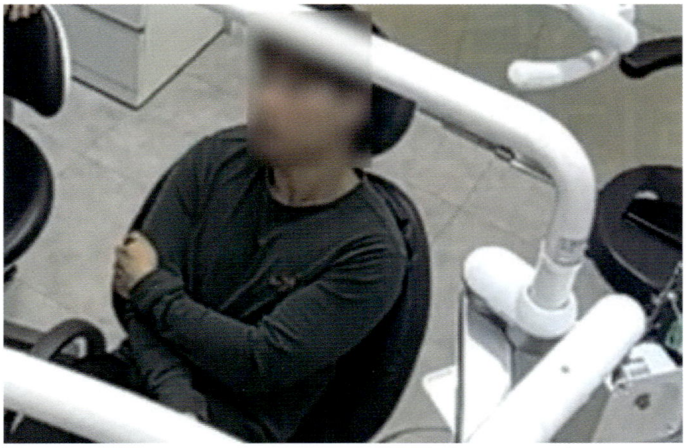

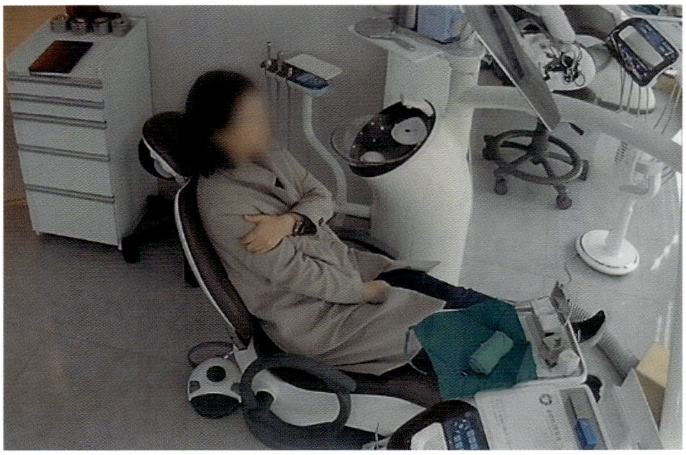

위 사진들에서 보이는 이 자세는 일반적으로 긴장을 하는 여성들에게 주로 나타나는 자세입니

다. 팔짱의 미묘한 버전으로 낯선 사람들의 모임에 가거나 자신감이 부족할 때 주로 여성들에게 나타나는 자세이기도 합니다. 하지만 사진들을 보신 것처럼 치과에서는 남녀 상관없이 나타나는 자세이기도 합니다. 한 팔이 자기 몸을 가로질러 장벽의 역할을 하고 다른 팔은 자기 스스로를 껴안는 자세를 취합니다. 이 자세는 스트레스 상황에 직면했을 때 나타나는 자세인데, 팔짱을 끼면 긴장한 모습을 보여줌을 알고 있기에 자신들이 편안한 상태라는 것을 보여주기를 원할 때 취하는 행동입니다.

이 자세는 주로 공공장소에서 익숙하거나 친하지 않은 사람들과의 모임에서 쉽게 볼 수 있는 자세입니다. 모임에서 이 자세를 취하고 있는 사람들을 보면 다가가서 음료수 같은 것들을 제공해 스스로 팔을 풀 수 있도록 만들면 효과적입니다. 혹은 반갑게 다가가 악수를 청하는 것도 좋습니다. 그렇다면 치과 진료실에서는 어떻게 하면 좋을까요? 이러한 자세를 취하고 있는 사람들에게 가볍게 몸을 터치하든지 하는 등 팔을 편안하게 하면 환자의 긴장감이 풀어집니다.

[교차해서 팔 잡기]

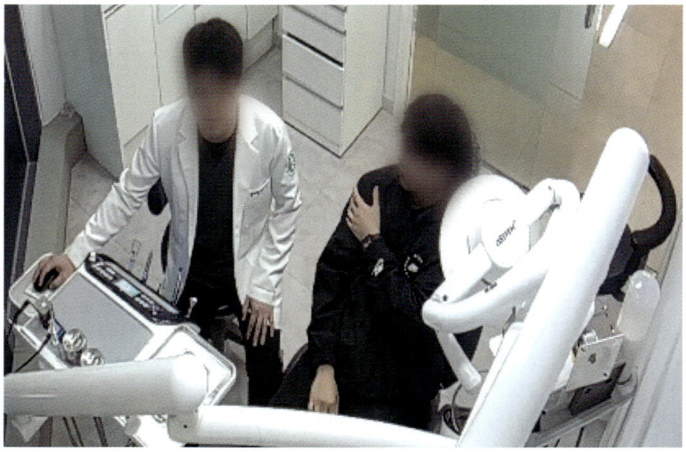

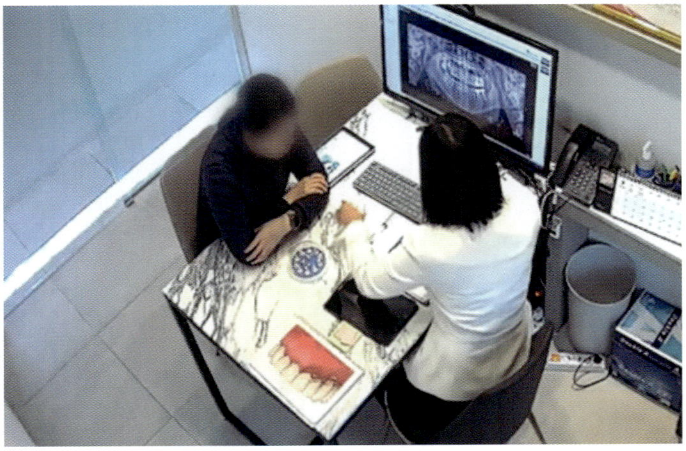

위 사진들같이 교차해서 팔을 잡는 행동도 진료실과 상담실에서 모두 볼 수 있습니다. 이것은 걱정이나 공포를 느끼고 있다는 것을 드러내는 자세로, 마치 자기 자신을 껴안는 것처럼 보입니다. 누군가가 팔짱을 끼고 그 팔짱을 손으로 잡고 있다면 그것은 걱정이나 공포를 느끼고 있다는 신호입니다.

이 자세를 자세히 보면 팔 위에서 손으로 팔을 꽉 잡고 몸의 정면은 장벽을 치듯이 방어적인 자세를 취하고 있습니다. 누군가가 팔짱을 끼고 그 팔짱을 손으로 잡고 있다면 그것은 걱정이나 공포를 느끼고 있다는 신호입니다. 언뜻 보면 이 자세를 취하고 있는 사람들은 흡사 자기 자신을 껴안는 것처럼 보입니다. 이러한 사람들은 자신의 소중한 삶을 붙잡고 있다는 것을 의미합니다.

치과 공포에 대해서 말씀드릴 때 혹시 젊은 여자가 대부분이려니 생각하실 수 있지만 위에서 말씀드렸듯 치과에 오는 환자의 반은 남자입니다. 어느 정도 인생 내공이 쌓이신 중년 남자도 예외가 아니었습니다.

또, 이러한 자세는 현재 일어나고 있는 상황에 대해 부정적인 태도를 나타냅니다. 저는 처음 이 자세를 배울 때 '보통 치과의사나 의사를 방문한 환자들에게서나 구조 조정을 하는 회사에서 책임자를 기다리고 있는 사람들에게서 볼 수 있다'고 배웠습니다. 저는 우리가 일하는 치과가, 우리가 늘 만나는 환자가, '구조 조정당하는 가장의 마음'과 크게 다르지 않다고 해서 저는 적잖이 충격을 받았습니다.

원장님과 대화하는 환자가 이러한 자세를 취하고 있다면 상대방의 팔짱을 빼게 해야 합니다. 상대방이 손으로 쥘 수 있는 어떤 것들을 제공하면 좀 더 편안하게 느낄 것입니다.

[손 만지작거리기/ 손 비비기 등]

과학적 조사에 의하면 몸의 다른 어느 부위보다도 뇌와 손에 많은 신경들이 연결되어 있다고 합니다. 손을 통해 환자가 느끼는 감정이 보이게 됩니다. 당신이 어떠한 감정을 느끼고 있는지- 예를 들면 불안한지, 분노가 치미는지, 즐거운지 등- 알려주게 됩니다.

손은 그 위치에 따라 권위와 자신감 그리고 우월성을 나타낼 수도 있고 개방적인 자세 또는 복종의 의미를 줄 수도 있습니다. 손바닥을 위로 향하는 것은 신뢰성에 대한 신호입니다. 이것은 애원과 개방적임을 뜻하는 가장 보편적인 신호로서 다른 사람과 공감대를 형성하는 데 큰 도움을 줍니다. 이것은 또한 복종의 의미와 위협을 할 생각이 없다는 것을 나타냅니다. 영장류인 침팬지들은 먹을 것을 달라고 할 때 이런 자세를 취합니다. 거리를 지나갈 때 거지들을 만난다면 그들이 이런 자세를 취하는 것을 볼 수 있을 것입니다. 이 자세는 당신이 개방적이고 상대의 말을 들을 준비가 되어 있는 사람임을 알리는 가장 좋은 방법입니다. 손바닥을 위로 향하는 것은 기회와 이익을 의미합니다.

손은 크게 두 가지로 나누어 생각할 수 있는데 손바닥이 보이냐 보이지 않냐로 의미가 달라집니다.

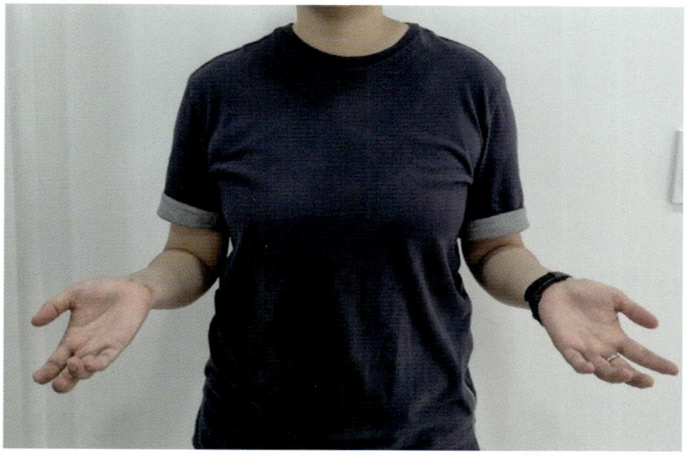

만약에 당신이 어떤 사람이 개방적이고 정직하고 호의적인가를 알고 싶다면 위 사진처럼 손바닥이 하늘로 행했는지를 확인하면 됩니다. 상대방이 말할 때 손바닥이 하늘로 향해 있다면 상대방이 진실을 말하고 있다고 믿어도 됩니다. 일반적으로 손바닥을 반복해서 비비는 것은 어떤 긍정적인 결과를 기대한다는 것을 의미합니다. 얼마나 빨리 비비는가에 따라 의미가 조금 달라집니다. 손바닥을 천천히 비비는 것은 기만적이거나 계산적이라는 사인이거나 또는 약간 불편함을 느끼고 있음을 의미할 수도 있습니다. 반면에 손바닥을 마주하고 빠르게 비빈다면 그것은 즐거움이나 흥겨움 또는 긍정적인 기대를 하고 있음을 보여줄 수도 있습니다.

많은 연구조사에 의하면 어떤 강연가나 연설가가 손바닥을 위로 향하면서 말하고 있을 때, 대다수의 청중은 그들이 말하는 것에 긍정적인 반응을 보인다고 합니다. 반대로 똑같은 메시지를, 손바닥을 아래로 향하고 말할 때는 청중의 반응이 급격히 떨어진다고 합니다.

물론 능숙한 거짓말쟁이나 능숙한 세일즈맨은 자신이 정직하고 믿을만하다는 인상을 주기 위해 이런 동작을 취하기도 합니다. 그러나 당신은 손바닥 말고 다른 동작을 유심히 관찰하면 그 사람의 진실 여부를 알 수 있습니다. 예를 들어 손바닥을 위로 향한 채 어깨를 으쓱거린다든지 숨이 약간 빨라진다든지 갑자기 볼이 상기된다든지 음흉한 표정이 잠깐 지나가는 등의 행동이 동반된다면 그가 진실하지 못하다는 것을 보여주는 것입니다, 대부분 거짓말이나 사기에 당한 사람들은 "뭔가 이상했어." 라고 말합니다. 뭔가 이상한 느낌이 든다면 그 때는 내 '본능'을 믿으면 됩니다.

아래 사진처럼 손바닥을 아래로 향하게 할 수도 있습니다. 이것은 힘과 권위를 나타냅니다. 즉 자신이 통제권을 가지고 있고 상대방이 당신의 말이나 의견을 따라오라는 뜻입니다.

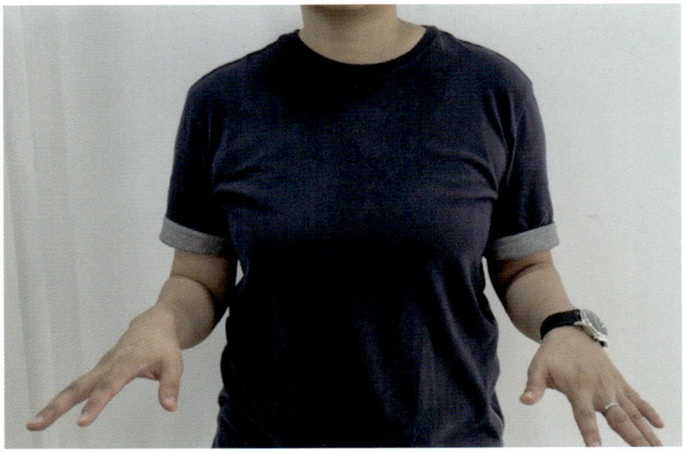

이 자세를 취할 때는 주의를 기울여야 합니다. 특히 손가락을 꽉 붙이고 이런 자세를 취하면 오만하거나 폭군처럼 보일 수도 있습니다. 독일의 '나치'식 인사법을 떠올려 보시기 바랍니다. 아돌프 히틀러는 의도적으로 이러한 자세를 선택했습니다. 그는 본능적으로 이 자세가 위협적으로 보일 수 있음을 알고 있었습니다.

만약에 원장님이 긴장된 상황을 완화하고 싶거나 누군가의 말이나 행동을 멈추게 하고 싶다면 손을 들어 손바닥을 아래로 향하게 하실 수 있습니다. 이때 손가락을 자연스럽게 벌리고 부드럽게 손을 위아래로 올렸다 내리기를 동반하면 바로 효과를 볼 것입니다. 하지만 손가락을 벌리는 것을 잊지 말아야 합니다. 그렇지 않다면 오히려 큰 문제가 될 수도 있습니다.

그럼 이번에는 아래 사진 환자의 손을 한 번 보겠습니다. 영상이 아닌 사진이라 움직임이 잘 보이지 않지만, 환자는 체어에 앉자마자 계속해서 손을 만지고 비빕니다. 이 경우 끊임없이 불안해하는 모습이며, 환자는 손을 비비다 머리를 만지다 코를 만지다 또다시 손을 만지다 손을 비비면서 치과의사가 진료를 시작할 때까지 계속 손을 움직입니다.

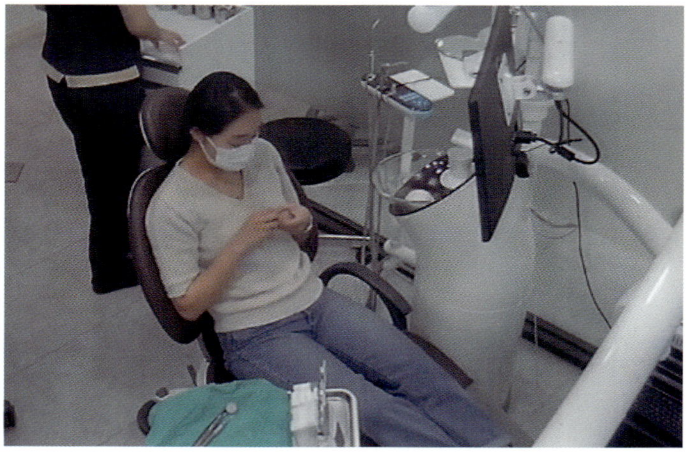

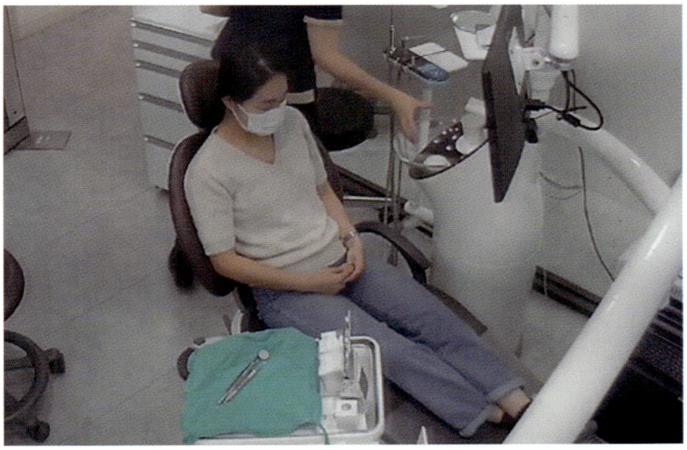

이렇게 사진처럼 치과 치료를 받으러 온 환자는 불안합니다. 빨리 편안해지고 안심하고 싶습니다. 치과에서 우리는 환자의 손에서 긍정적인 의미보다 부정적인 의미를 더 많이 관찰할 수 있습니다. 하지만 원장님이나 직원들은 손으로 긍정적인 의미를 더 많이 전달해야 합니다.

[턱 괴기]

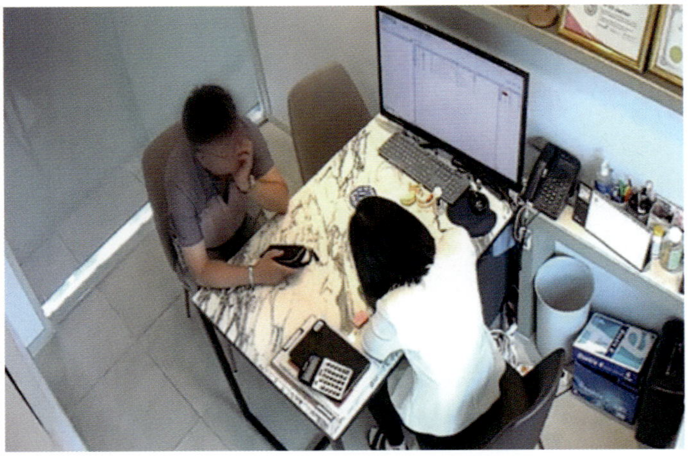

위 사진처럼 턱을 괴는 자세는 상대의 말에 신중하게 생각하거나 때에 따라서는 지루하고 따분해서 나타날 수도 있기도 합니다. 그래서 신중하다는 의미와 지루하다는 의미 중 어떤 것에 더 적합한지 확인이 필요합니다. 엄지로 턱을 받치고 검지로 귀를 가리키고 있으면 일종의 평가를 하고 있다는 뜻이며 그러다가 검지를 윗입술 쪽으로 움직이면 갑자기 회의적인 입장이 되었다는 의미일 수도 있습니다. 아래 사진과 같이 여러 명이 턱을 괴고 설명을 들을 수도 있습니다.

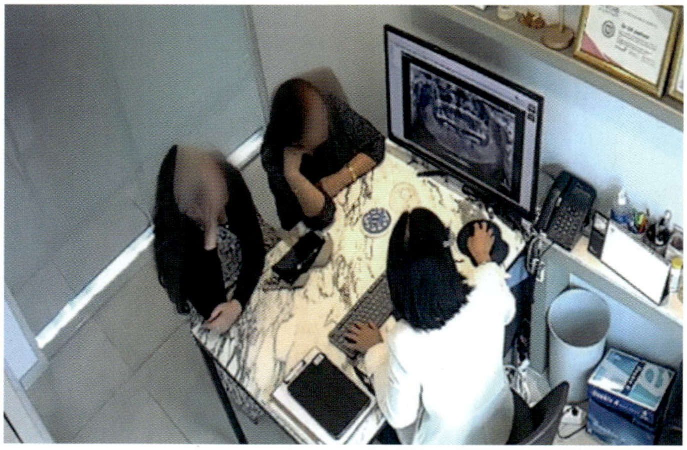

이때 주의할 점은 상대의 말을 경청하는 좋은 자세는 손으로 턱을 받치고 듣는 자세입니다. 특히 아래 사진처럼 손바닥을 활짝 펴고 손가락을 모아 얼굴을 감싸듯이 턱을 괴고 있는 자세일수록 더욱 좋은 자세입니다. 검지를 세워 귀를 가리키고 엄지와 주먹으로 턱을 괴는 자세는 상대의 말을 경청하면서 대화 내용에 대해 깊이 생각하고 있음을 의미하며 검지나 중지로 입을 가리는 것은 불신을 나타내는 신호입니다.

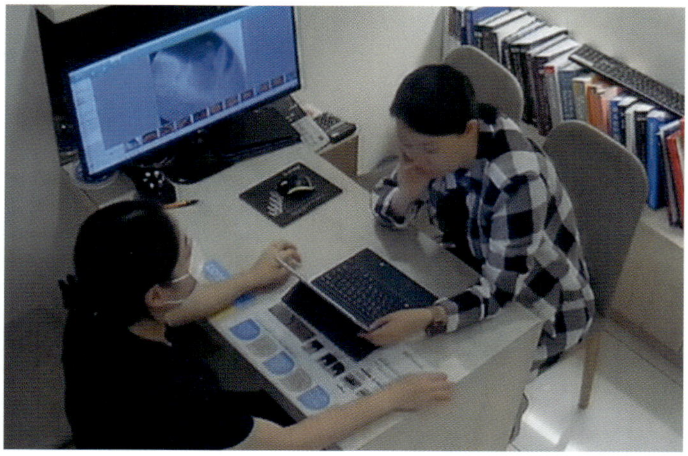

[눈 가리기 / 실눈 뜨기 / 눈 감기]

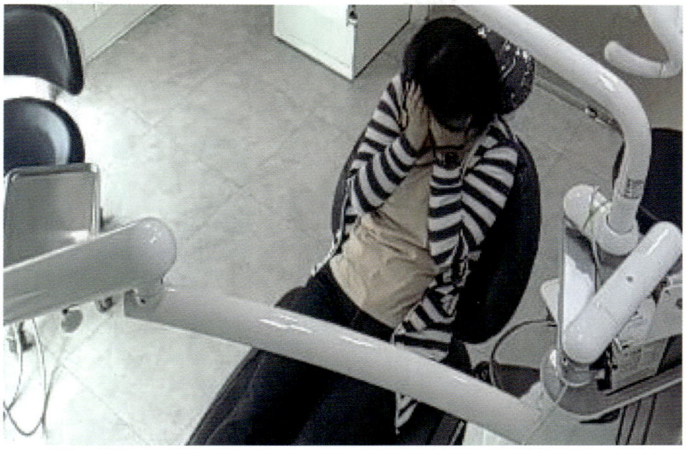

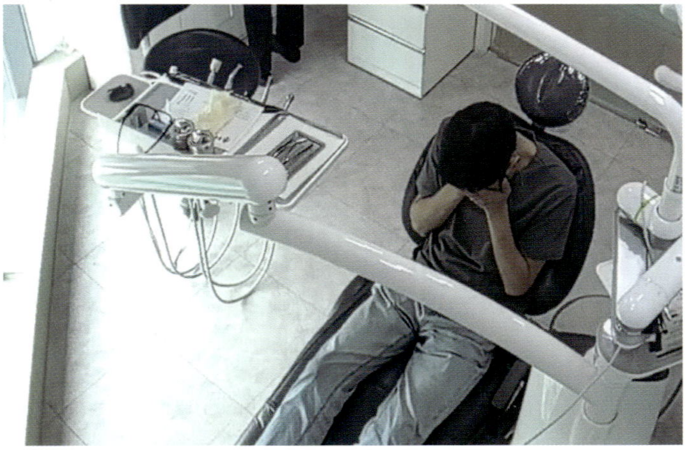

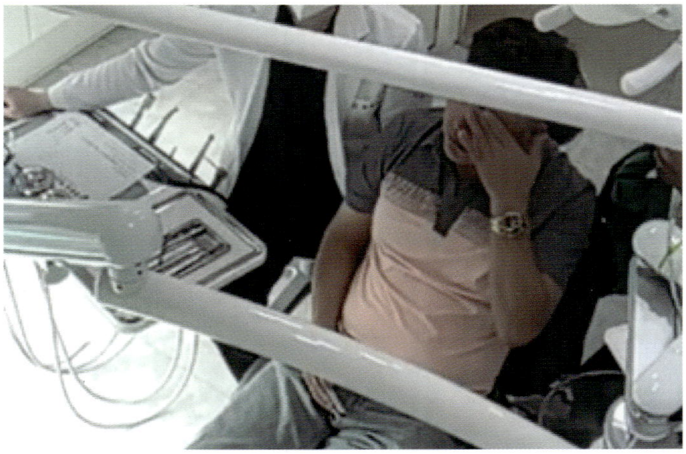

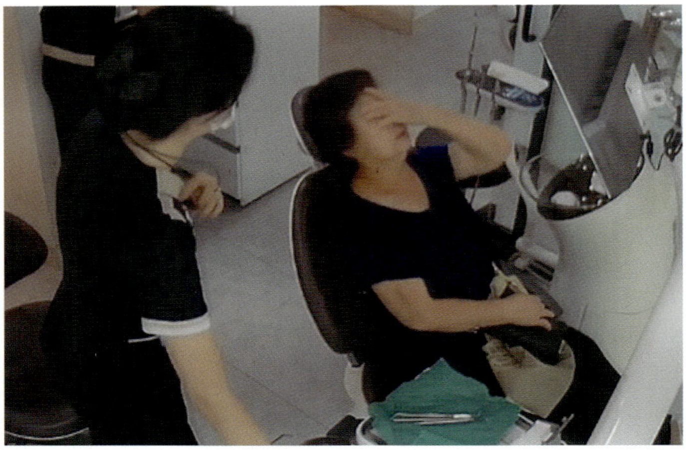

위 사진들처럼 눈을 가린다는 것은 달갑지 않은 소식을 들었을 때 나타내는 강력한 신호입니다. 아이들은 보기 싫은 것을 볼 때는 눈을 전체 가리게 되지만 나이가 들수록 눈 쪽만 만지게 됩니다. 즉 나이가 들수록 행동반경이 줄어들게 되어 작은 행동으로 표현되는 것입니다.

눈을 차단하는 행동은 위협을 느끼거나 좋지 않은 것을 보았을 때 나타나는 행동입니다. 어떤 카메라보다 놀라운 기능을 자랑하는 인간의 눈은 정보를 받아들이는 첫 번째 수단으로 진화해 왔습니다. 한쪽 눈 가리기, 곁눈질하기, 눈감기, 눈 가리기 등의 행위는 보고 싶지 않은 상황에서 뇌를 보호하고 자신이 상대방을 무시한다는 이미지를 전달하기 위해 서서히 발달해 왔습니다.

인간은 변연계의 생존 메커니즘인 '눈 가리기'를 통해 정보를 검열하고 삭제합니다. 이는 달갑지 않은 이미지를 '보는 것'으로부터 뇌를 보호하기 위함입니다. 예를 들면 누군가로부터 나쁜 소식을 전해 들었을 때를 생각해 보면 아마 자신도 모르는 사이에 눈꺼풀이 내려와 분명 잠깐 눈이 감긴 경험이 있을 것입니다.

이런 유형의 차단 행동은 그 기원이 아주 오래된 것으로 뇌에 프로그래밍이 되어 있습니다. 심지어 자궁 안의 태아도 시끄러운 소리를 들으면 눈을 가립니다. 더욱 놀라운 사실은 장님으로 태어난 아이들도 나쁜 소식을 들었을 때 눈을 가리는 경향이 있다는 점입니다. 우리는 어떤 끔찍한 소리를 들었을 때 눈을 가린다고 해서 막을 수 없음을 알면서도 인간은 변연계로부터 나온 눈 가리기 행동을 하게 됩니다. 아마도 그러한 동작이 뇌에 일시적인 휴식을 주거나 가장 깊은 감정을 전달하는 데 도움을 주는 것으로 보입니다.

눈 가리기는 그 사람의 생각과 감정에 대한 강력한 표시입니다. 이러한 행동은 부정적 상황에 직면하자마자 실시간으로 발생하며, 대화 도중에 어떤 정보가 상대방에게 잘 받아들여지지 않았다는 것을 알려주는 좋은 신호가 되기도 합니다. 만약 환자가 특정 정보를 들은 직후 또는 어떤 제안을 받자마자 눈 가렸다면 뭔가가 잘못됐으며 그가 곤란해한다는 것을 말해줍니다.

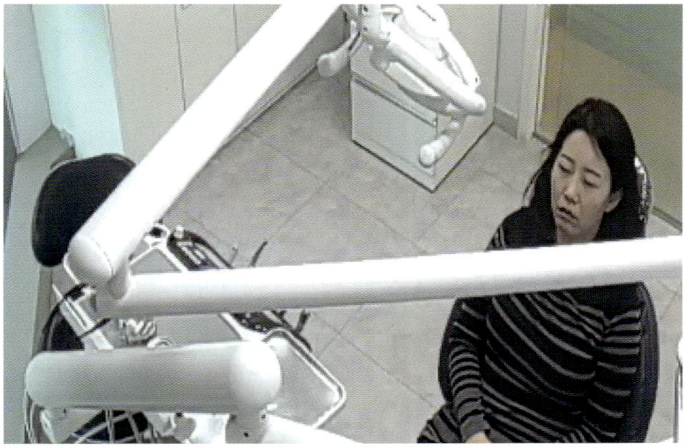

눈 가리기는 변형해서 위 사진처럼 실눈을 뜰 수도 있습니다. 이 동작은 두 가지 의미가 있는데 하나는 집중의 의미로 초점 맞추어서 제대로 보거나, 상대방에 대한 이야기를 제대로 듣고 싶다는 의미입니다. 그리고 다른 하나는 듣기 싫다는 의미입니다. 그리고 만약 치과에서 대화 중 환자가 갑자기 눈을 가늘게 뜬다면 무언가 고심한다는 의미도 있습니다.

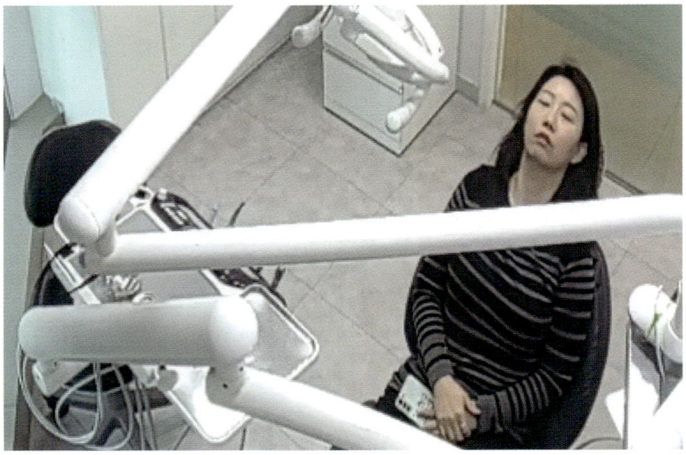

위 사진처럼 아예 눈을 감아버린다면 생각과 감정을 더 강력하게 표현하는 것입니다.

[눈 자주 깜빡거리기]

앨런 피즈의 「보디랭귀지」에 의하면 모든 것이 정상적이고 안정된 상태에서는 1분에 6~8번 정도 눈을 깜박이고 한 번 눈을 감는 시간은 1/10초 정도에 불과합니다. 그런데 거짓말을 하는 등 압박감을 느낄 때는 눈을 깜박이는 횟수가 급격하게 증가합니다.

만약 상대가 눈을 깜박일 때 감고 있는 시간이 길어진다면 그것은 지루하다거나 관심이 없어졌다거나 여러분보다 자신이 우위에 있다고 느끼기 때문입니다. 그것은 상대방의 뇌가 여러분을 그의 눈앞에서 사라지게 하기 위한 의도입니다. 즉 상대의 뇌가 더는 당신과 함께 있는 것을 견딜 수 없어서 2~3초 혹은 그 이상 상대의 눈을 감게 만들어 눈앞에서 여러분의 모습을 지워내고 그의 머릿속에서도 일시적으로나마 여러분을 몰아내려는 몸짓입니다. 그리고 치과 진료실에서도 눈을 자주 깜빡거리는 것을 볼 수 있습니다. 이는 불안함과 압박감을 느껴 나타나는 자연적인 현상입니다.

[눈 피하기 혹은 좌우로 빠르게 쳐다보기]

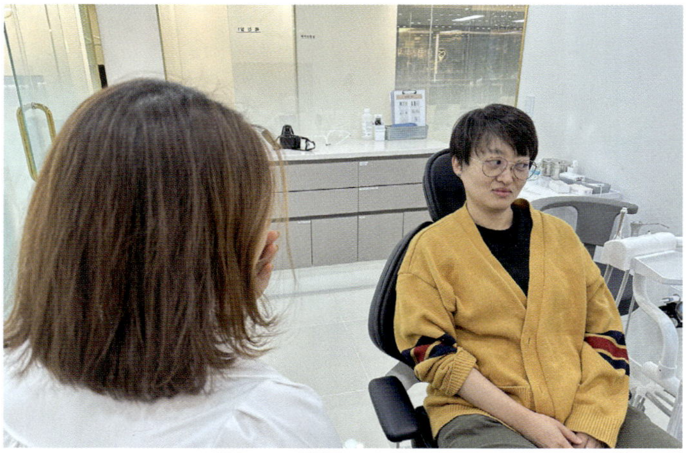

눈 맞춤 (아이 컨택)을 멈추거나 회피하는 것은 다양한 신호로 해석할 수 있습니다. 대부분의 경우는 복종의 신호이거나 불편함의 표시입니다. 상대방의 눈 맞춤 (아이 컨택)을 피하는 것은 자신을 보호하고 싶은 방어기제로 나타납니다. 당신이 상대방과의 논쟁에서 졌거나 상대방의 관심을 얻는데 실패했을 때 상대방에게서 벗어나기 위해서 무의식적으로 눈을 피하게 됩니다.

또한 사람들은 부끄러움이나 당황함 혹은 슬픔 등의 불편한 감정을 느끼면 상대방과의 눈 맞춤 (아이 컨택)을 피하기 마련입니다. 그리고 이들은 눈은 대부분 문이 있는 쪽으로 가게 합니다. 대화 도중에 상대방의 눈을 피한다면 지금 대화하고 싶지 않다는 의미입니다. 또한 눈을 적게 맞추는 것은 무례하거나 진실하지 못하거나 심지어는 부정직한 것으로 해석됩니다. 사람들은 정직하지 않거나 숨기는 게 있을 때 보통 상대방이 보내는 시선의 1/3이하만 맞춥니다.

하지만 상대방이 당신의 눈을 피했다가 다시 보는 것을 반복한다면 그것은 당신에게 매력을 느끼는 것일 수도 있습니다. 우리가 어렸을 때 자주 하던 소위 '까꿍 놀이'가 그것입니다. 보통 상대방에게 관심이 있는 이성과 만나면 눈을 마주보다가 눈 맞춤 (아이 컨택)을 피하고 다시 보는 동작을 반복하게 됩니다. 이러한 까꿍 놀이는 호감을 가지고 있는 이성이 자동차 안에 있을 때 직접 보는 대신 룸미러를 통해 이러한 눈 맞춤 (아이 컨택)과 회피의 동작을 반복하면서 상대방의 관심을 표현합니다.

저는 환자와 대화할 때, 체어에서부터 환자가 눈을 피하거나 눈을 감거나 등 불편함을 표시한다면 저는 상담실로 환자를 모시지 말라고 직원들을 교육합니다. 오히려 그런 환자분들께는 치료방법과 비용을 자세히 설명 드리는 것보다는 가볍게 체어사이드에서 말씀드리는 것이 낫습니다. 치과에서는 호의로 시간을 들여 설명을 했지만, 환자 입장에서는 원치 않는 치료를 강압 받았다고 느낄 수 있기 때문입니다.

만약, 상대방의 눈이 좌우로 왔다 갔다 하는 것을 본다면 그 사람은 지금 무의식적으로 탈출구를 찾는 것으로 봐도 무방합니다. 그 사람의 얼굴은 당신을 향하고 있고 얼굴의 미소를 짓고 있더라도 상대방의 눈이 좌우로 빠르게 왔다 갔다 한다면, 상대방은 지금의 상황에 불편함을 느끼고 빨리 그 자리를 벗어나길 원한다는 증거가 됩니다.

아주 지루한 사람과 함께 있다면 당신은 그 상황에서 벗어나고 싶은 마음에 자연스럽게 다른 곳을 쳐다보게 될 것입니다. 상대방의 말을 이 정도 들어주었으면 충분하다는 생각이 들 때, 눈을 양옆으로 움직여서 주변 환경을 파악해 탈출 경로를 발견하려 하는 것입니다.

대부분 사람은 시선을 다른 곳으로 돌리는 것이 상대에 대한 관심이 사라졌고 그 자리를 벗어나고 싶어 하는 신호라는 것을 잘 알고 있습니다. 따라서 예의를 갖추기 위해 그러한 동작을 피하려고 합니다. 오히려 상대방을 더 뚫어질 듯 바라보면서 관심 있는 척하려고 미소를 짓게 됩니다. 이때 자연스러운 미소가 아닌 경직된 미소를 짓기 마련입니다. 이런 행동은 거짓말을 하는 사람이 진실하게 보이려고 상대의 시선을 피하지 않고 상대방의 시선을 피하지 않는 것과 비슷합니다. 만일 그런 환자분이 계신다면 억지로 치료 계획과 비용을 설명하지 마시고 다음에 설명하시면 조금 더 환자마음의 부담이 줄어들 것입니다.

[손으로 코 만지거나 비비기]

이번에는 환자의 코에 관해 이야기해 보겠습니다. 시카고에 있는 후각과 미각 치료 및 조사재단의 과학자들은 거짓말을 하면 '카테콜아민'이라는 화학물질이 분비되어 콧속의 조직을 팽창하게 만든다고 합니다. 그리고 특수 카메라를 이용해 의도적으로 거짓말을 하면 혈압이 상승한다는 사실도 알게 되었습니다. 이를 '피노키오 효과'라고 합니다. 상승한 혈압은 코를 팽창하게 만들고 코끝의 신경조직을 가렵게 만들기 때문에 간지러움을 해소하기 위해 손으로 코를 만지는 몸짓을 하게 됩니다. 일반적으로 손으로 코를 만지거나 파거나 문지르는 몸짓은 속임수와 관련된 신호이고 전문가들은 거짓말을 할 때 긴장감으로 코 안쪽이 부풀어 오르면서 간지럽거나 따끔거리는 느낌이 들어 긁게 된다고 합니다.

하지만 환자분이 치과 진료실에서 무슨 속임수를 얼마나 하며 무슨 거짓말을 하겠습니까. 아파서 낫기 위해 치과의사를 찾아온 것입니다. 하지만 그렇게 찾아온 치과에서 환자는 주로 불안함을 이유로 코를 문지릅니다.

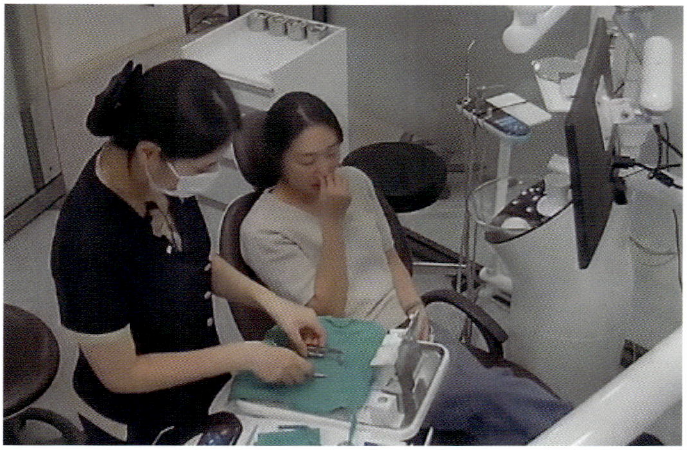

이렇게 보디랭귀지를 읽는다는 것은 하나의 단서를 가지고 속단해서는 안 됩니다. 단지 이 자세를 관찰하고 당신이 속지 않기 위해서는 듣고 있는 것이 무엇인지 전체적인 맥락을 고려해 판단해야 합니다. 피노키오 효과-> 코가 커지는 것에서 나온 것인데 ->코에 카테콜아민이 분비되어 코를 긁을 수 있지만 코에 뾰루지가 날 수 있고, 콧속이 안 좋을 수도 있어서 한 가지 측면만 보면 안 됩니다.

미국의 신경학자 '알란 허쉬'와 정신과 전문의 '찰스 울프'는 모니카 르윈스키와의 관계에 대해 연방 대배심에서 증언하는 빌 클린턴 전 미 대통령의 모습을 상세히 분석하여 클린턴이 진실을 말할 때는 거의 코를 만지지 않았다는 사실을 발견했습니다. 하지만 거짓말을 할 때는 채 1초도 되지 않는 짧은 순간 동안 얼굴을 찌푸리고는 대답하면서 4분마다 한 번씩 코를 만져 모두 26회에 걸쳐 코를 만졌다는 사실을 발견했습니다. 반면에 솔직히 답변을 할 때는 단 한 번도 코를 만지지 않았다고 두 조사자는 덧붙였습니다.

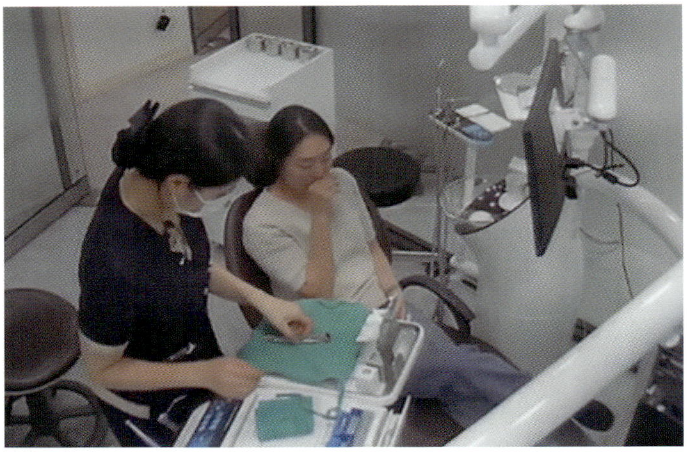

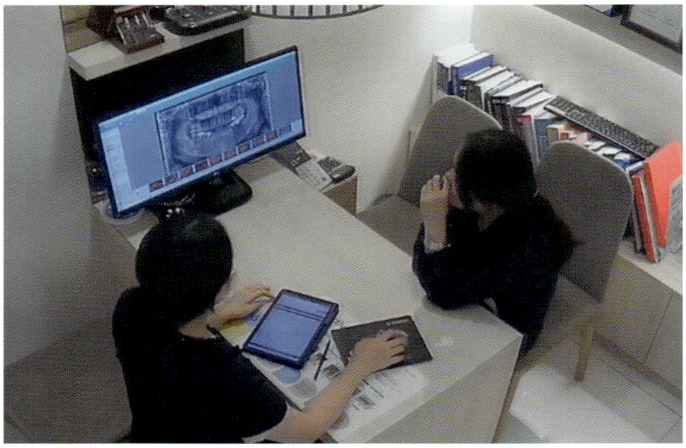

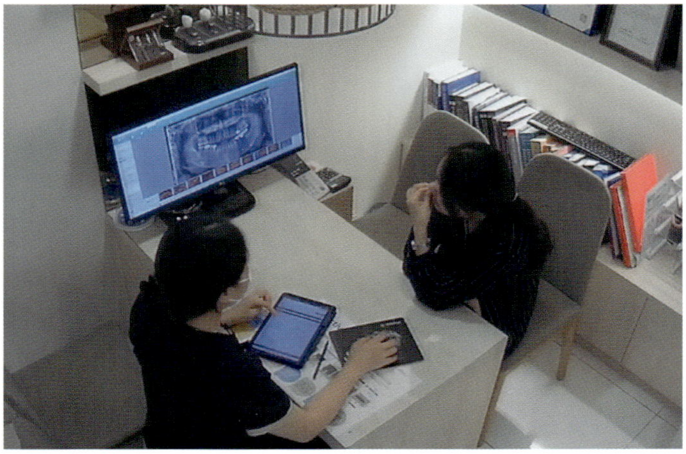

위 사진들은 앞에서 말씀드린 손을 만지던 환자를 연출한 사진입니다. 보통 치과 환자를 프로파일링 해보면 공통으로 불안해하는 모습들을 보입니다. 하지만 좀 더 살펴보면 평균적인 환자보다 더 많이 불안해하고 두려움을 느끼시는 환자들이 있습니다. 해당 환자는 저희가 프로파일링한 환자 중에 치과에 대해 공포감이 높고 불안해하시는 것으로 손꼽히는 분이셨습니다. 환자분은 계속손을 만지고, 코를 만지고, 손을 비비고, 코를 문지르고, 눈도 깜빡입니다. 잠시도 가만히 있지 않으시며 계속해서 불안함을 온몸으로 표현하셨습니다. 여자의 사진을 보여 드렸기 때문에 여자가 더 불안해한다는 오해는 하지 않으시길 바랍니다. 이 사진들은 해당 환자분의 모습을 연출한 사진이며, 사실 해당 환자분은 40대 중후반 남성분이셨습니다.

[귀 긁기와 비비기]

아래 사진처럼 귀 긁기와 비비기 등 긁는 자세와 같은 보디랭귀지는 스트레스에 반응할 때 진정시키는 행동 중 하나입니다.

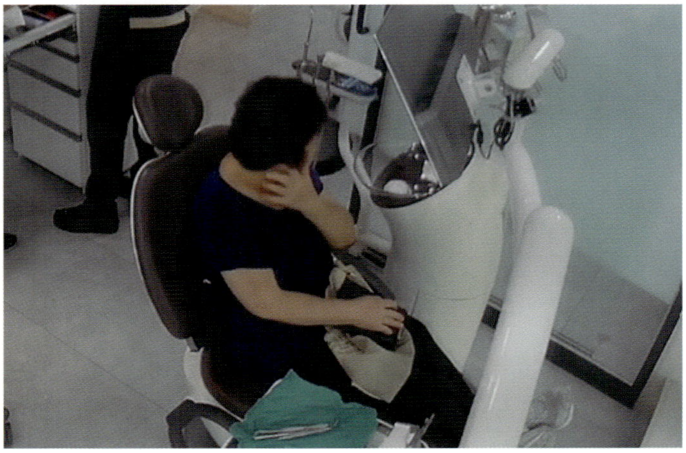

귀를 비비는 의미는 자신이 듣고 있는 말에 당혹스러움을 느낄 때나 상대의 말을 듣고 싶지 않다는 뜻입니다. 귀 하나를 붙잡기, 귓불 잡아당기기, 귀 하나를 접어서 나머지를 덮기 또는 손가락을 귀 안으로 집어넣는 자세로 청문회 때 많이 볼 수 있습니다. 이 뜻은 나는 알고 싶지 않아, 충분히 들었어, 라는 의미가 있습니다.

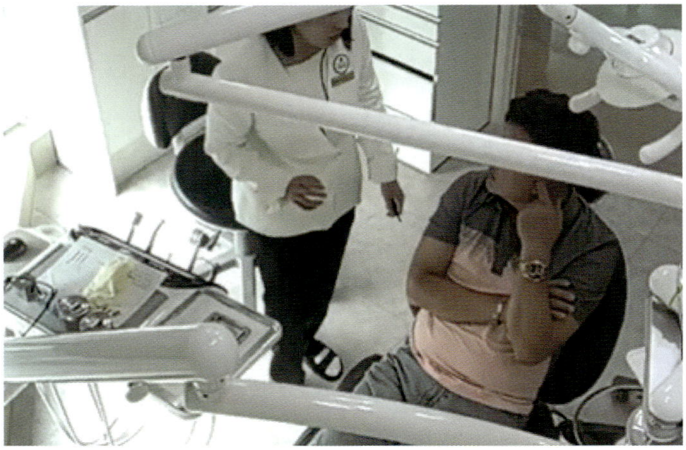

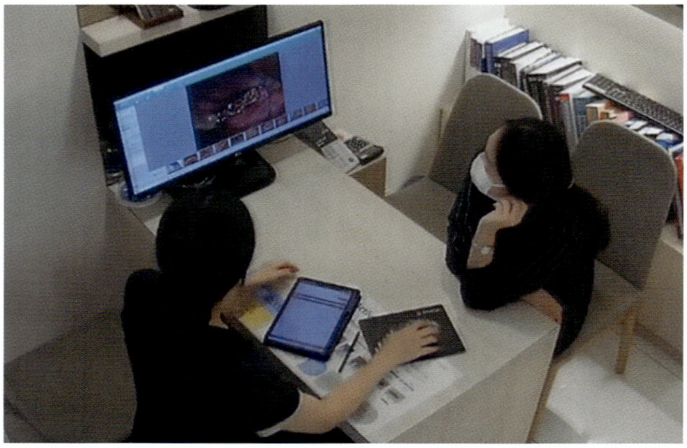

위 사진처럼 이 몸짓은 부모한테 꾸중을 듣는 어린아이가 양손으로 제 귀를 막는 행동의 성인 버전이라고 볼 수 있습니다. 지금 손을 귀 근처나 위로 가져가거나 귓불을 당겨 치과에서 하는 말을 듣지 않으려 하는 중입니다. 귀 뒤 문지르기, 귀 파기, 귓불 잡아당기기, 귀 전체를 앞으로 구부려 귓구멍 막기 등 여러 가지 변형된 형태가 있습니다. 또한 귀 만지기는 들을 만큼 들었다거나 이제는 자신이 말하고 싶다는 뜻을 나타낼 수도 있습니다. 더불어 불안감을 느껴서 나타날 수 있습니다.

예를 들어 상담실장이 "이 정도면 치료비가 싸다"라고 말하는데 환자는 자기 귀를 만지고는 "가격이 괜찮네요"라고 말한다면 이것은 환자가 '나는 그렇게 생각하지 않는다'라는 말을 몸짓으로 표현한 것이라고 보면 됩니다. 그래서 걱정이나 스트레스 상황에서 이 자세가 많이 사용되는데, 이것은 보디랭귀지를 잘 관찰한 다음에 어떤 의미인지 판단하는 것이 좋습니다.

[머리 긁기와 머리, 머리카락 만지기]

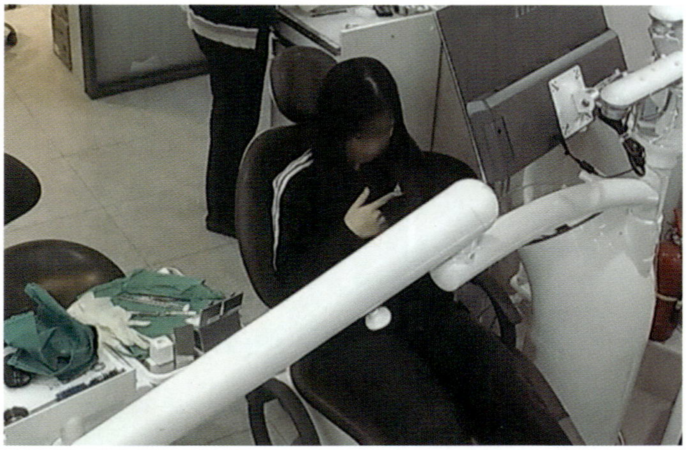

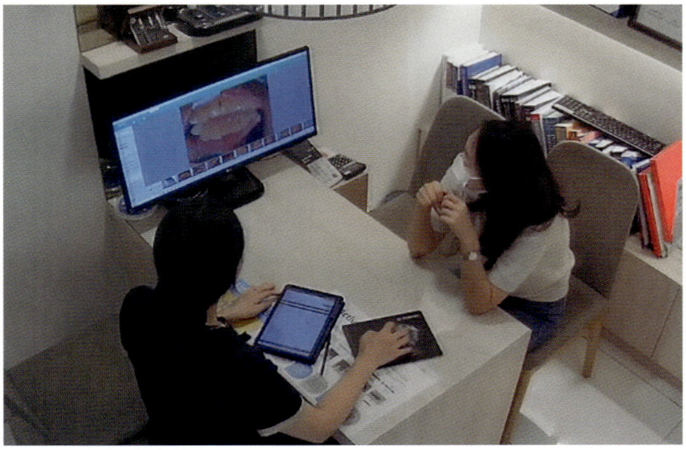

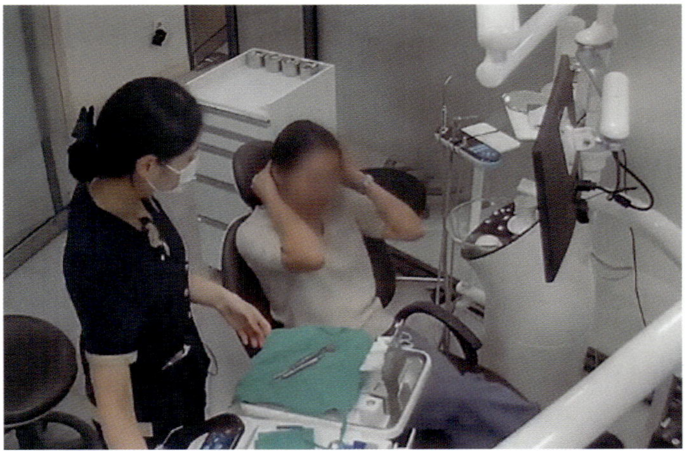

위 사진들처럼 머리를 긁거나 만지는 것도 진정 행동의 하나로 그 상태의 스트레스를 풀기 위한 자세입니다. 이 자세는 여자에게만 나오는 자세가 아니라 남자에게서도 나오는 자세입니다. 위 사진들처럼 머리를 만지는 행위를 구체적으로 보자면 머리를 쓸어내리는 것은 유아기에 부모로부터 칭찬받는 일을 재현하고, 머리카락을 꼬는 것은 젖먹이 때 엄마의 젖꼭지를 가지고 놀았던 것을 재현하는 것입니다. 이 모든 것이 심리적인 안정을 찾고자 하는 일들입니다.

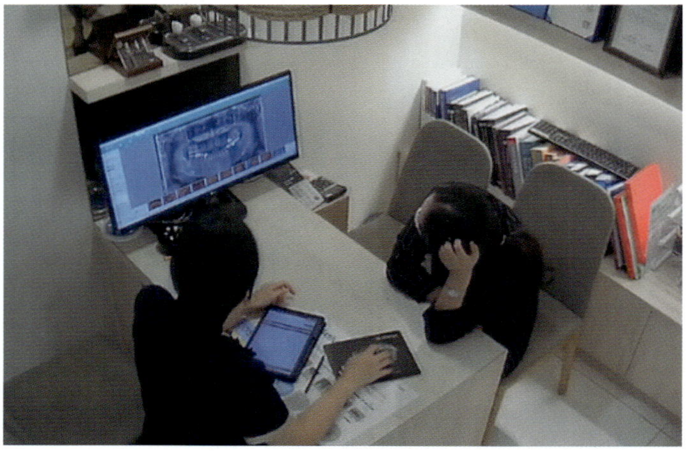

여자가 머리를 매만지는 것은 여성이라는 점을 강조하는 것이고 심리적으로 불편해서 이루어지는 행위입니다. 대개는 머리가 불편해서 하지만 보통 무의식적으로 행해지는 경우가 대부분입니다. 그리고 위 사진처럼 머리를 긁는 경우 심란하거나 불안한 상태일 확률이 높습니다.

간혹 두 손가락을 길게 뻗어 머리를 문지르는 자세는 아주 깊이 생각하고 있다는 의미이며 이해를 못 해 좀 더 명확한 설명이 필요하다는 사실을 나타내기도 합니다. 그리고 시선을 마주치지 않고 아래를 바라보며 문지른다면 거짓말을 하고 있음을 의미하기도 합니다. 또는 분노나 짜증이 나서 목을 문지를 수도 있습니다.

아래 사진을 보면 머리 긁기와 머리 전체 만지기 중에서 스트레스는 머리 전체 만지기가 더 크며 동작이 크거나 빈도가 잦을수록 더 환자의 치과 공포가 크다고 할 수 있습니다. 이 경우들은 심란하거나 불안한 상태일 확률이 높습니다. 이것은 무의식적으로 행해지는 경우가 대부분입니다.

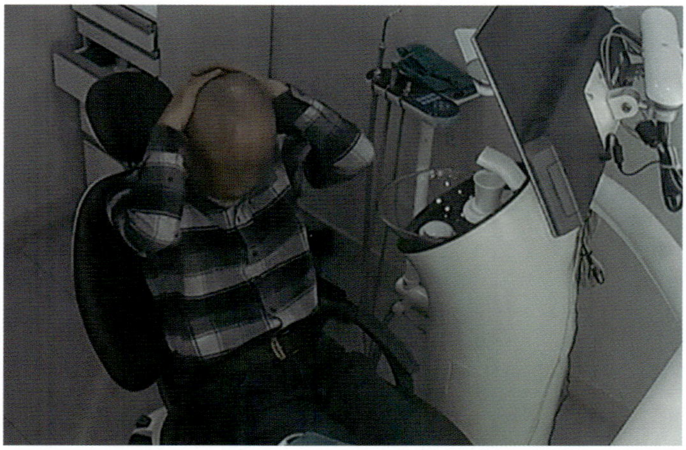

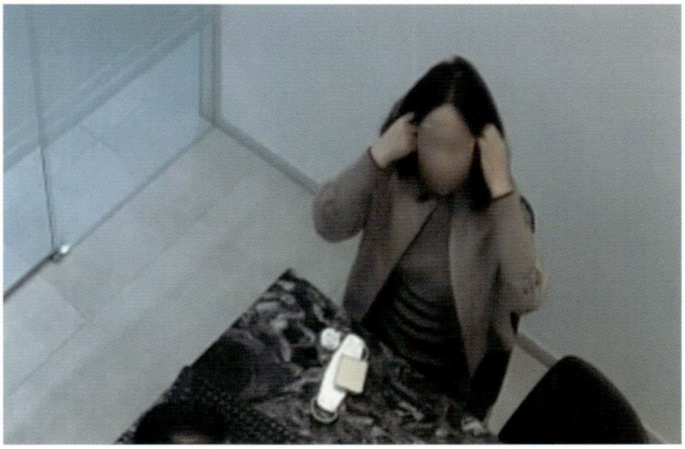

실제로 치과에서 근무하다 보면, 공포의 공간인 진료실에 비해 상담실은 치료비 이야기가 오고 가다 보니 들어가기 부담스러운 공간입니다. 위 사진의 여자 환자분의 경우 상담실에 들어오자마자 머리카락을 만지고나서 팔짱을 끼시면서 "그래서 얼마인데?"라고 날카롭게 질문하셨습니다. 치료가 필요하다는 것을 환자 스스로 느끼더라도 아무래도 대부분의 치료가 비보험이라 고가인 치과는 부담스러울 수밖에 없습니다. 치료도 어렵고 비용도 어렵기 때문에 환자는 본인도 모르게 머리카락을 만진 것입니다.

[목 긁기]

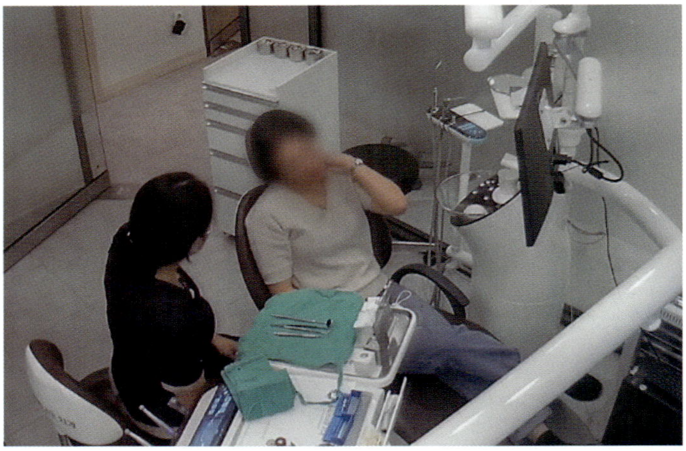

화가 나든지 좌절했을 때 혈압이 상승하게 되므로 옷의 목덜미를 잡아당기게 됩니다. 보통 남자는 부담스러울 때 목덜미를 당겨 통풍하게 됩니다.

'데스몬드 모리스'는 거짓말을 하면 얼굴과 목의 섬세함 조직이 간지럼을 느껴 문지르거나 긁어야 시원해진다는 사실을 발견했습니다. 이런 이유로 인해 확신이 서지 않거나 불안한 사람은 목을 긁습니다.

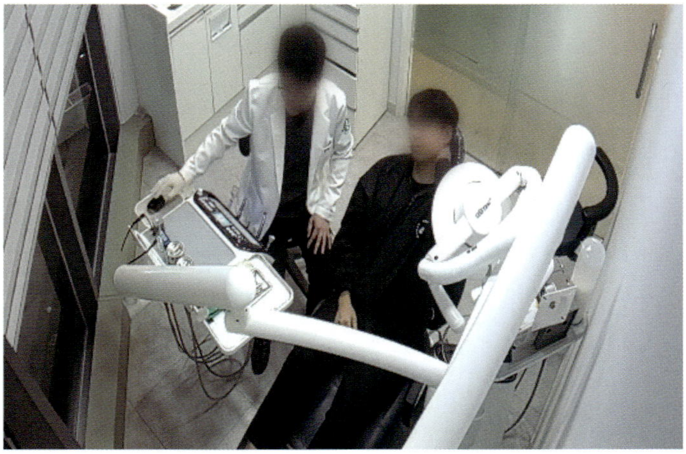

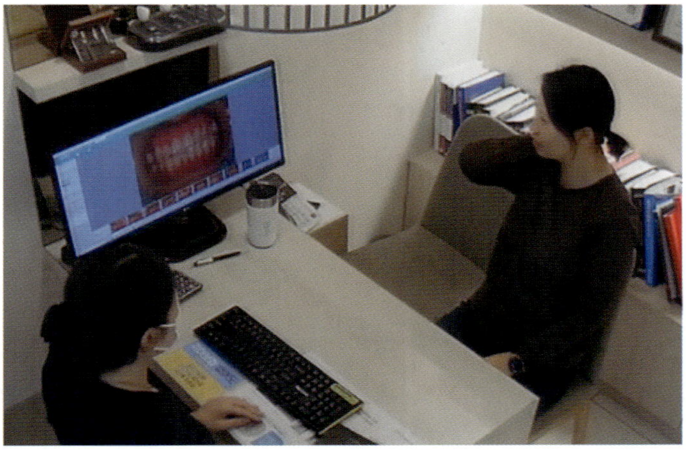

위 사진들처럼 목을 만지는 행동은 불안이나 근심, 걱정, 문제가 있음을 나타내는 신호입니다. 사람은 무언가 신경이 쓰이거나 걱정거리가 있거나 두려울 때 목을 만지는 경향이 있습니다. 남자의 경우 넥타이 쪽을 만지거나 여자의 경우 목걸이를 만지는 것도 비슷한 의미입니다.

[양손을 목뒤로 가져가기]

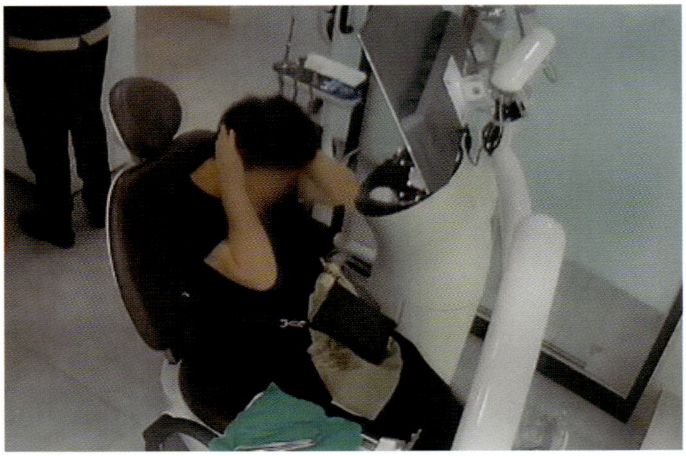

위 사진 같은 자세는 두 손을 목뒤로 가져가고 머리를 아래로 기울이거나 비스듬히 기울이거나 위로 들어 올리는 자세입니다. 손은 머리 뒤에서 맞잡고 있는 자세를 취하는 자세로도 보입니다.

머리 뒤에서 손을 맞잡는 것은 일반적으로 절망의 신호입니다. 손은 공격으로부터 머리를 보호하기 위함이며 머리는 손이 받치고 있습니다. 만일 손을 맞잡고 있는데 머리가 기운다면, 이것은 사람이 죄의식을 느끼고 있다는 신호이거나 절망의 신호 아니면 잠재적으로 몹시 화가 났다는 신호입니다. 손을 맞잡고 머리를 위로 올릴 때 사람들은 충격을 받았거나 불신감을 가지고 있거나 거절의 상태를 나타냅니다.

손을 맞잡는 것은 보통 사람들이 스트레스를 받는 상황이나 또는 절망의 상황에 보이는 모습입니다. 예를 들어 페널티킥에 실패했을 때나 선거에서 떨어졌을 때, 주식시장에서 돈을 잃었을 때 또는 좋아하는 스포츠 팀이 경기에서 졌을 때 등등 보신 적이 있으실 것입니다.

이 보디랭귀지는 사실 원장님들보다는 직원들이 더 많이 관찰할 수 있습니다. 진료실에서 기다리다가, 혹은 상담실에서 이야기 나눌 때 종종 보이는 보디랭귀지입니다. 시간이 없는데 많이 기다려야 할 때 "그래서 치료 대체 언제 끝나는 거예요?"라고 이야기하거나 치료에 대해 불만이 있거나, 상담 시 치료비를 듣고 나서 환자분들이 취하는 자세이기도 합니다.

[입술 사라지게 하기]

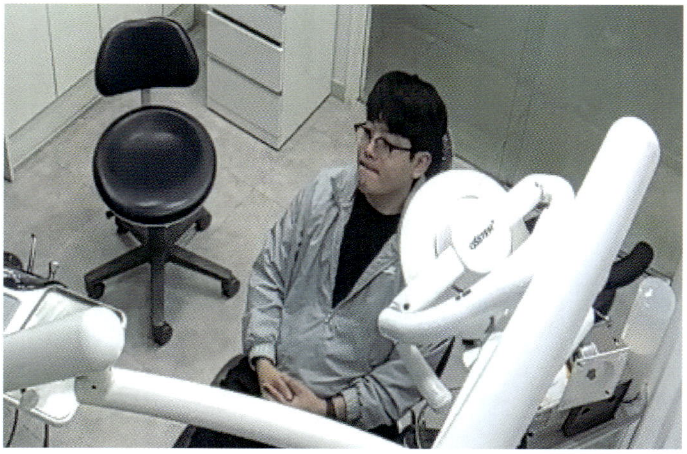

위 사진처럼 입술을 사라지게 하는 것은 부정적 감정을 표현하는 방식으로 곤경에 처해 있거나 뭔가가 잘못되어 있다는 것을 나타내며 그 순간에 스트레스를 받고 있다는 신호입니다.

전직 FBI인 존 네버로에 의하면 "나는 수사를 하거나 진술을 받을 때 상대의 얼굴에서 입술 압착이 나타나는지 관찰한다. 이런 동작은 믿을 만한 단서로, 어려운 질문을 받는 그 순간에 정확히 나타난다. 그렇다고 거짓말하고 있음을 의미하는 것은 아니다. 어떤 특정 질문이 부정적 자극을 줌으로써 그 사람을 괴롭혔다는 것을 암시한다. 예를 들어 내가 어떤 사람에게 '뭔가 숨기는 게 있습니까?'라고 묻는다고 해보자. 그 질문을 받은 사람이 입술을 압착하면 그는 뭔가 숨기고 있다. 조사를 진행하는 동안 그때 유일하게 입술이 사라지거나 입술 압착을 보였다면 더욱 정확하다. 그 사람을 더 조사해 볼 필요가 있다는 것을 암시하는 신호다."고 합니다.

입술 사라지기가 더 심해지는 경우 뒤집힌 U자 입을 만들기도 합니다.

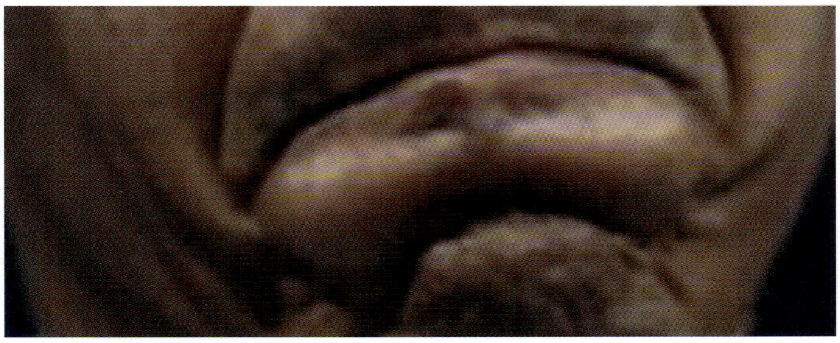

위 사진 같은 뒤집힌 U자 입은 이것은 일부러 만들어지지 않습니다. 한번 이 입 모양을 만들어 보십시오. 스트레스가 심해지면 입술이 점점 사라지다가 극단적으로 가면 입이 뒤집힌 U자로 형성됩니다. 거짓으로 화난 모습을 하며 입술을 사라지게 할 수는 있으나 이 경우 입술의 모양은 일직선이 됩니다. 하지만 일부러 입술을 뒤집어지는 U자로 만들기는 정말 힘듭니다. 왜냐하면 정말로 괴롭거나 몹시 슬프지 않은 상태에서는 흉내 내기 힘든 변연계 반응이기 때문입니다. 하지만 우리는 상담실이나 진료실에서 종종 관찰할 수 있습니다.

[입술 오므리기]

일단 대화하는 환자가 입술을 오므리는 것을 발견한다면, 그 이유가 '의견의 불일치' 때문인지, 아니면 '그가 대안을 고려하고 있기 때문인지' 둘 중 하나일 경우가 높습니다. 따라서 입술 외의 다른 징표를 통해서 상대방의 진의를 파악할 필요가 있습니다.

법정에서는 '상대방의 주장에 동의하지 않는다'는 제스쳐로 주로 쓰입니다. 즉, 내가 원고 변호사라면, 피고 측 변호사가 주장하고 있을 때 의도적으로 입술을 오므리는 제스쳐를 쓰면서 소극적인 반대를 표시합니다. 특히 변호사가 자신의 입장을 표명할 때 판사가 입을 오므린다면 변호사는 판사가 입을 오므린 부분의 주장에 대해서 판사를 더 설득해야 한다는 필요성을 느끼게 됩니다.

비즈니스 현장에서도 계약서 내용을 검토할 때 특정 항목이나 문장이 언급되는 순간 의문이 들거나 반대하는 사람은 입술을 오므립니다. 또한 승진 명단을 확인하는 경우 달갑지 않은 사람의 이름이 언급되어 있으면 입술을 오므리게 됩니다.

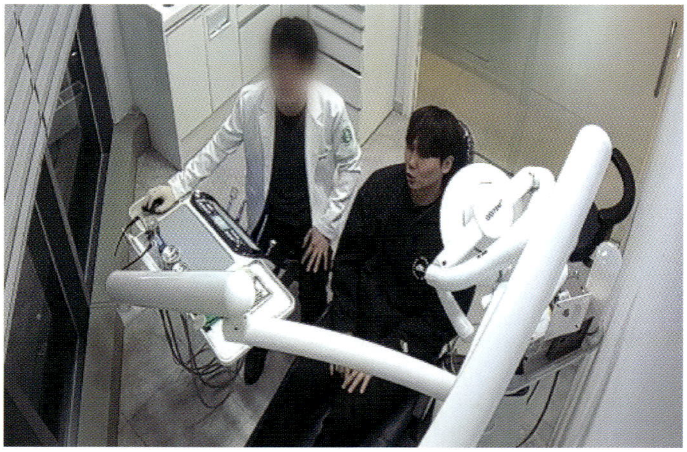

위처럼 치과에서는 원장님이 무언가 설명을 하시거나, 직원이 무언가를 설명할 때 입술을 오므리는 환자들을 볼 수도 있습니다. 이것은 환자가 생각한 것과 다르다는 의미입니다. 만약 그 부분이 환자의 오해라면 해결하고 집에 가실 수 있도록 해야 합니다. 아니면 환자는 끝까지 치과를 오해할 것이며 주위에 본인의 불만족을 전파하게 될 것입니다.

[소품으로 차단하기]

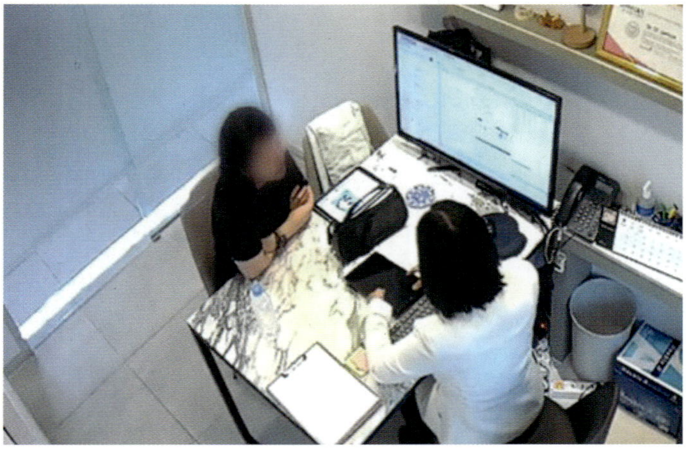

위에서 '무화과잎 자세'를 설명했습니다. 공격받거나 상처받기 쉬울 때 나타나는 자세로 정신적이나 신체적인 고통을 받을 때 자신을 보호하려는 자세라고 말씀드렸습니다. 한 손을 다른 손에 포개어 하체 위에 다소곳이 올려놓는 자세로 생식기를 보호하는 자세라고 말씀드렸습니다.

이때 손이 사용될 수 있지만 위 사진처럼 서류 가방이나 핸드백을 이용하기도 합니다. 진료실에서는 나를 보호할 다른 물건이 없기 때문에 손을 사용하지만, 소품이 있는 경우에는 소품을 사용합니다. 테이블 위에 놓여있는 가방이 바로 그런 소품이며 내 몸의 연장선상으로 여겨집니다. 아래 사진처럼 자리에 앉자마자 배 위에 가방을 놓고 계시는 환자분들도 계십니다.

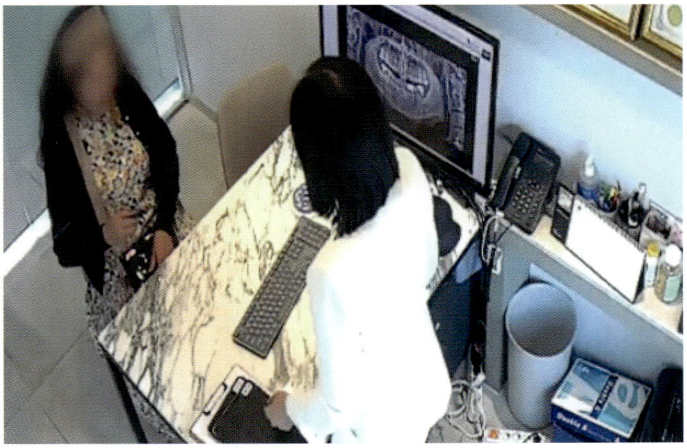

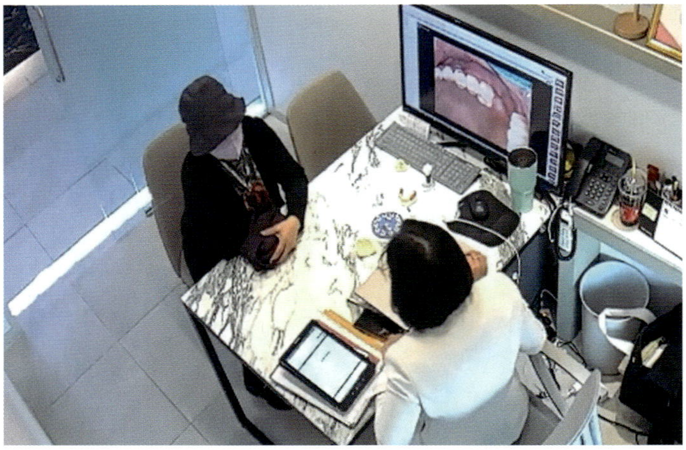

이렇게 위 사진처럼 소품 위에 손을 올려 두는 것도 무의식적으로 나를 보호하기 위한 행동입니다. 오늘 치과에 오려고 마음먹는 자체가 너무 어려웠고, 만난 치과의사가 어디 어디 상태가 좋지 않다고 무서운 이야기 하는 것도 너무 힘들고, 직원과 그래서 치료비가 얼마 발생한다고 대화하는 것도 힘들어하는 나를 보호하기 위함입니다.

[중립적인 다리]

발은 통제가 어렵습니다. 또한 발은 꾸며내기 어려운 곳이라 말합니다. 그 이유는 신경 때문입니다. 뇌와 손 사이의 신경 연결은 신체의 다른 부위보다 많습니다. 총 신경 연결 수에서 손은 25%를, 발은 15%를 차지한다고 합니다. 발과 다리는 뇌에서 멀리 떨어져 있어서 의식적 통제력이 덜 미칩니다. 그래서 꾸며내기가 더 어렵습니다.

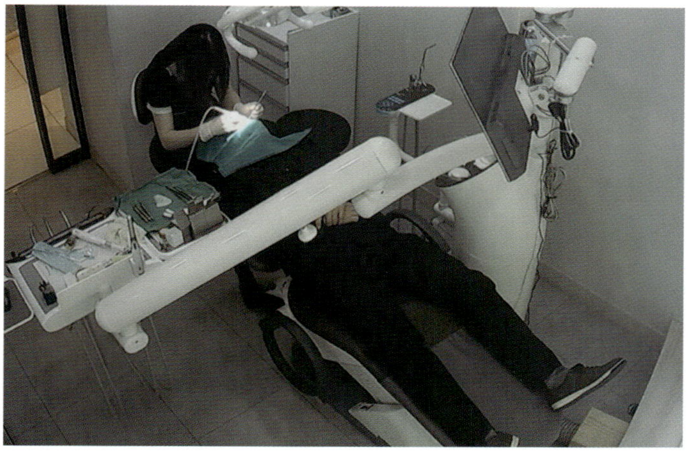

[다리 꼬기]

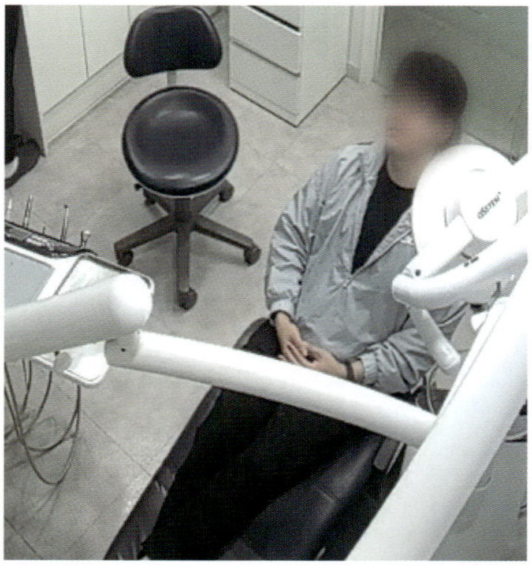

다리를 교차해서 꼰다는 의미는 방어적인 의미가 있습니다. 팔짱을 끼고 다리를 꼰다면 더 방어적이라는 뜻입니다. 낯설거나, 명확한 확신이 없거나, 치과의 경우는 불안하고 공포스러워서 방어적인 자세를 취하게 됩니다. 이때 다리를 가로지르는 것은 생식기를 보호하려는 본능적인 행동이기도 합니다.

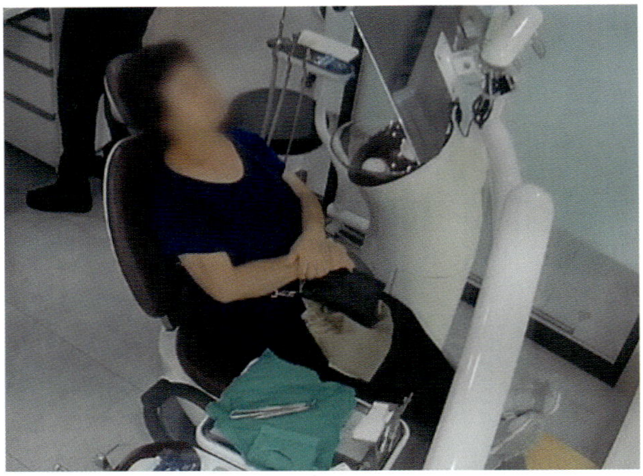

일부의 환자는 진료실에서도 소품으로 차단하는 모습을 볼 수 있습니다. 앞서서 종종 등장한 이 환자분의 경우는, 아까 보여드린 코와 손을 비비는 환자와 함께 특별히 더 손에 꼽을 정도로 매우 불안감이 심한 환자분이십니다. 진료실 체어에서도 환자분 본인의 몸을 가방과 짐으로 차단하고 있고, 다리를 꼬아 차단하고 있습니다.

[보풀 떼기]

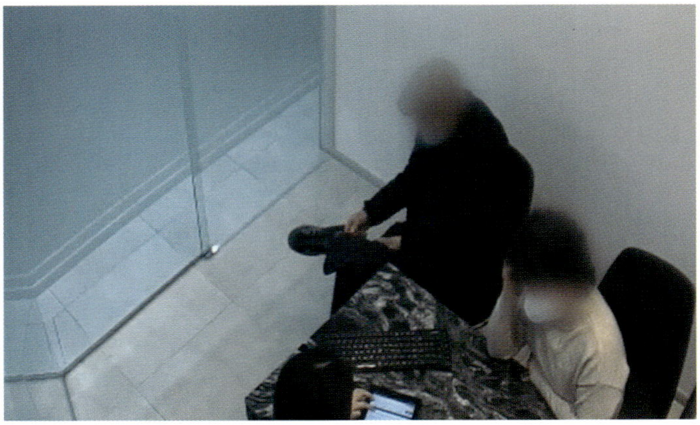

상대의 의견이나 태도가 마음에 안 들지만 그것에 대해 말하지 않고 있다 보면 의도하지 않았던 행동을 하게 되는 경우가 많습니다. 그때 하는 행동은 속마음을 드러내는 진실한 보디랭귀지라

고 할 수 있습니다. 없는 보풀을 떼는 척하는 것도 그런 몸짓 중의 하나입니다. 보풀을 떼어내는 척하려면 다른 사람들에게서 시선을 돌려 고개를 숙이게 됩니다. 이 몸짓은 반대를 뜻하는 흔한 신호로, 입으로는 상대가 하는 모든 이야기에 찬성하는 듯 말해도 속마음은 그 반대라는 것을 보여주는 증입니다.

위 사진은 치료에 대한 설명을 끝내고 비용에 대한 설명을 듣는 부부의 모습입니다. 사모님은 머리를 부여잡고 계시고 남편 분은 보풀 떼는 척을 하면서 시선을 회피하고 계십니다. 치료가 필요하다는 것은 아는데 비용이 들어간다는 것을 아시니, 미안하고 또 미안해서 시선을 회피하고 계시는 모습입니다.

앞에서 언급했듯 사람은 스트레스 상황에는 이를 해소하기 위한 진정 행동을 합니다. 계속 보고 계시듯 몸의 일부를 한 손이나 양손으로 만지거나, 누르는 진정 행동을 통해 사람들은 스트레스를 줄이며 안정감을 찾습니다. 그래서 무의식적으로 하게 되므로 진정 행동과 스트레스 두 가지는 따로 떨어뜨려 놓고 생각할 수 없습니다.

사람의 스트레스는 다양한 요인에 의해 발생하며 언급했듯 치과는 그 특성 때문에 공간 자체가 환자에게 스트레스를 줍니다. 위에서 보여드린 손으로 코 긁기나 목 긁기 등 신체의 특정부위를 만지는 행동은 진정 행동입니다. 추가로 몇 가지 진정 행동 사진을 더 보여드리며 스트레스 상황에서 환자의 보디랭귀지를 마무리해 볼까 합니다. 만약 원장님의 치과에서 환자들이 이런 모습을 보인다면 마음이 좀 편해질 수 있도록 따뜻한 말 한마디 하시기를 권해드립니다.

[볼에 손을 대며 진정 행동을 하는 환자]

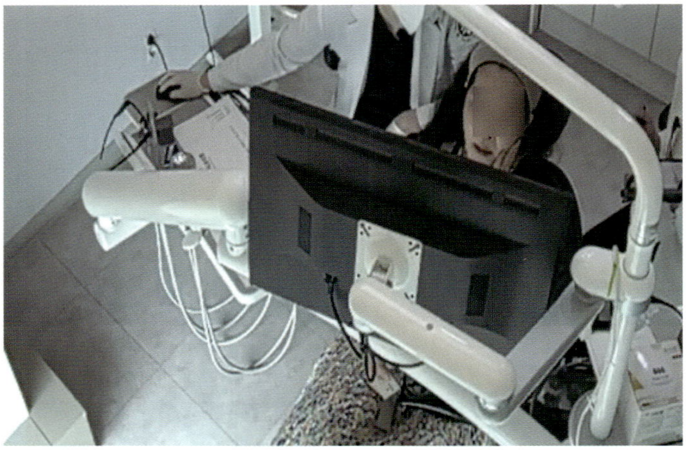

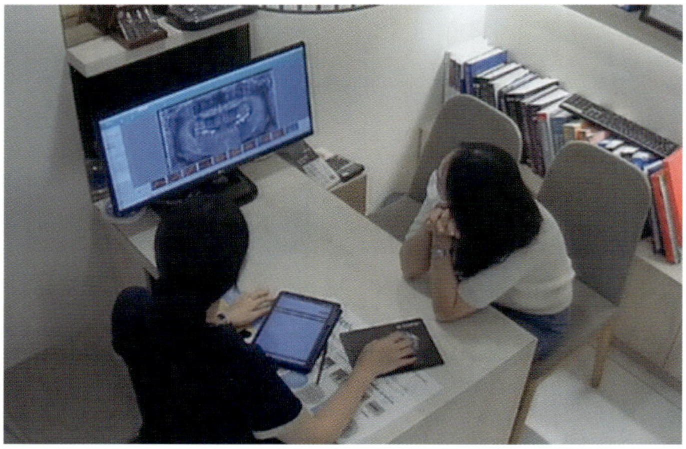

[턱을 긁거나 만지며 진정 행동을 하는 환자]

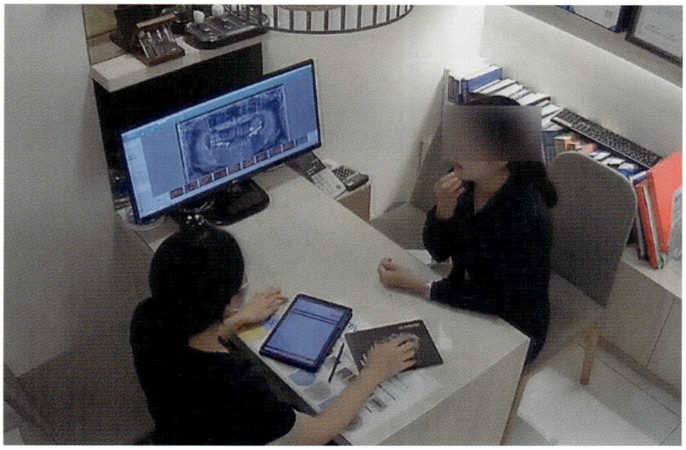

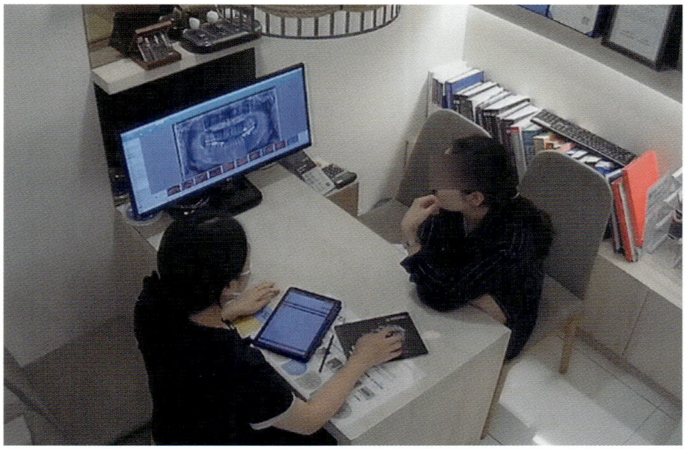

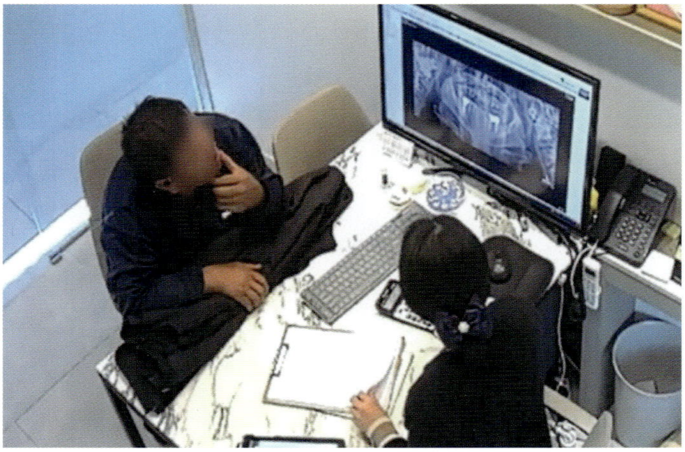

03

그 외 관찰할 수 있는 보디랭귀지(Body language)

[사물을 쳐다보기]

인간에게 시각은 중요합니다. 얼마나 중요한지 몸이 천 냥이면 눈이 구백 냥이라는 속담이 있을 정도입니다. 눈이 신체 기관 중에서 손꼽히게 중요하다는 의미를 강조하는 속담일 것입니다. 눈은 인간의 감각 중에서 가장 발달한 기관으로, 김진우의 「눈과 시각 이야기: 보게 된다는 것」에 의하면 뇌가 받아들이는 정보의 70%가 시각에 의한 것이라고 합니다. 우리는 사물을 눈으로 보고 정보를 취득합니다. 이 정보들은 그동안 살아오며 축적한 지식과 경험과 합쳐져 각종 판단을 하게 됩니다.

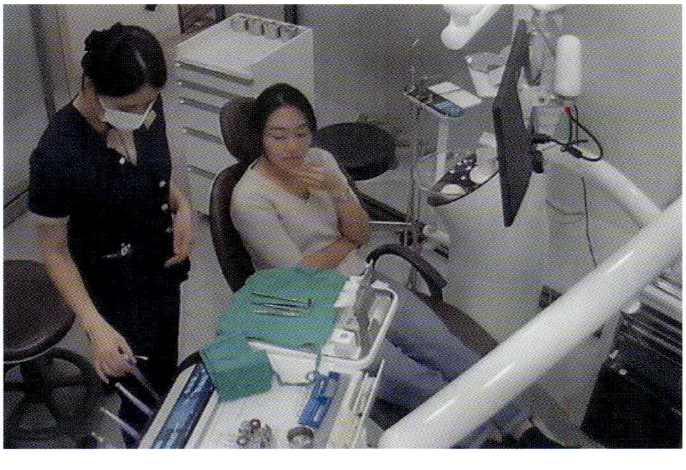

위 사진처럼 진료실에서 환자들이 우리에게 말하지는 않지만, 각종 정보를 가지고 치과에 대해 판단합니다. 소독된 것인지 아닌지 그대로 놓여있는 기구와 핸드피스, 포에 묻어 있는 인상재, 먼지가 쌓인 캔 통과 버 스탠드, 타구대에 묻은 핏자국, 심한 경우 이전 환자의 기구가 치워지지 않은 채로 자리에 안내되는 등 각종 상황에서 환자들은 말하지는 않지만, 우리 치과를 평가하고 판단합니다. 그래서 이 치과를 내가 계속 다녀야 할 것인가 다른 치과를 갈 것인가 결정합니다.

[사람을 쳐다보기]

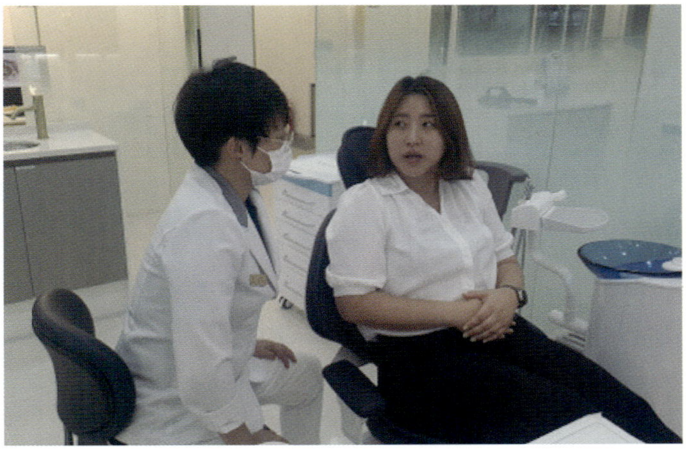

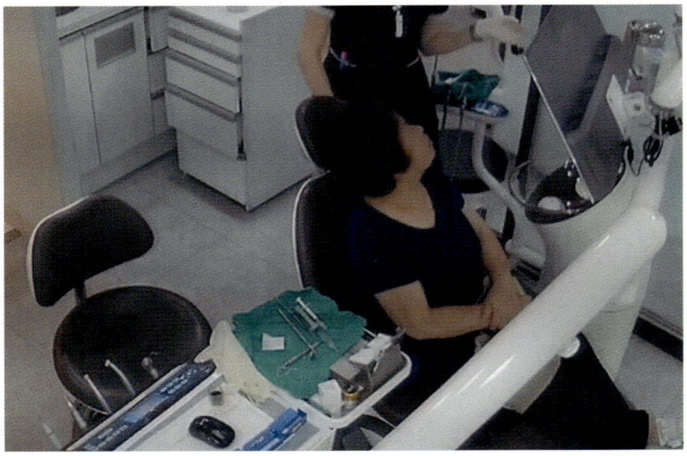

위 사진들의 환자는 의료진을 쳐다보고 있습니다. 사람은 상대와 서로 마주 보며 시선을 교환

할 때만이 의사소통을 위한 진정한 기초가 형성됩니다. 함께 이야기하면 마음이 편한 사람이 있는가 하면, 마음이 불편한 사람도 있고, 믿음이 가지 않는 사람도 있습니다. 이렇게 상대에 따라 다른 느낌을 받는 것은 서로 바라보는 시간이나 상대가 말하면서 원장님의 눈을 바라보는 시간과 관계가 있습니다.

영국에서 사회 심리학과 비언어적 의사소통 기술 연구에 앞장서고 있는 마이클 아가일에 따르면 북미인과 유럽인들은 말하는 시간의 평균 61%를 상대를 바라보는 데 할애하며, 그 시간 중에 말하면서 상대를 보는 시간이 41%, 이야기를 들으면서 보는 시간이 75%, 그리고 서로 바라보는 시간이 31%를 차지합니다. 마이클 아가일의 기록에 의하면 한 번 바라볼 때의 평균 시간이 2.95초이며, 서로 바라보는 시간은 평균 1.18초입니다.

우리는 어느 나라 혹은 어느 문화권 사람인가 그리고 대화 상대가 누구인가에 따라 전체 대화 시간 중에 시선 교환이 차지하는 비율이 25%~100%까지 다양하다고 합니다. 서구 국가 사람들의 경우에는 말할 때는 그 시간의 40~60%를 시선 교환에 할애하고 말을 들을 때는 평균 80%의 시간을 시선 교환에 할애합니다. 하지만 일본과 일부 아시아 국가들 그리고 남미 국가들에서는 상대의 눈을 오래 쳐다보는 것이 공격적이거나 무례한 행동으로 간주하기 때문에 이 평균치가 적용되지 않습니다.

대부분 국가에서 상대와 좋은 사이가 되려면 대화 시간의 60~70%의 시간을 시선 교환에 할애해야 한다고 합니다. 서로 바라보는 시간이 길어지면 친밀감이 형성됩니다.

치과에서 환자가 치과의사를 만났을 때, 치과의사를 쳐다본다는 의미는 이렇게 중요한 의미를 가지고 있습니다. 프로파일링을 해보면, 대부분의 환자는 치과의사를 쳐다봅니다. 치과의사와 일부의 환자는 치과의사를 쳐다보지 않기도 합니다. 심지어 전혀 눈을 마주치지 않는 환자도 있었습니다.

그럼 치과의사는 어떨까요? 놀랍게도 상당수의 치과의사들은 환자의 눈을 쳐다보지 않고 모니터를 보거나 옆에서 환자를 쳐다봅니다. 제가 만나본 어떤 원장님의 경우는 초진 환자를 만날 때 환자와 인사하지 않는 경우도 있었습니다. 원장님이 즉시 진료를 하실 수 있도록 직원이 체어를 눕히고 소공포로 얼굴을 가린 상태에서 원장님을 호출하는 치과도 있었습니다.

저는 그래서 원장님들에게 보디랭귀지 개인 코칭을 할 때 환자에게 눈 맞춤 (아이컨택)하라는 말씀을 가장 많이 드리고 있습니다. 이 부분은 5장에서 치과의사의 보디랭귀지 편에서 다시 말씀드리겠습니다.

[눈 커지기]

우리 눈은 많은 정보를 담고 있습니다. 눈의 중요함은 바로 위에서 말씀 드렸는데, 바로 그런 눈이 커지는 이유는 관심이 있고 중요하게 생각한다는 의미입니다. 환자에게 설명할 때, 특정 정보를 환자분이 중요하게 여기는 정보를 들을 때 아래 사진처럼 눈이 커지는 것을 관찰할 수 있습니다.

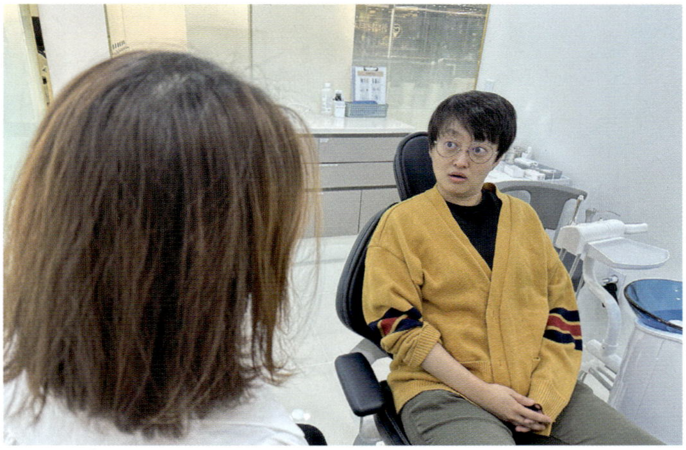

[몸을 앞으로 기울이기와 멀어지기]

관심이 있다면 자석의 N극과 S극처럼 사람은 서로를 끌어당깁니다. 그러면서 그냥 들어주는 게 됩니다. 목을 기울여주고, 몸을 앞으로 하는 것과 같은 맥락입니다.

상대가 앞으로 몸을 기울이고 있다가 갑자기 뒤로 기대어 앉으면 당신의 말을 받아들일 수 없다는 뜻입니다. 반대로 상대가 갑자기 몸을 앞으로 기울이면, 이것은 당신이 상대가 아주 중요하게 생각하는 문제를 화젯거리로 꺼냈다는 뜻입니다.

일반적인 관계에서는 어느 정도 거리를 유지하게 되지만, 환자에게 설명하는 등의 상황에서 환자의 몸이 앞으로 다가온다면 경청의 의미입니다.

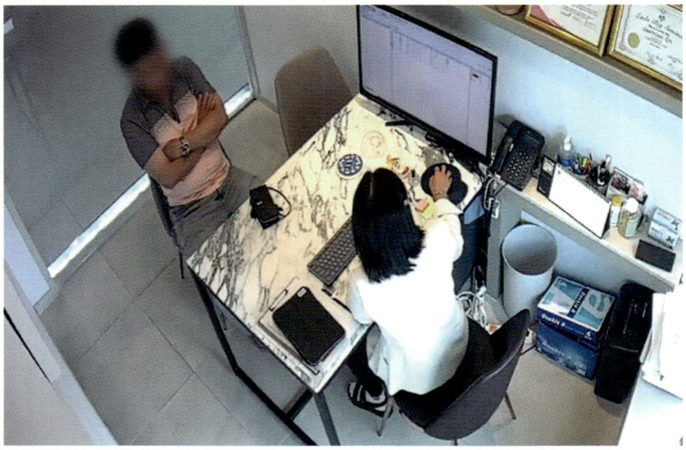

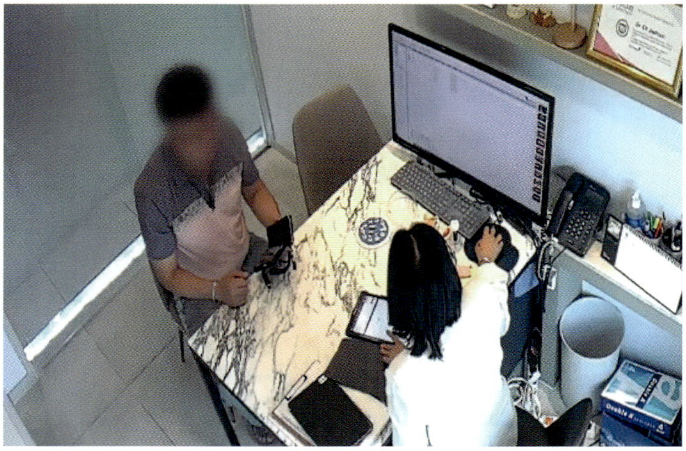

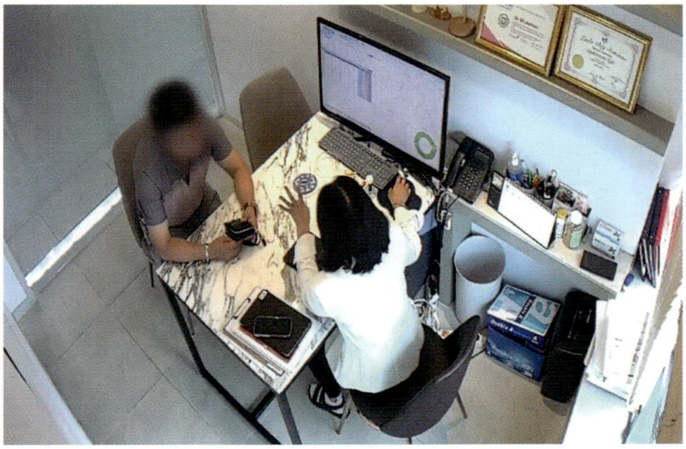

위 사진은 어느 날 상담실에 들어오신 환자분의 모습입니다. 환자분은 팔짱을 끼고 방어적인 자세를 취하고 있으며, 어느 정도 거리를 유지하고 있는 모습입니다. 심지어 해당 환자분은 직원의 가족인데 나도 모르게 방어적인 보디랭귀지를 취하고 계신 것입니다.

사진을 순서대로 보시면 점차로 환자의 몸이 이전 사진에 비해 앞으로 다가오고 있는 것이 보입니다. 조금씩 치료에 호의적인 반응을 보이는 것입니다. 마지막 사진은 어느 정도 편하게 직원과 환자분이 이야기를 나눈다고 생각하실 것입니다.

용의자를 심문할 때 심문관은 용의자가 자백할 것처럼 보이면 그 사람 쪽으로 몸을 기울인다고 합니다. 어떤 때는 몸을 살짝 건드리기도 합니다. 그러면 친밀감이 형성되어 용의자가 조용히 자백하는 경우가 많습니다. 몸을 뒤로 젖히는 것은 대개 싫거나 부정적인 감정의 신호입니다. 이는 감정을 관장하는 대뇌변연계의 지시에 따른 선천적 반응입니다. 몸을 뒤로 젖히는 것은 자신이 지배적 위치에 있다는 표현일 수도 있습니다. 몸을 기울이는 자세는 각각 다음과 같은 의미의 신호들입니다.

몸을 뒤로 젖히는 것은 관심이 없거나 생각이 다르다는 의미의 신호일 수 있습니다. 때에 따라서는 생각 중이라는 의미의 신호일 수 있습니다. 어떨 때 몸이 앞으로 기울이는 것은 적대감의 신호가 되기도 합니다. 상황에 따라 몸을 앞으로 기울이는 것은 관심이나 동의의 신호일 수 있습니다. 상황에 따라 팔다리를 비대칭으로 놓고 손을 느슨하게 둔 상태로 몸을 옆으로(그리고 약간 위로) 기울이는 것은 편안하고 느긋한 상태를 의미하는 신호일 수 있습니다.

다른 환자분을 한 번 보겠습니다. 위에서 소품으로 차단하는 것을 말씀드렸습니다. 이 환자의 경우에도 옷을 팔에 거는 행위가 상대와 거리를 두는 차단 행위입니다. 팔짱을 끼는 경우는 자기를 보호하는 행위라고 진료실 편에서 말씀드렸습니다. 팔짱을 껴서 보호하는 행위에 옷으로 나를 보호하는 행위까지 더해졌으니, 환자분은 지금 몹시도 불안하고 초조하신 상황입니다.

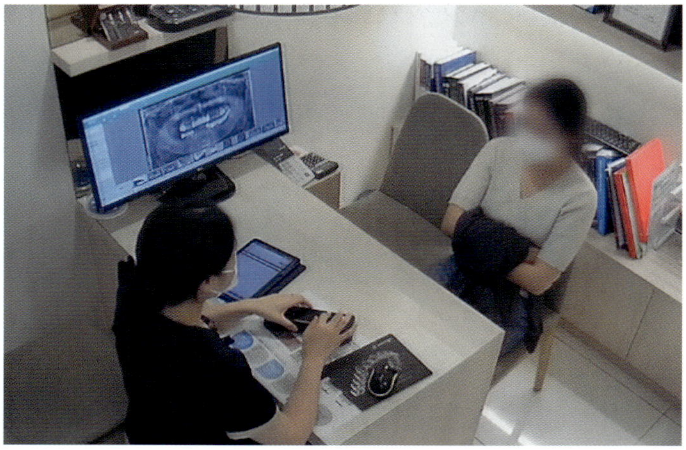

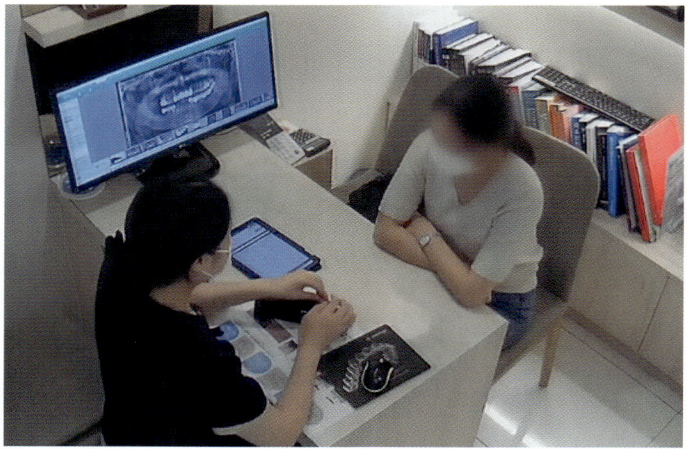

점차 대화하다 보니 환자는 옷을 치우고, 몸을 앞으로 굽혔습니다. 불안한 무언가가 해소되어 옷을 치우셨고 몸을 앞으로 굽히신 걸 보니 관심이 많이 가는 상황입니다.

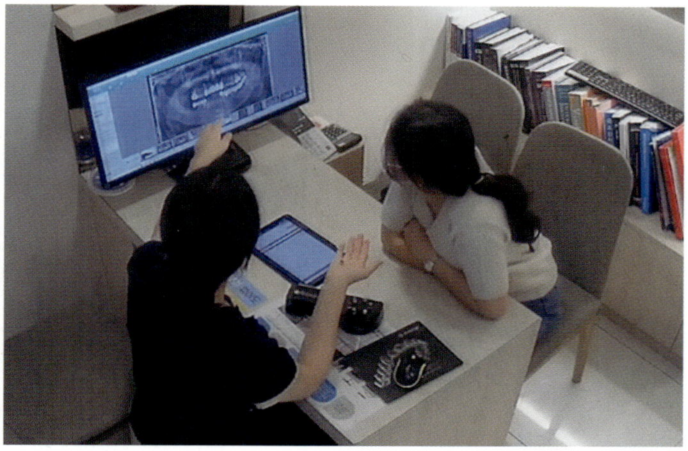

시간이 더 지나니 환자분의 몸이 이렇게까지 많이 앞으로 굽혀졌습니다. 해당 환자분은 치료를 동의하셨고, 치료를 잘 마치고 지금은 지속 관리 받고 계십니다. 방어적인 상태에서는 환자분에게 아무리 좋은 의도로 말씀드려도 내 의도대로 전달받지 않습니다. 환자분이 편안한 상태가 되도록 자세를 유도하는 것은 환자 상담에도 도움이 됩니다.

복잡하게 느끼실 수 있습니다. 같은 동작일 때 어떤 상황에는 긍정적으로 해석이 되고 어떨 때는 부정적으로 해석이 되니 말입니다. 그래서 사실 보디랭귀지는 하나의 동작만으로 판단을 할 수 없습니다. 전체적인 정황을 살펴서 내포된 의미를 찾아야 합니다. 같은 코를 긁는 행위라고 할지라도, 어떤 상황에서는 불안하고 긴장이 되어 코를 긁을 수도 있지만 / 어떤 경우에는 단순하게 가렵기 때문에 긁는 것 일수도 있습니다.

[몸의 방향]

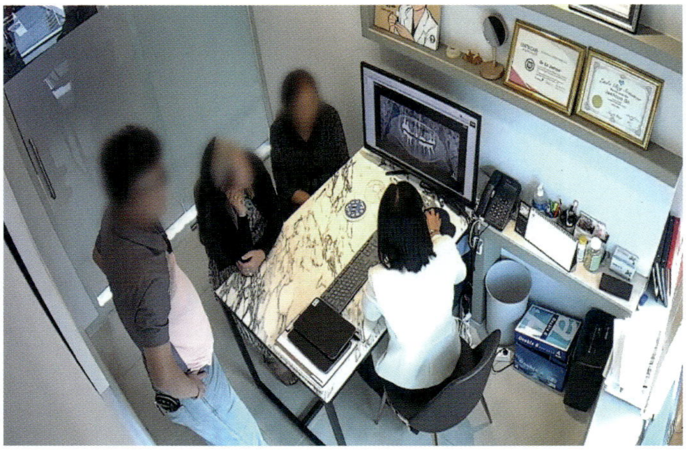

이 사진에서 관심사가 다른 한 분이 보이실까요? 앞에서 사진으로 계속 보여드린 세 환자분은 직원의 이모, 이모부, 어머니입니다. 직원의 어머니가 어떤 분인지 한 번 찾아보시기를 바랍니다.

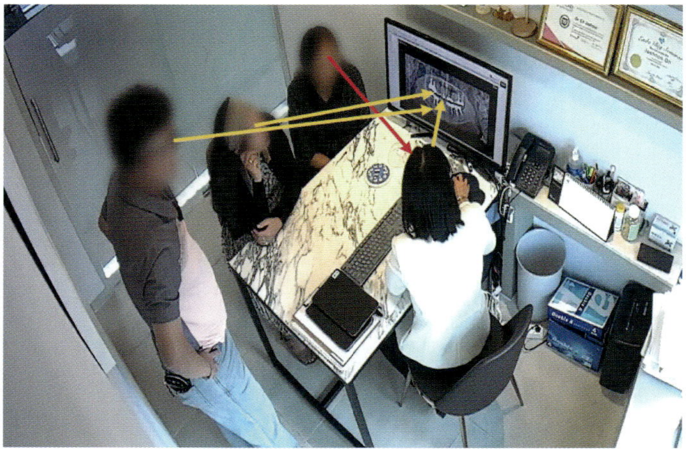

이모와 이모부, 그리고 직원은 현 상태가 어떤지 설명하는 데 관심이 있습니다. 그러나 어머니의 경우는 따님에게 주로 관심이 있으십니다.

또 다른 사례입니다.

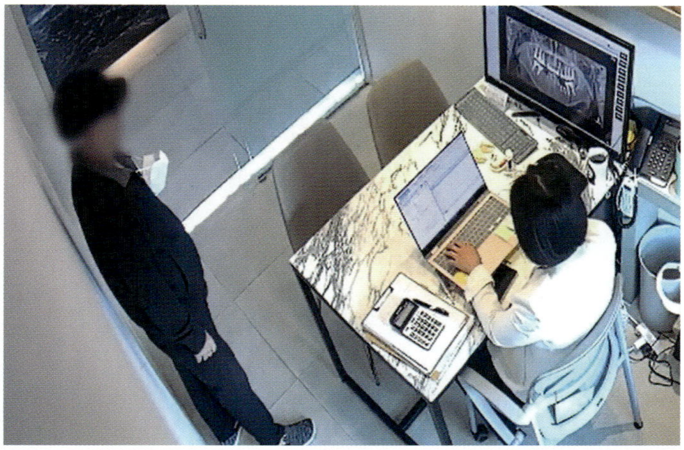

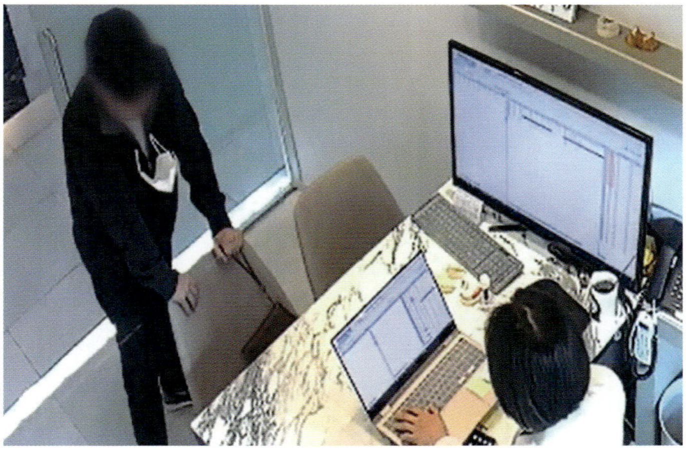

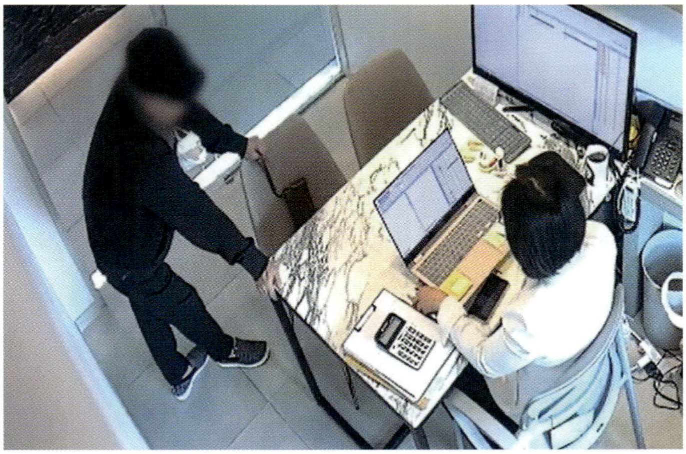

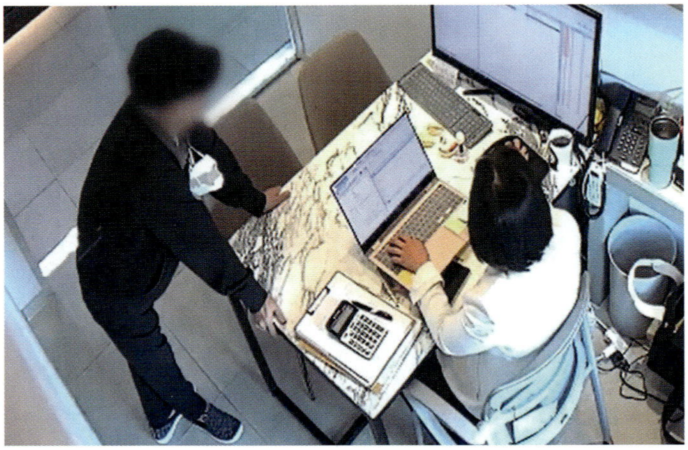

위 사진의 환자분은 "나는 치료 안 받아" "내가 살면 얼마나 산다고" "나는 치료에 관심이 없어" 라는 말씀을 하시면서 치료에 대한 설명을 듣기 거부하셨던 환자분입니다. 최초 상담하는 날에는 그렇게 말씀하시면서 상담 받지 않겠다고 하셨지만, 그 이후에 한 번 잇몸 치료받으러 오실 때마다 상담실에 들어와서 말을 걸고 나가십니다. 환자분은 관심이 있으셔서 점차로 다가오며 테이블을 짚으시는 것이 보이실 것입니다. 그리고 몸의 방향과 시선은 직원 쪽으로 향하며 치료에 관심을 표현하십니다.

[고개 끄덕이기]

고개를 끄덕이는 몸짓이 설득 수단이 될 수 있다는 것을 아는 사람은 별로 없습니다. 하지만 조사에 의하면 상대가 일정한 시간 간격을 두고 세 번씩 고개를 끄덕이면 평소보다 세 배에서 네 배 정도 말을 더 많이 하게 되는 것으로 나타났습니다. 그리고 고개를 끄덕이는 속도는 이야기를 듣는 상대의 인내심 정도를 보여줍니다. 천천히 고개를 끄덕이는 것은 듣는 사람이 관심을 가지고 있다는 뜻이므로, 상대가 이야기의 요점을 말할 때는 천천히 세 번 고개를 끄덕이면 좋습니다. 반대로 빠르게 고개를 끄덕이는 것은 '그 정도 들었으면 됐다', '이야기를 그만 끝내라', 또는 '이제는 내가 이야기할 차례다'라는 뜻입니다.

치료 동의가 임박했을 때 환자분들은 고개를 끄덕이게 됩니다. 모든 나라와 문화권에서 고개를 위아래로 끄덕이는 것은 '예'라는 대답이나 동의를 뜻합니다. 이 몸짓은 허리를 굽혀 절하는 자세의 축소된 형태라고 할 수 있는데, 마치 절을 하려다가 멈추고 고개만 '끄덕'하고 움직이는 것입니다. 허리를 굽혀 절을 하는 것은 복종이나 항복의 자세이기 때문에 고개를 끄덕이는 것은 타인의 의견을 따르겠다는 것을 뜻합니다. 시각 장애자, 청각 장애자, 언어 장애자를 대상으로 한 조사에서 그들 모두 '예'라는 대답을 할 때 고개를 끄덕인 것으로 보아 이 몸짓은 복종이나 항복의 뜻을 전달하기 위한 선천적인 몸짓이라고 생각됩니다.

앨런 피즈의 「보디랭귀지」에 의하면 인도에서는 '예'라고 대답할 때 머리를 좌우로 흔듭니다. 이 때문에 영미인과 유럽인들은 인도인의 이런 몸짓을 '그럴 수도 있고 아닐 수도 있다'는 뜻으로 받아들여 혼동을 일으키는 경우가 많습니다. 일본에서는 고개를 끄덕이는 것이 반드시 '당신 생각에 동의합니다'라는 뜻을 의미하지는 않습니다. 일본에서는 고개를 끄덕이는 것이 대부분의 경우 단지 '당신의 말을 들었습니다'라는 뜻일 뿐입니다. 아랍 국가들에서는 머리를 한 번 위로 쳐드는 것이 '아니오'를 뜻하고, 불가리아에서는 많은 국가에서 '예'를 뜻하는 몸짓이 반대로 '아니오'라는 뜻으로 쓰입니다.

상담자가 어떻게 하는지에 따라 환자의 긍정적인 반응을 끌어낼 수 있기도 합니다. 고개를 끄덕이는 몸짓이 설득 수단이 될 수 있다는 것을 아는 사람은 별로 없습니다. 하지만 조사에 의하면 상대가 일정한 시간 간격을 두고 세 번씩 고개를 끄덕이면 평소보다 세 배에서 네 배 정도 말을 더 많이 하게 되는 것으로 나타났습니다. 그리고 고개를 끄덕이는 속도는 이야기를 듣는 상대의 인내심 정도를 보여줍니다. 천천히 고개를 끄덕이는 것은 듣는 사람이 상대의 이야기에 관심이 있다는 뜻이므로, 상대가 이야기의 요점을 말할 때는 천천히 세 번 고개를 끄덕이면 됩니다. 반대로 빠르게 고개를 끄덕이는 것은 '그 정도 들었으면 됐다', '이야기를 그만 끝내라', 또는 '이제는 내가 이야기할 차례다'라는 뜻입니다.

고개를 끄덕이는 몸짓을 쓸 수 있는 2가지 방법이 있습니다. 보디랭귀지는 속마음이 무의식적으로 겉으로 표출되는 것이므로 긍정적인 생각을 하거나 상대에게 동의할 때는 원장님이 말할 때 머리가 위아래로 끄덕이게 됩니다. 반대로 의도적으로 고개를 끄덕이다 보면 차츰 생각이 긍정적으로 변하는 것을 경험할 수 있습니다. 다시 말해서, 긍정적인 생각은 고개를 끄덕이게 만들고, 거꾸로 고개를 끄덕이면 긍정적인 생각이 듭니다. 이것이 앞에서도 말한 바 있는 원인과 결과의 법칙입니다.

또한 고개를 끄덕이는 몸짓은 전염성도 있습니다. 누군가가 나를 향해 고개를 끄덕이면 여러분도 그 사람을 향해 고개를 끄덕이게 될 것입니다. 그 사람이 하는 말에 동의하든 말든 말입니다. 고개 끄덕이기는 신뢰를 형성하고 동의와 협력을 끌어내는 훌륭한 수단입니다. 한 문장을 끝낼 때마다 '안 그렇습니까?' '충분하지 않습니까?' 등과 같이 단언하는 말을 덧붙이면서 고개를 끄덕여 듣는 사람도 고개를 끄덕이게 만들면 상대는 그 몸짓을 통해 긍정적인 생각을 갖게 되고 그러면 여러분에게 동의하게 될 가능성이 한층 커집니다. 이는 환자도 마찬가지입니다.

이처럼 치과에서 환자는 말하지 않지만, 다양한 방식으로 본인의 생각을 표현합니다. 혹시 이제 체어에 앉아계시거나 상담실에 있는 환자분의 마음이 보이셨으면 합니다. 만약 보이신다면 이제는 원장님께서 환자에게 어떻게 대해야 하는지 같이 이야기해 보겠습니다.

III

Chapter

치과에서 관찰되는 치과의사의 보디랭귀지 (Body language)

01. 비언어적 단서로 기질 파악하기
02. 유형별 치과의사의 보디랭귀지 특징
03. 적절하거나 부적절한 치과의사의 보디랭귀지 사례
04. 환자들에게 좋은 영향을 주는 보디랭귀지

01

비언어적 단서로 기질 파악하기

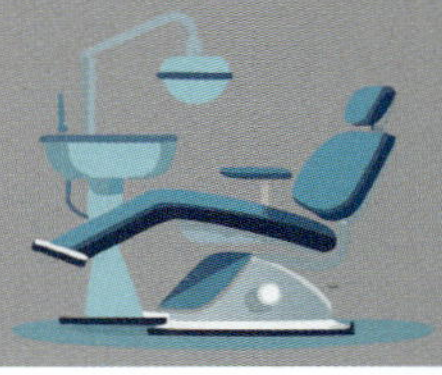

앞에서 말씀드렸듯 일반적으로 사람들은 일을 하거나 대화하면서, 심지어 아무것도 하지 않고 있을 때도 보디랭귀지를 통해서 자신의 기질을 드러냅니다. 이는 본능적이고, 또 무의식적으로 나타난다고 말씀드렸습니다. 사람들은 자신의 타고난 기질에 따라 세상을 바라보고, 그 관점을 통해 삶을 살아갑니다. 이 때문에 자신의 기질이 비언어적 단서들을 통해 자연스럽게 나타나는 것입니다. 따라서 이러한 단서들을 모아서 종합해 보면 상대방의 기질을 파악하는 것이 가능합니다.

그렇다면 이러한 비언어적 단서들을 어떻게 파악할 수 있었을까요? 대표적인 방법으로는 대화할 때 주로 어떤 표정을 짓는지, 어떤 몸짓을 사용하는지를 관찰하는 것입니다. 물론 사람은 특정 유형으로 나누거나 단정하고 재단할 수 없고 그렇게 해서도 안 됩니다. 그러나 상대방을 이해하는 도구로 도움을 받는다면 그 사람을 조금 더 쉽게 이해할 수 있습니다. 요즘에서야 MBTI가 인기를 끌고 있지만, 저는 2000년대 중 후반부터 MBTI를 업무에 활용했습니다. 그리고 요즘에는 한국에서 인간에 대해서 다양한 측면에서 연구한 전문가들이 모여 개발한 기질 진단 도구인 'ICRU(I Can Read yoU)'를 활용하고 있습니다.

ICRU는 한국 최고의 전문가들이 모여 2012년부터 지금까지, MBTI를 포함한 전 세계에서 활용되고 있는 70여 개의 진단 도구를 분석하고 통합하여 만든 통합적 진단도구입니다. 이 진단은 커뮤니케이션 스타일과 비언어, 행동 패턴, 직무 적합성, 대인관계 방식 및 성향 분석, 스트레스 상황에서의 대처 방식 등 다양한 측면을 알아볼 수 있어 MBTI로는 아쉽고 부족한 무언가를 채울 수 있는 아주 효과적인 진단 도구입니다.

ICRU에서는 사람들을 크게 창조가, 상담가, 행동가 그리고 분석가의 기질로 나눕니다. 이 4가지 기질 각각에는 그들만이 편안하게 사용하는 특유의 표정과 행동이 있습니다. 기본적으로 사람은 다양한 기질을 가지고 있으며, 그중에 어떤 기질을 특히 많이 사용하는지에 따라 그들의 행동과 표정에서 차이가 나타납니다. 따라서 이러한 비언어 패턴을 통해 상대방이 어떤 기질의 사람인지를 알아낼 수 있다면, 이를 통해 효과적인 대인관계 및 의사소통에 상당한 도움을 얻을 수 있을 것입니다.

이 진단을 치과 병의원에서도 유용하게 사용할 수 있습니다. 우선 치과의사 및 치과 직원들도 환자를 대할 때, 치료할 때, 그리고 각자 업무를 할 때도 각자의 고유 패턴이 있으며, 이는 본인의 타고난 기질과 관련이 있다는 것입니다.

예를 들어 A 원장님을 사례로 들어 보겠습니다. 이 원장님은 겉으로 보이는 모습은 다른 원장님들과 크게 다르지 않습니다. 하지만 이분은 항상 유쾌하며 아이디어가 넘치는 원장님입니다. 심지어 일반적인 진료를 할 때도 창의력을 발휘해서 진료를 합니다. '지난번에는 이렇게 했으니까 이번에는 이렇게 하면 좀 더 환자가 덜 아프고 나는 좀 덜 힘들지 않을까?' '지난번에 이렇게 했던 것이 좋았으니까 이번에는 이렇게 한 번 바꿔서 진료해볼까?' 라는 생각을 하면서 진료합니다.

A 원장님은 환자분들에게 설명을 해드릴 때도 반응이 좋습니다. 옆에서 설명을 함께 듣는 직원들도 '와, 우리 원장님은 진짜 환자한테 비유를 잘 들어서 설명 하신다'라고 생각합니다. 원장님의 치과는 유쾌하고, 즐겁고, 혁신적입니다.

반면에 B 원장님은 중년 여성 환자 팬들이 유달리 많습니다. B 원장님의 치과에서 환자를 대하는 모습을 보면, 오랜 친구나 가족들과 대화하는 듯해 보입니다. 하지만 그분들은 원장님과 사적인 관계가 아니거나 처음 병원에 내원한 환자분들입니다.

"여기 치과 처음 오신 거예요? 저는 여기 오래 다니고 있는데~ 원장님이 정말 얼~마나 자상하고 섬세하신지 치료 받으시면 만족 하실 거예요~ 저는 말이지요~" 라고 말씀하시는 환자분들을 치과 대기실에서 쉽게 볼 수 있습니다.

B 원장님을 만나보면, '아 환자분들이 그래서 저렇게 말씀하시는구나'를 알 수 있습니다. 편안하고 부드러운 표정, 온화한 미소, 환자분의 감정을 고려한 표현들은 긴장과 두려움을 느끼고 있는 환자분들의 마음을 편안하게 만들어 줍니다. 이 병원에서의 불만이라고는 이 원장님에게 치료받고 싶은데 왜 다른 원장님이 치료하느냐 정도입니다.

C 원장님은 B 원장님과 다르게 남성 팬들이 많으십니다. 환자분들은 원장님을 만나면 끄덕끄덕하고 치료하겠다고 하십니다. 치료 기간 중, 혹은 치료 끝나고 환자분이 불만을 토로하시거나 이건 아니지 않냐고 언성이 높아지시는 경우도 있습니다. 그런데 신기하게도 환자분들이 C 원장님을 만나서 설명을 들으시면, 환자분들은 그 원장님의 설명에 다 납득하시고 "제가 잘못 생각했습니다. 오해해서 죄송합니다." 하고 꾸벅 고개를 숙이고 나가십니다. 이 환자분은 조금 전에 분명히 직원들의 설명을 듣지 않고 거세게 항의하면서 분노를 표출하신 분인데도 말입니다.

D 원장님의 치과는 굳이 따지자면 남자 환자들이 더 많으신 것 같습니다. C 원장님과의 차이점이라면 목소리 크기입니다. C 원장님은 전체적으로 목소리가 큰 편인데 D 원장님은 그냥 조용한 편입니다. D 원장님은 항상 조곤조곤 말씀하십니다. 웃음소리는 거의 들리지 않습니다.

잘 모르는 사람들은 원장님이 차갑고 냉정한 사람이라고 느낄 수 있을지 모르지만, 환자와 직원들은 원장님에 대한 신뢰는 매우 강합니다. 치과에 근무하다 보면, 한 치과에 한 명 정도는 '걸어 다니는 차트'라고 불리는 직원들이 있습니다. 차트를 보지 않아도 그 사람이 누군지, 언제 왔었는지, 어디 치료받았었는지 기억하고 환자와 이야기 나눌 수 있는 사람 말입니다. D 원장님의 치과에서는 원장님 자체가 '걸어 다니는 차트'입니다. 원장님은 진료도 정확하게 하시고, 환자의 이야기도 집중해서 들어주십니다. 그리고 환자에 대한 부분을 정확하게 기억하고 계십니다. 아무리 오랜만에 환자가 와도 환자의 특성을 기억하고 말씀해주십니다.

일상적인 생활에서뿐만 아니라, 치과에서도 이러한 모습들을 흔히 볼 수 있습니다. 사람들은 저마다 자신의 기질에 따라 다르게 생각하고, 다른 소통방식을 취합니다. 인간은 피부색, 성별, 나이, 지역 등 다양한 방식으로 '그룹화(grouping)'가 가능합니다. 마찬가지로 사람들이 가지고 있는 기질도 그와 같은 방식으로 구분이 가능합니다. 다양한 자료들을 조사해 본 결과 사람의 기질은 크게 4가지 유형으로 나눌 수 있습니다. 창조가, 상담가, 행동가, 그리고 분석가가 바로 그것입니다.

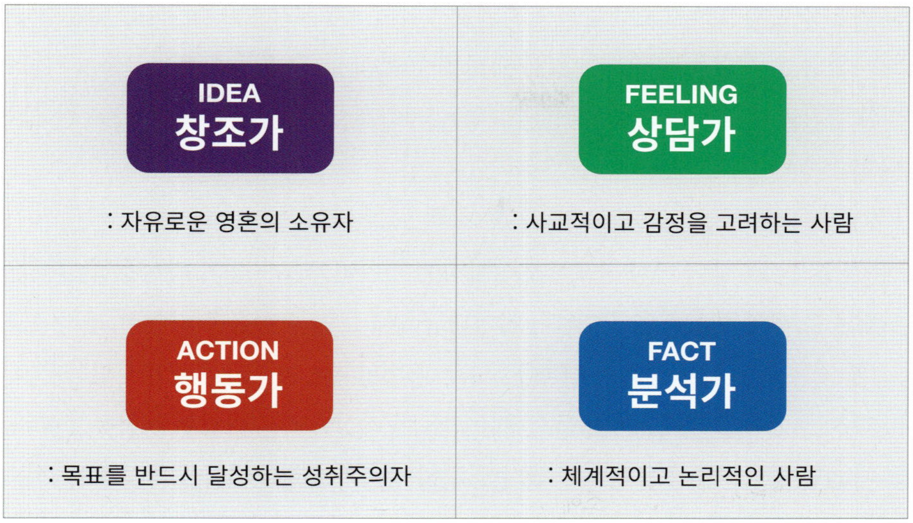
IDEA
창조가
: 자유로운 영혼의 소유자
FEELING
상담가
: 사교적이고 감정을 고려하는 사람
ACTION
행동가
: 목표를 반드시 달성하는 성취주의자
FACT
분석가
: 체계적이고 논리적인 사람

사람들은 의식적이든 무의식적이든 언어, 비언어 등을 통해 자신만의 고유한 개성을 드러냅니다. 언뜻 보면 이것은 매우 다양하고 제각각으로 보입니다. 하지만 흥미롭게도 개인의 이러한 스타일은 일정한 규칙을 가지고 있고, 이 패턴은 인간의 기질에 따라 달라집니다.

사람들은 저마다 어떠한 특질을 가지고 태어납니다. 이 특질은 '체질(體質)'과 '기질(氣質)'로 나뉩니다. 체질은 우리가 세상에 태어날 때부터 지니고 있는 몸의 생리적 성질이나 건강상의 특질을 말합니다. 대표적인 체질 이론으로는 조선 말엽 이제마 선생이 주창했던 사상 체질이 있습니다. 이 사상 체질은 사람의 체질을 태양인, 소양인, 태음인, 그리고 소음인으로 나눕니다. 사상체질은 체질적 특성에 따른 생리, 병리, 진단, 치료와 약물에 대해 소개하고 나아가 정신과 육체의 조화에 이르기까지 새로운 방향을 제시한 한의학적 이론입니다.

반면에 기질은 특정한 유형의 정서적 반응을 보여주는 개인의 성격적 소질을 말합니다. 기질은 특정 사람이 어떤 사람인지를 알려주는 중요한 단서입니다. 나이가 어려도, 나이가 들어도 그 사람의 정체성이 변하지 않고 온전히 담겨있는 것은 바로 이 기질 때문입니다. 또한 기질은 그 사람의 과거와 현재를 묶어주고 나아가 앞으로 그 사람이 어떻게 살 것인지, 어떤 선택과 행동을 할 것인지를 알려주기도 합니다. 따라서 상대방이 어떤 사람인지를 파악하고 그들의 스타일을 이해함으로써 상대방과 원활한 커뮤니케이션이 가능해집니다. 그렇기에 인간의 4가지 기질이 무엇인지에 따라 이해하는 것은 매우 중요합니다.

4가지 기질 중 우선 창조가부터 살펴보겠습니다. 창조가의 대표적인 키워드는 idea입니다. 창조가 기질의 사람들을 가슴 뛰게 만드는 것은 바로 세상에 대한 '호기심'입니다. 그래서 이들은 늘 새롭고 신선한 경험을 추구하는 모험가로서의 삶을 살아가게 됩니다. 위에서 살펴본 A 원장님이 바로 창조가 유형입니다.

창조가 유형의 사람들이 가장 중요하게 생각하는 가치는 바로 비전과 가능성입니다. 그래서 이 유형의 사람들은 새로운 자극을 끊임없이 찾아다닙니다. 그만큼 이들은 다양한 분야에 호기심이 많고, 궁금한 것은 꼭 경험을 해봐야 직성이 풀리는 유형입니다. 창조가 유형의 사람들은 어떠한 결과보다는 과정 그 자체를 즐기는 사람들입니다. 이들은 자신이 겪은 다양한 경험을 조합하고 융합해서 기존에 없던 새로운 것들을 창조해 냅니다. 특히 창조가 유형의 사람들은 세상을 폭넓게 바라보고 이해하기 때문에 어떠한 현상 이면의 본질을 파악해 내는 통찰력과 직관력이 뛰어납니다. 또한 이들만의 독특한 관점과 재치 있는 표현을 통해 자기 아이디어를 재미있고 흥미롭게 주변에 전달합니다. 한마디로 이들은 훌륭한 스토리텔러입니다. 이들은 함께 하면 단 한 순간도 지루할 틈이 없는 즐겁고 유쾌한 사람들입니다.

두 번째는 상담가입니다. 앞선 유형 중에서는 B 원장님에 해당합니다. 이들의 대표 키워드는 feeling, 즉 '느낌과 감정'입니다. 상담가 유형의 삶에 가장 중요한 영향을 미치는 것은 바로 '사람'입니다. 그래서 이 기질의 사람들은 세상을 관계 중심으로 바라봅니다. 상담가 유형의 사람들은 '사람'과의 '관계'를 통해서 세상을 바라봅니다. 사람은 모두 고유하고 특별하며 소중한 존재라고 여기는 이들은 평화로운 세상을 꿈꿉니다. 이들은 승자와 패자를 가르기보다는 모두가 만족 할 수 있는 최대 다수의 최대 행복을 원합니다.

상담가 유형의 사람들은 누군가 혼자 빨리 가는 것보다는 모두 다 함께 가는 것에 더 큰 가치를 둡니다. 즉, 이들은 삶이 '2인 3각' 달리기 같기를 원합니다. 사랑하는 사람들과 발맞추어 가면 됩니다. 1등을 하는 것에 큰 의미를 두지 않는 이들은 타인과의 상호 교류를 통해 삶의 에너지를 얻습니다. 특히 이들에게는 다른 사람과의 관계에 있어 마음과 마음을 잇는 '정서적 교감'이 가장 중요합니다. 그만큼 상담가 유형의 사람들은 사교성이 뛰어나고 사람들과 대화하기를 좋아합니다.

이들은 다른 유형의 사람들보다 타인의 감정과 기분을 읽을 수 있는 직감이 발달했기 때문에 사람들의 말투 속에서 보이는 미묘한 차이로도 그 사람의 내적 감정 변화를 쉽게 캐치해낼 수 있습니다. 또한 이들은 수용력, 유연성, 배려심이 뛰어나서 처음 만났는데도 오랜 친구 같은 친근감으로 사람들을 편안하게 만드는 사람들입니다.

세 번째는 행동가입니다. 이들의 대표 키워드는 말 그대로 action, 즉 '행동'입니다. 이들에게 있어서 실천하지 않는 지식은 진짜 지식이 아닙니다. 행동가 기질의 사람들에게는 성취감이 가장 중요합니다. 앞선 유형 중에서는 C 원장님에 비유할 수 있습니다. 행동가 유형의 사람들은 이름처럼 '행동'과 '성취'에 가장 큰 가치를 둡니다. 이들은 목표한 바를 최대한 빠르게 성취하기 위한 유일한 방법이 바로 행동하는 것으로 생각합니다. 이 때문에 행동가 유형의 사람들은 모든 사인에 주저함 없이 단호하게 결정을 내립니다.

'목표'와 '결과' 중심으로 세상을 바라보는 이들은 추측이나 상상에 의한 가설보다는 경험적인 사실들을 바탕으로 행동합니다. 이들은 신속하게 커뮤니케이션하며 좀 더 현실적이고 실용적인 해결책을 찾아냅니다. 또 한 한번 목표한 것은 반드시 이뤄내야 직성이 풀리는 행동가 유형의 사람들은 문제 해결력과 집중력 그리고 추진력이 매우 뛰어납니다. 이들은 목표 달성을 위해서라면 위험을 감수하고서라도 과감히 도전합니다. 앞선 유형 중에서는 C 원장님에게 비유할 수 있습니다.

행동가 유형의 사람들은 자신의 한계를 뛰어넘기 위해 끊임없이 더 높은 목표를 세우고 주도적으로 성취해 나가는 사람들입니다. 이들에게 있어서 유일한 경쟁자는 바로 자기 자신뿐입니다. 결과를 만들어내기 위해 할 수 있는 모든 것을 실천하는 행동가 유형의 사람들과 함께라면 세상에서 이루지 못할 것은 아무것도 없을 것입니다.

4가지 기질의 마지막은 분석가입니다. 이들의 대표 키워드는 fact, 즉 '사실'입니다. 이들은 세상의 모든 것을 원칙이 있다고 생각하고 있습니다. 원칙주의자로서 분석가 기질의 사람들은 정확함을 가장 중요하게 생각합니다.

분석가 유형의 사람들은 '안전'과 '원칙'을 가장 중요하게 생각합니다. 그래서 이들은 세상을 '객관적인 정보' 중심으로 바라봅니다. 이 유형의 사람들은 매사에 신중하고 체계적으로 접근합니다. 이들은 충분한 조사와 검증을 통하지 않고서는 섣불리 결론을 내지 않습니다. 또한 아이디어, 개념, 계획이나 이론 등이 아무리 과거에 입증된 것이라 할지라도 자신이 직접 철저하게 분석하고 테스트를 해야만 확신을 가집니다.

분석가 유형의 사람들은 그만큼 분석력, 논리력, 준비성, 그리고 꼼꼼함이 뛰어나 복잡한 문제를 해결하고 세부적인 계획을 수립하는 데 능숙합니다. 이들의 라이프스타일을 보면 규칙적인 일상에서 안정감을 느끼기 때문에 쉬는 날에도 어떻게 쉴지 미리 계획을 세워놓습니다. 또 자신이 계획한 것 그리고 약속한 것은 반드시 지키기 때문에 이들은 주위 사람들에게 강한 믿음과 신뢰를 줍니다.

저는 치과 컨설팅을 진행할 때 아래와 같이 원장님의 유형이 어떠한지 ICRU 검사를 우선 진행합니다. 제가 원장님을 좀 더 파악할 수 있고, 그에 따라 좀 더 원장님께 적합한 것을 제안할 수 있기 때문입니다.

ABOUT **ICRU**

ICRU 연구소의 진단도구는 헬렌 피셔의 호르몬 이론과 심리학자 칼 융(Carl Jung)의 심리 이론, 에릭 프롬의 기질이론 외에 기존의 수많은 진단 도구의 기반이 되는 이론들을 토대로 연구되어 제작된 프로파일링 진단도구입니다. 다양한 기질을 커뮤니케이션 스타일의 유형별로 구분하고, 각 유형의 강점, 커뮤니케이션 전략 등 다양한 측면을 분석할 수 있습니다.

커뮤니케이션은 우리가 살면서 스스로의 가치관을 정립하고, 나아가 타인과 교류하는데 있어 가장 핵심적인 무형의 요소입니다. 「**최지숙**」님께서 앞서 시행한 진단의 목적은 첫째로 개인의 기본적인 성향(Personality)과 커뮤니케이션 스타일을 파악하고 이해하기 위함입니다. 본 진단 및 교육 과정을 통해 보다 폭 넓은 자기 이해(Self-awareness)를 도울 수 있을 것입니다.

ICRU기질진단의 두 번째 목적은 자신을 보다 효과적인 커뮤니케이터(Effective Communicator로 만드는데 있습니다. 이 과정은 자신의 스타일을 파악하는 데 그치지 않고 타인에 대한 이해와 수용의 범위를 넓혀줍니다. 다양한 커뮤니케이션 스타일을 유형별로 파악하는 R.E.A.D 훈련은 성공적인 대인관계 형성과 대화의 목적을 효과적으로 달성할 수 있도록 하며, 상대를 Lead할 수 있게 도와줄 것입니다.

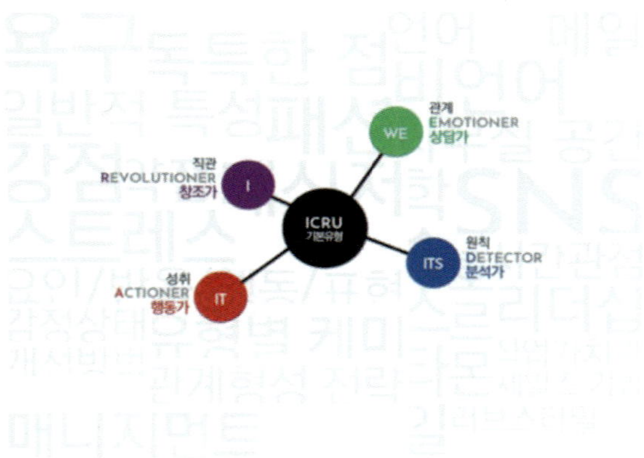

Developer.

최지숙님의
진단결과,

당신은 개발자유형으로서
기질의 4가지 대표 기질을 아래의 조합으로
사용하고 있습니다.

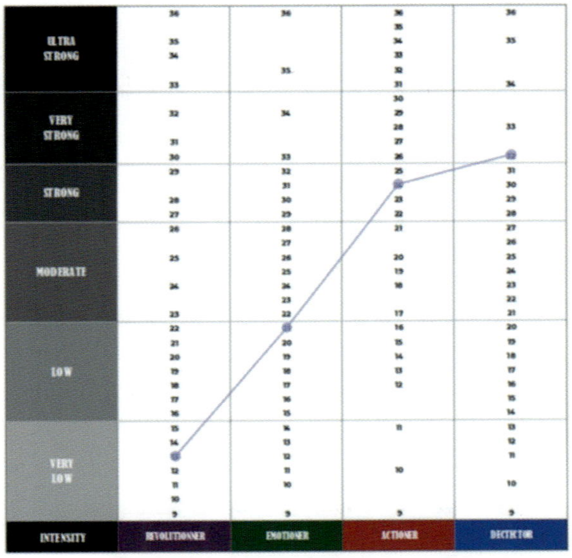

저희는 원장님의 기질과 프로파일링을 통해 환자에게 조금 더 호감도를 높일 방법을 제안해 드리고 있습니다. 내가 어떤 사람인지를 알고 있다면, 좀 더 현실적인 전략을 세울 수 있습니다.

내가 필요한 부분을 도움 받을 수 있다면 어떠한 진단 도구를 사용해도 무방합니다. 중요한 것은 나를 알고 그에 따라 맞춤 전략을 세우는 것이기 때문입니다.

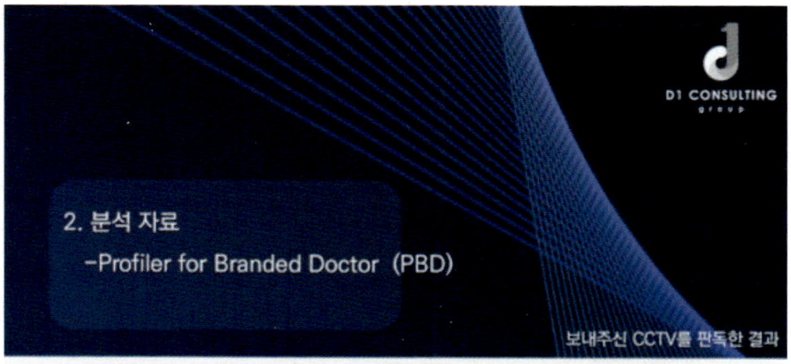

[그래프 2] 개선 시 호감도가 더 높아질 것 기대

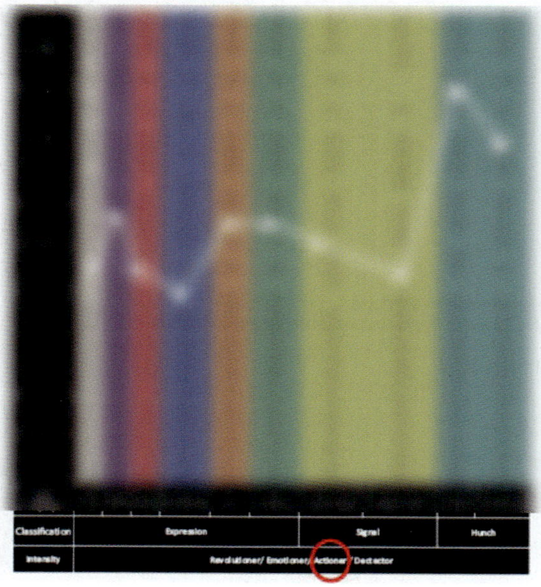

NO.

D1 CONSULTING group

첨부 4-1. CCTV 프로파일링

[원장님 바디랭귀지 프로파일링 : 주요 바디 랭귀지 해석 (39~40 페이지의 글씨 색 함께 참고)

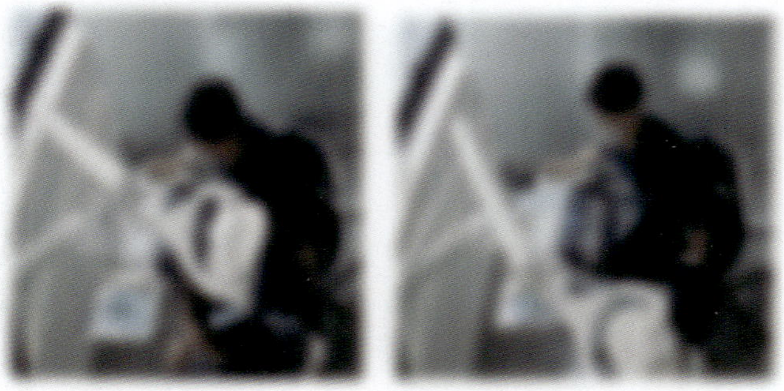

[원장님 프로파일링 중 가장 많이 관찰된 바디 랭귀지] :

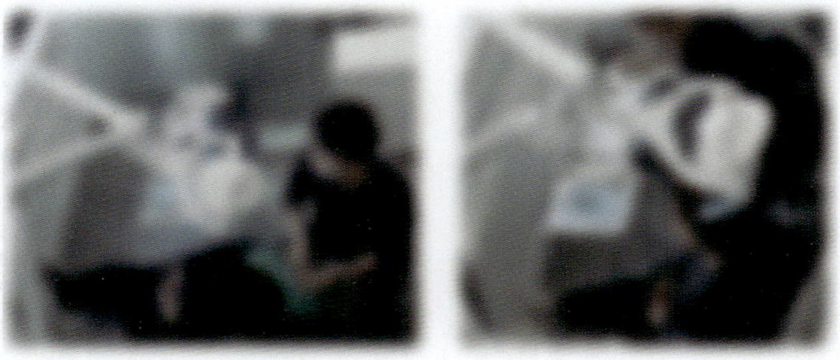

[환자 프로파일링 중 가장 많이 관찰된 바디 랭귀지]

02 유형별 치과의사의 보디랭귀지 특징

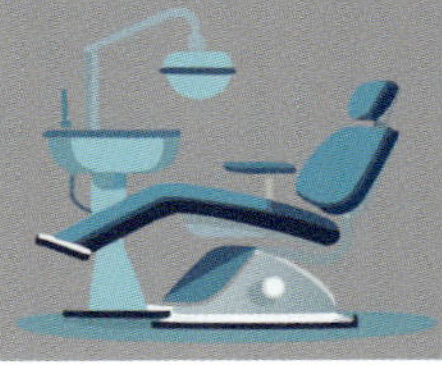

[창조가]

창조가 기질 원장님의 핵심 보디랭귀지는 '설명적 몸짓(responsive gesture)'입니다. 설명적 몸짓이란 상대방이 자신이 하는 말을 잘 알아듣고 흥미와 재미를 느낄 수 있도록 만드는 데 사용하는 행동을 말합니다. 특히 창조가 유형의 사람들은 자신만의 독특한 아이디어나 생각들을 전달하기 위해 이러한 설명적 몸짓을 능숙하게 사용합니다. 이 몸짓은 전체적으로 보면 크고 다양하며, 빠르고 부드럽습니다.

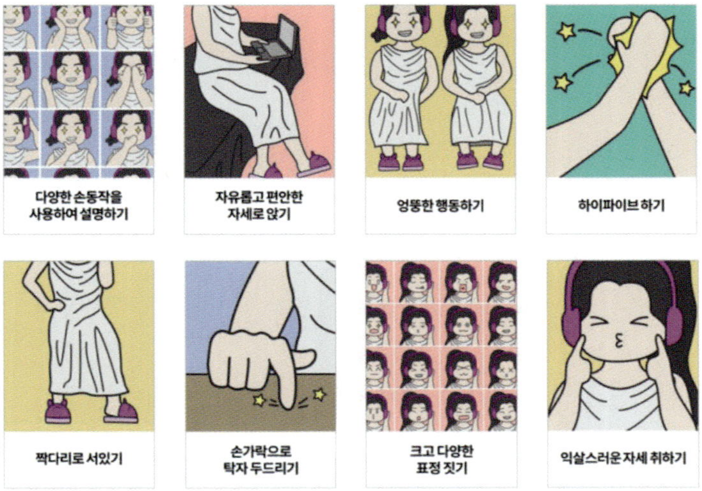

설명적 몸짓의 대표적인 사례들로는 '다양하고 풍부한 표정' '리듬을 타는 행동' '자유분방한 자세' '손바닥 크게 펼쳐 보이기' 등이 있습니다. 그리고 이러한 행동들은 공통으로 다음과 같은 의미를 담고 있습니다.

창조가 유형 사람들의 대화 목적은 '새로운 자극을 통한 즐거움'을 얻는 것입니다. 그런데 여기서 핵심은 상대가 어떤 감정을 느끼는지보다 '자신이 얼마나 즐거운가?'에 초점이 맞춰져 있다는 것입니다. 창조가 유형 사람들의 머릿속에는 끊임없이 새로운 생각들이 떠오르고, 이를 상대방에게 표현함으로써 자신의 존재감을 느끼기 때문입니다. 그래서 이들은 대화할 때 상대방에게 먼저 말을 거는 편이고, 다른 유형들에 비해 상대적으로 말을 많이 하는 편입니다. 이들이 말할 때는 설명적 몸짓을 사용할 뿐만 아니라 다양한 음조와 음색을 통해 자기 생각을 표현합니다.

창조가 유형의 사람들은 호흡이 길고 빠르게 말하는 편이라 사람들은 자신도 모르게 이들의 이야기에 푹 빠져들게 됩니다. 이들과 함께하는 사람들은 자연스럽게 창조가 유형의 사람들에게서 비타민과 같은 활발하고 활기찬 에너지를 느끼게 됩니다. 이는 창조가 유형만의 가장 강력한 무기입니다. 연예인으로 비교하면 노홍철 씨를 떠올릴 수 있습니다.

[창조가 유형의 치과의사]

창조가 유형 원장님의 자유분방함은 대화를 할 때도 드러납니다. 창조가 유형의 원장님은 자기 생각을 설명하기 위해 상황이나 장소를 가리지 않고 자유로운 몸짓과 자세를 취하는 편입니다. 일반적인 회사나 다른 곳에서는 다른 사람의 책상에 걸터앉거나, 서서 왔다 갔다 하거나 등등 자유롭게 자세를 취합니다. 다만 치과의 진료실과 상담실에서는 그렇게 할 수가 없습니다. 그래서 몸짓과 자세에 원장님들의 자유로움이 드러나는 편입니다.

또, 치과의사 중에서 창조가의 수는 많지 않은 편입니다. 정확히 표현하면 일반적인 치과의사 중에서 그 수가 많지 않다기보다, 창조가는 치과의사라는 직업을 가지기에는 상대적으로 어려운 기질이지 않나 싶습니다. 알고 있는 것을 정확하게 시행하고 오차를 줄여야 하는 의료 분야의 태생적 속성과 인간의 자유로운 기질은 실질적으로 공존하기 어렵기 때문입니다.

제가 만나 본 창조가 기질의 원장님들은 타 유형의 원장님보다 즉흥적이고 직관적인 분들이었습니다. 이분들은 떠오르는 생각은 즉시 이야기해야 마음이 편안해 보이고 대부분 '리듬을 타는 행동'을 자주 합니다. 대표적인 것으로는 '손가락 두드리기' '다리 떨기' '몸 흔들기' 등이 있습니다. 우리나라의 관점에서는 '복이 나간다'라고 해석되어 예의에서 벗어나는 행동으로 치부됩니다. 하지만, 보디랭귀지적인 관점에서 보면 이 동작은 '스스로 만드는 즐거움'이라는 의미가 있습니다. 지루하거나 재미없는 순간에 스스로 이런 행동을 통해 지루함과 무료함을 달래고자 하는 행동들입니다.

하지만 진료실에서 이런 행동을 하는 것은 쉽지 않습니다. 따라서 이를 다른 행동으로 대체하고 변형시킴으로써 원장님의 의도를 전달합니다. 예를 들어 손바닥을 아래로 크게 펼쳐 보이면서 이야기를 강조한다던가, 양손을 크게 펼쳐 움직인다든지 다른 유형들에 비해서 손짓을 많이 사용하고 크고 다양하게 사용합니다.

진화적으로 보았을 때 손바닥을 보인다는 것은 상대를 해칠 무기를 가지고 있지 않다는 것을 의미합니다. 따라서 이러한 행동은 환자에게 치과의사인 내가 숨기는 것이 없고 호의적이면서 개방적이라는 것을 자연스럽게 전달하게 됩니다.

이러한 행동에는 다른 의미도 포함되어 있는데 그것은 바로 '나에게 집중'해달라는 것입니다. 손을 크게 펼쳐 보이기'는 '개방적 자세'의 대표적인 동작입니다. '개방적 자세'란 생명과 직결된 신체부위, 즉 목/가슴/사타구니 등을 다른 사람 앞에서 드러내는 것을 말합니다. 이러한 자세가 갖는 의미는 다음과 같습니다.

'나는 당신에게 숨길 것이 없습니다.'

'나는 당신을 편안하게 생각하고 있습니다.'

'나는 새로운 것을 받아들일 준비가 되어있습니다.'

손바닥을 보이면서 적절한 표정까지 곁들이는 창조가 유형의 치과 원장님들은 환자들에게 '흥미로움'과 '진정성' 그리고 '자신감'마저 모두 보여줄 수 있습니다. 이러한 개방적인 태도와 자신감을 느끼고 있기에 환자들이 관심을 두고 원장님에게 빠져들 수밖에 없게 만듭니다. 하나 덧붙이자면 (어쩌면 당연할 수도 있지만) 창조가 원장님과 같이 근무하는 직원들은 그동안 근무했던 치과보다 즐겁게 일합니다. 특히 다음 사진처럼 직원들과 함께 하는 회식 때는 그 즐거움이 배가 됩니다.

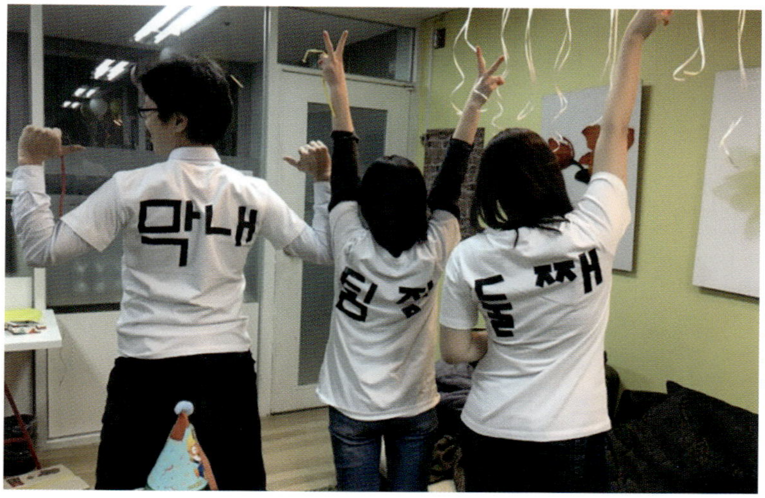

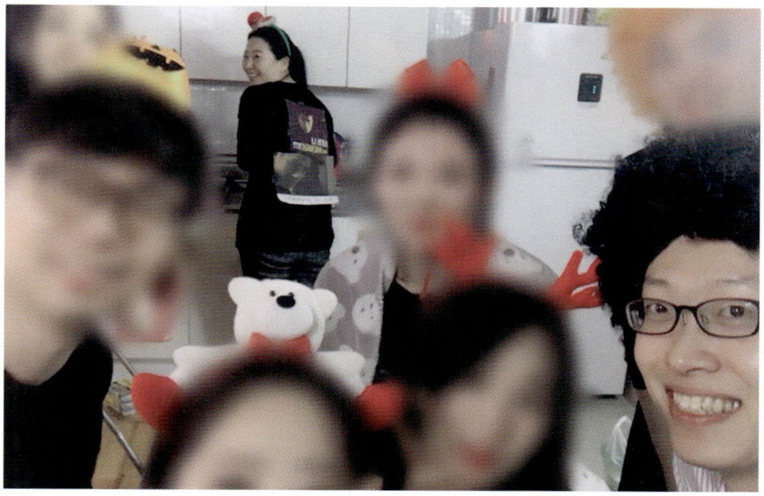

[상담가]

상담가 유형은 바로 '반응적 몸짓 (responsive gesture)'을 사용합니다. 반응적 몸짓이란 주로 상대방의 말을 잘 듣기 위해 쓰이는 작고 부드러운 보디랭귀지(Body language)를 말합니다. 쉽게 말하면 리액션과 관련된 행동들입니다. 대표적인 행동으로는 '부드러운 미소' '몸 기울이기' '고개 위 아래로 끄덕이기' ' 그리고 '손바닥 펼쳐 보이기'가 있습니다.

상담가 유형의 사람들은 대화할 때 반응하는 몸짓과 함께 감정을 표현하는 단어를 주로 사용합니다. 또한 이야기 위주로 대화를 이어가는 특징을 가지고 있습니다. 상담가 기질의 사람들은 다른 사람들과 정서적으로 교감하는 것을 자신들의 삶에서 가장 중요하게 생각하기 때문입니다. 그래서 이들은 반응하는 몸짓과 감성 위주의 대화법을 통해 상대방과 편안하게 대화할 수 있는 분위기를 만들어갑니다. 이에 따라 상담가 유형의 사람들은 다른 사람들에게 부드러운 인상을 주고, 편안한 기분을 느끼게 합니다.

상담가 유형의 사람들은 대화할 때 상대방에게 몸을 기울인 채 이야기를 듣습니다. 이는 상대방에게 좀 더 가까워지고 싶어 하는 이들의 마음이 몸으로 표현된 것입니다. 실제로 서로 간의 물리적 거리가 가까워질수록 심리적 거리도 가까워지기 마련입니다.

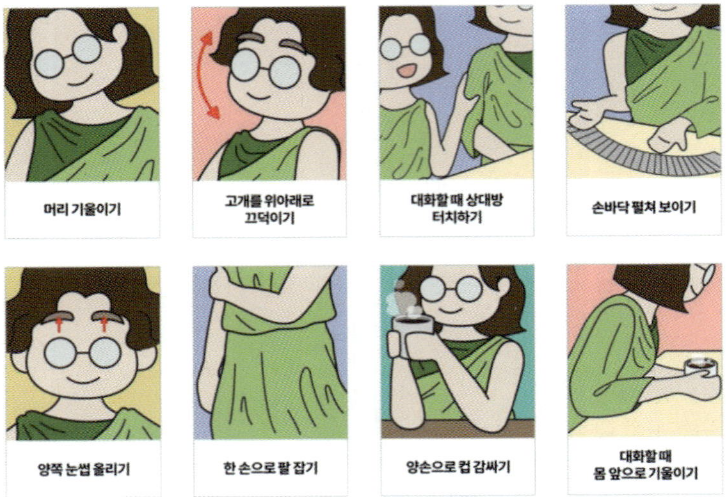

사람들에게는 저마다 심리적인 '사적인 공간'이 있습니다. 누군가 원장님에게 다가오는데 어느 거리에 이르는 순간 뭔지 모를 불편함을 느낀다면 그것은 상대방이 원장님의 사적인 공간으로 들어왔다는 신호입니다. 이 거리는 관계의 깊이에 '반비례'합니다. 즉, 가족이나 연인 등 관계의 깊이가 깊은 친밀한 사이라면 두 사람 사이의 거리는 아주 가까울 것입니다. 하지만 관계의 깊이가 깊지 않은, 오늘 처음 만난 사람이라면 둘 사이의 거리가 어느 정도 떨어져 있어야 편안함을 느낄 수 있을 것입니다.

처음 본 사람에게 몸을 기울이는 것은 상대방의 공간을 침범하는 행동입니다. 동시에 자신의 공간을 상대방에게 내어주고, 서로의 공간을 공유한다는 의미이기도 합니다.

상담가 유형 사람들의 대표적인 행동인 '온화한 미소'와 특유의 친화력이 어우러진 '몸 기울이기'는 처음 본 상대방을 무장 해제시킵니다. 더 나아가 상대방이 자신에게 관심을 보이고 있고, 자기 말을 잘 들어주고 있다고 느끼게 만듭니다. 이러한 행동들을 통해 상담가 유형의 사람들은 조금씩 상대방의 공간에 스며들며 친밀감을 형성합니다.

이들은 몸만 기울이는 것이 아닙니다. 머리도 한쪽으로 기울이면서 상대방의 이야기를 경청하고 있다는 것을 적극적으로 표현합니다. 머리를 한쪽으로 기울이면 목과 귀도 자연스럽게 드러나게 됩니다. 이러한 행동은 상대방에게 친절함과 신뢰감을 줍니다. 그 이유는 무엇일까요? 바로 목이 주는 상징적인 의미 때문입니다. 목은 인간의 생명과 직결되는 중요한 신체 부위입니다. 이러한 목을 상대방에게 보여준다는 것은 그만큼 상대방을 '신뢰'하고 있거나, 더 나아가 '순종'을 표현하는 것이기도 합니다.

이와 반대로 스트레스를 받을 때나 자기 말에 확신이 없거나, 또는 위협을 느끼게 되면 우리는 무의식적으로 목을 숨기는 듯한 행동을 하게 됩니다. 상대방이 내가 잘 알지 못하는 질문을 했거나, 무엇인가 다른 사람에게 숨기고 싶은 것이 있는 경우 사람들은 보통 "잘 모르겠어요."라고 대답하면서 자기 어깨를 으쓱 올리는 행동을 합니다. 이는 어깨를 올림으로써 자기 목을 보호하려는 본능에서 나온 것입니다.

목 기울이기를 커뮤니케이션 관점에서 해석해 보면 다음과 같습니다. 실제로 8도 정도의 각도로 오른쪽으로 머리를 살짝 기울인 사람에게 상대방은 훨씬 더 큰 신뢰감을 느낀다는 연구 결과도 있습니다. 상담가 유형은 이러한 목 기울이기를 통해서 상대방에 대한 믿음과 신뢰를 표현하며 자신의 진실한 마음을 전달하고자 합니다.

상담가 유형의 사람들은 상대방에게 자신의 마음이 기울고 있다는 것을, 바로 자신들의 몸과 목을 기울임을 통해 보여줍니다. 이와 함께 하나의 행동을 더 하는데 그것은 바로 '고개 끄덕이기'입니다. 상대방이 말하는 중간마다 이들은 자기 고개를 위아래로 끄덕이면서 상대방의 마음을 사로잡습니다. 상대방의 이야기를 들으며 고개를 위아래로 끄덕이는 것은 다음과 같은 속마음을 나타내는 것입니다.

'당신의 이야기를 잘 듣고 있어요.'

' 당신의 생각에 동의합니다.'

'당신의 의견을 지지합니다.'

상담가 유형의 사람들은 상대방이 이야기할 때뿐만 아니라 자신이 말할 때도 고개를 위아래로 끄덕입니다. 이는 자신이 전달하려는 메시지를 강조하고, 상대방에게 동의를 구하면서 동시에 자신이 긍정적인 사람이라는 이미지를 주고자 함입니다. 이러한 고개 끄덕이기는 웃음과 마찬가지로 전염성이 매우 큽니다. 상담가 유형의 사람이 고개를 끄덕이면 이에 맞추어 상대방도 고개를 끄덕입니다. 결국 상대방은 자신이 마주하고 있는 상담가 유형의 사람들에게 좋은 인상을 받게 되고, 이들의 말이나 행동을 긍정적으로 받아들이게 됩니다.

상담가 유형의 사람들은 손을 적절하게 잘 사용하는데, 사실 손을 사용하는 동작은 크게 2가지로 구분할 수 있습니다. 바로 '손바닥을 위로 향하며 펼쳐 보이는 것'과 '아래로 향하여 숨기는 것'입니다. 이 중에서 '손바닥을 위로 향하며 펼쳐 보이는 제스처'의 경우 '나는 당신에게 숨기는 것이 없어요.'라는 의미가 있습니다.

과거 선조들은 직립 보행을 하게 되면서 손으로 무기를 휘두르거나 손에 무기를 숨겼습니다. 동물들의 앞발과 같은 역할을 하던 손에 새로운 역할이 생기게 된 것입니다. 그 뒤로 선조들은 손을 펼쳐 보이는 동작을 통해 '나는 무기가 없습니다.' 또는 '나는 당신을 공격할 생각이 없습니다.'라는 신호를 상대방에게 전달하였습니다. 본인도 의도하지 않았지만, 상담가 유형은 이미 커뮤니케이션에 유리한 기질을 가지고 있습니다. 상담가 유형의 사람들은 손바닥을 펼쳐 보이며 상대방과 소통하는 사람들이기 때문입니다.

[상담가 유형의 치과의사]

상담가 유형의 원장님은 커뮤니케이션의 대가입니다. 관심과 동의를 나타내는 몸짓은 환자의 신뢰를 얻고, 또한 지지와 응원을 받는 기분을 느끼게 해줍니다. 결국 환자는 원장님과 더 깊은 대화를 나누고 싶은 마음이 들기 마련입니다.

그리고 고개를 위아래로 끄덕이는 '동의의 고갯짓'과 손바닥을 보여주는 행위를 적절히 번갈아 사용하며 '당신을 존중하고 지지합니다'라는 마음을 표현합니다. 이는 환자에게 내가 이 원장님에게 '중요한 사람'이라고 느끼게 해줍니다.

치과의 진료실에서 환자와 소통할 때나 상담실에서도 상담가의 장점이 충분히 드러납니다. 상담가 유형의 치과의사는 창조가 유형과 같이 그 수가 많지는 않습니다. 반면에 치과 직원들은 상대적으로 많고 상담실장님, 특히 상담 능력이 뛰어난 분들이 상담가 유형이 많았습니다. 아마 다양한 환자분들의 상담을 해야 하는 직업 특성을 고려해 보면 당연한 결과일 수도 있습니다.

상담가 유형의 원장님이시라면 환자와 함께하는 시간이 많으면 많을수록 좋은 관계가 형성됩니다. 그리고 특히 사람들과 정서적 교감을 좋아하는 여성 환자의 경우는 상담가 유형의 원장님의 열성팬이 되기도 합니다. 또한 치과 치료를 두려워하는 환자분들에게는 상담가 유형의 원장님들이 제격입니다.

상담가 유형의 원장님과 일하는 직원들은 어떨까요? 자신들에게 관심을 보이고 공감 능력이 뛰어나면서 편안하게 대화할 수 있는 원장님들을 선호하는 것도 사실입니다. 상담가 유형 원장님의 직원들과 면담을 해보면 대부분 '우리 원장님은 좋은 사람'이라고 말하기도 하고 전체적으로 치과 분위기는 부드럽고 가족 같다고들 말합니다.

직업적인 특징 때문인지, 성별 때문인지, 아니면 한국인의 특성인지는 현재로서는 증명할 수 없으나 위에서 언급한 창조가와 사교가 유형의 원장님들보다는 지금부터 설명하는 두 가지 기질 즉, 행동가와 분석가 유형을 더 많이 볼 수 있었습니다.

[행동가]

행동가 유형의 사람들은 주로 '지시하는 몸짓 (directive gesture)'을 사용합니다. 지시하는 몸짓이란 말 그대로 '자기 생각이나 의견을 실행'시키기 위한 몸짓입니다. 그 때문에 주로 크고 강한 동작들이 주를 이룹니다. 따라서 이들의 몸짓이나 행동을 보면 사람들은 이들에게 아주 강한 카리스마를 느낍니다. 행동가 유형의 사람들은 4가지 유형 중에서 가장 쉽게 구분이 됩니다. 행동가의 '강렬함'은 마치 '송곳' 같아서 언제나 그리고 어디서나 뚫고 나오기 때문입니다. 대표적으로는 '직접적인 눈 맞춤(아이 컨택)', '몸 크게 하기', '영역 차지하기', 그리고 '손가락 포인팅' 등이 있습니다.

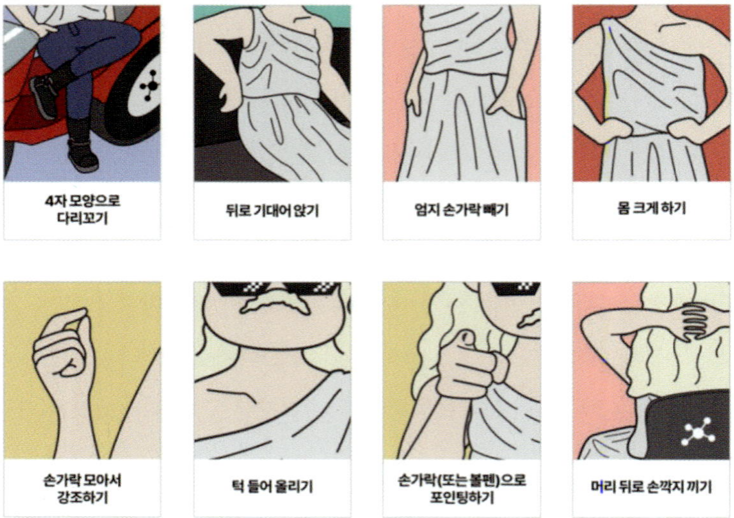

행동가 유형의 사람들은 '정서적 교감'을 중요시하는 상담가 유형의 사람들과는 달리 '지적 교감'을 중요하게 생각합니다. 따라서 개인적인 '신변잡기'적인 대화보다는 서로의 지식을 공유하거나 비즈니스 또는 트렌드 등에 관련된 이야기를 나누는 것을 좋아합니다. 그리고 이러한 대화의 중심에는 '한정된 시간 안에 얼마나 많은 성취를 할 수 있는가?' '지금 당장 할 수 있는 것은 무엇인가?'가 있습니다. 그래서 상대와 주고받는 대화는 간단하고 빠르며, 최대한 자기 의견의 핵심을 요약해서 전달합니다.

행동가 유형의 사람들은 주로 먼저 말을 시작하고 대화를 주도해 나갑니다. 상대방에게 질문을 하고 그에 대한 답을 듣습니다. 만약에 상대방의 말이 명확하지 않고 장황하게 설명한다면, 반드시 이렇게 되물을 것입니다.

"그래서 하고 싶은 말이 무엇입니까?"

"그래서 결론이 무엇입니까?"

행동가 유형 대화 방식 때문에 다른 사람들에게 위압감을 주거나 부담감을 줍니다. 하지만 이들이 리더의 역할을 수행하고 있는 경우 이들을 따르는 사람들에게 강한 믿음과 신뢰를 줍니다. 더 나아가서는 할 수 있다는 용기와 자신감 등을 만들어주기도 합니다.

행동가 유형의 사람들의 대화 목적과 방식은 주로 자신의 의견을 '주장'하는 방식을 취합니다. 또한 자신의 의견이나 생각을 강조할 때 '눈 맞춤 (아이 컨택)'을 사용합니다. 이 행동가 유형의 사람들의 눈 맞춤 (아이 컨택)은 상담가 유형의 눈 맞춤 (아이 컨택)과 다릅니다. 상담가 유형은 간접적인 눈 맞춤 (아이 컨택)을 하는데 비해, 행동가 유형은 직접적인 눈 맞춤 (아이 컨택)을 합니다.

상대와 얼굴을 맞댄 상태에서는 원장님의 시선 방향이 만남의 결과에 큰 영향을 미칩니다. 아래 사진을 보시기 바랍니다. 예를 들어 원장님이 지금 직원에게 엄중한 경고를 줄 때 어떻게 쳐다보시겠습니까? 혹은 잘못된 행동을 한 자녀에게 크게 야단을 치고 있는 부모라면 어떻게 쳐다보겠습니까? 그렇습니다. 이 때의 시선처리 방법이 아래 왼쪽 사진의 직접적인 눈 맞춤 (아이 컨택)입니다.

<행동가 유형의 직접적인 눈 맞춤>

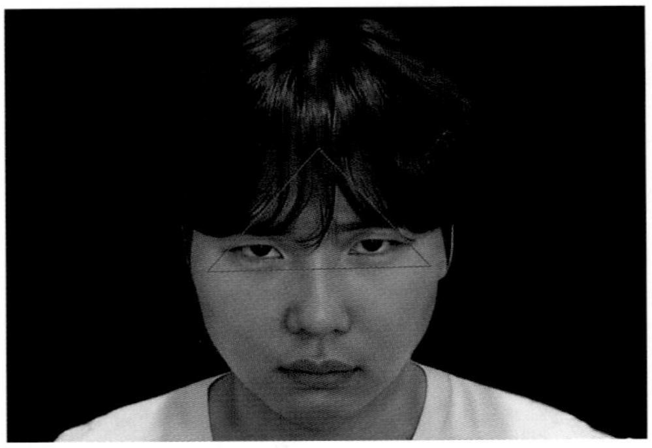

<사교가 유형의 간접적인 눈 맞춤>

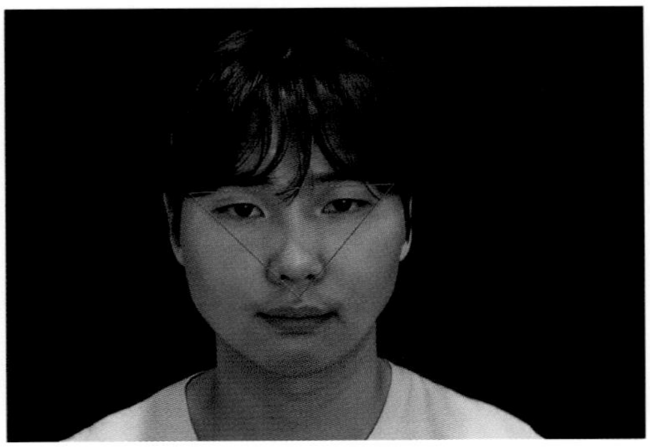

만약 사교용 시선 범위 간접적인 눈 맞춤 (아이 컨택)을 한다면 아무리 큰소리를 치거나 위협적인 소리를 해도 상대는 겁을 먹지 않을 것입니다. 사교용 시선 범위는 말에 실린 힘을 약화할 수 있지만 반면 겁 주기용 시선 범위를 쳐다보면 상대에게 강한 영향력을 발휘해 원장님이 심각하게 말하고 있다는 것을 똑똑히 알려줄 수 있습니다.

행동가 유형의 사람들을 바라보고 있으면 상대방은 무의식적으로 무엇인지 모를 강력한 기운을 느끼게 됩니다. 이러한 직접적인 눈 맞춤 (아이 컨택) 방법은 매우 강력하고 효과적입니다. 상대방은 이들이 확신에 차 있다고 느끼면서 강한 신뢰감을 가지게 되므로 설득이 됩니다. 이렇게 내 생각에 영향을 미치는 것이 행동가의 눈 맞춤 (아이 컨택) 때문이라는 것을 꿈에도 생각하지 못한 채로. 행동가의 직접적인 눈 맞춤 (아이 컨택)은 상대방에게 이런 의미를 전달해 줍니다.

"나는 이 부분에 있어 나의 주장이 옳다는 것을 확신합니다."

"나는 이 문제를 해결하기 위해 집중하고 있습니다."

"나를 따라오면 반드시 좋은 결과가 있을 것입니다"

행동가 유형의 사람들은 다른 사람들과 대화를 나눌 때 '직접적인 눈 맞춤 (아이 컨택)'과 '턱 들기' 동작을 번갈아 사용합니다. 직접적인 눈 맞춤 (아이 컨택)은 행동가가 말할 때 주로 사용되며, 턱 들기는 행동가가 상대방의 말을 듣고 있을 때 주로 취하게 됩니다. 이러한 동작들 때문에 행동가 유형의 사람들은 자신감이 넘치는 사람들로 보입니다. 상담가 유형의 사람들이 목을 왼쪽이나 오른쪽으로 기울여서 상대에 대한 관심을 표현한다면, 행동가는 턱을 위로 드는데 이것은 상대방에게 관심을 보여주려는 것이 아니라 자신의 자신감을 표현하려는 것입니다.

또한 행동가의 보디랭귀지는 왼쪽 사진처럼 '몸 크게 하기'가 있는데, 오랜 세월에 걸쳐서 전 세계 어디에서나 '큰 키'는 '힘의 상징'이었습니다. 오랜 역사를 거슬러 올라가 보면 강함을 보이는 전형적인 방법이 자기 모습을 상대방보다 더 크게 보이도록 만드는 것이었습니다. 사람들은 경쟁자보다 몸을 더 크게 보이도록 노력합니다.

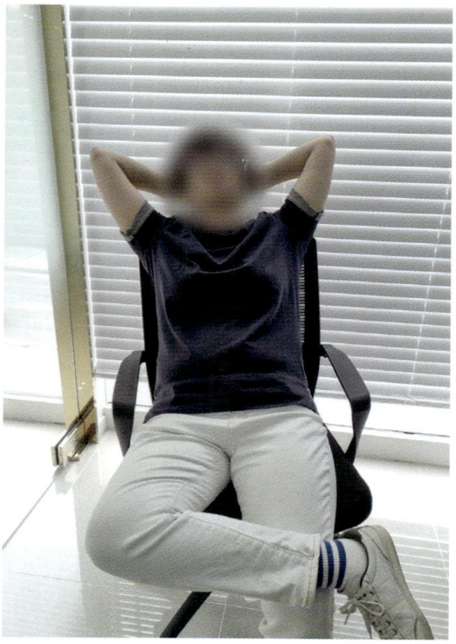

행동가 유형의 사람들은 본인도 모르는 사이에, 몸을 똑바로 세우고 / 손을 엉덩이나 허리에 둔 다음 양다리를 벌리고 서거나 앉습니다. 이는 '높이의 이점'을 얻으려고 노력합니다. 혹은 앉아있을 때 뒤로 기댄 채 양팔을 목뒤로 하고 상대방이 하는 말을 듣습니다. 이는 몸을 개방하고 있어도 상대를 이길 수 있다는 자신감의 모습입니다.

[행동가 유형의 치과의사]

행동가 유형의 원장님들은 설득의 대가입니다. 어쩌면 직원들이 환자 스트레스를 가장 적게 받는 유형일 수도 있습니다.

그 이유는 크게 두 가지 측면으로 볼 수 있습니다. 하나는 상담할 때 행동가 유형의 원장님들은 다른 유형의 원장님들보다 동의율이 높습니다. 원장님과 진단 및 상담을 할 경우, 대부분의 환자분들은 웬만하면 치료를 결심하고 상담실로 들어옵니다. 그래서 "원장님께 설명 잘 들으셨지요? 더 궁금하신 것 있으세요?"라고 물으면 "없고요, 그래서 치료비용은 얼마인가요?"라는 질문도 나오곤 합니다. 혹은, "원장님이 말씀하신 대로 해야지요" 라는 이야기를 듣기도 합니다.

다른 하나는 컴플레인 환자분들에게 설명할 때도 행동가 유형의 원장님들은 다른 유형의 원장님들보다 설득력이 더 높습니다. 직원들에게는 이것은 이렇다 저건 저렇다고 불만을 토로하시는 환자분들이, 행동가 유형의 원장님과 미팅을 하고 나면 불만이 사라진 모습으로 치과를 나가는 경우가 있습니다. 바로 이때가 바로 행동가 유형 원장님들의 카리스마를 확인할 수 있습니다.

그러면 행동가 유형의 원장님이 항상 만능 치트키일까요? 그건 아닙니다. 행동가 원장님의 치과 직원들이 가장 눈물을 많이 흘립니다. "우리 원장님 너무 무서워요." "우리 원장님은 쳐다보는 눈빛이 너무 힘들어요." "우리 원장님은 우리를 존중하지 않으세요." "원장님은 우리를 무시하세요." 등등의 어려움이 가장 많은 곳이 바로 행동가 유형 원장님들의 치과입니다.

하지만 결론적으로 원장님들이 치과의 리더이므로 원장님이 창조가든/사교가든/분석가든 행동가 기질을 사용합니다. 봉직의일 때 같이 근무하다 함께 개원한 직원이 "원장님이 이전에는 안 그랬는데 사람이 변했어."라고 말하면서 퇴사하는 것도 바로 이 이유 때문입니다.

행동가 기질의 원장님도 직원과의 관계에서 어려움을 말씀하십니다. 자신감이 넘치는 모습으로 보이는 것과 상대에 제압하려는 모습으로 보이는 것은 미세한 차이입니다. 직원들에게 특정 보디랭귀지나 단어를 사용하면 행동가의 긍정적인 모습인 확신과 자신감을 느끼게 해주지만, 부정적인 보디랭귀지는 직원들에게 상처를 주고 결국에는 직원들이 치과를 떠나게도 합니다.

[분석가]

분석가 유형은 '제한적 몸짓 (limitary gesture)'을 주로 사용하는데, 4가지 기질 중에 가장 보디랭귀지가 정적인 유형입니다. 거의 움직임이 없고 딱딱하며 방어적이기까지 합니다. 대표적인 제한된 몸짓으로는 '무표정, 거리두기, 팔짱끼기, 손바닥 보이지 않기' 등이 있습니다. 이 동작의 공통적인 의미는

"나는 깊이 생각하고 있습니다."

"나에게 고민할 시간을 주십시오."

"나는 일정한 거리를 두고 싶습니다." 입니다.

분석가 유형의 사람들에게 가장 중요한 것은 원칙과 체계입니다. 이들은 대화할 때도 '얼마나 정확하고 검증된 정보인지, 원칙에 맞는 것인지, 논리적이고 체계적인지'에 무게를 둡니다. 따라서 이들은 아주 신중하게 상대방의 이야기를 경청하고, 모호한 부분에 대해서는 질문하고 다시 경청하는 패턴을 반복합니다.

분석가 유형 사람들의 주요 대화 목적은 '정보적 교감'에 있습니다. 그래서 이들은 처음 보는 사람들과 서로의 사적인 이야기를 나눌 때 불편한 마음이 듭니다.

분석가 유형의 사람들은 목소리 톤 역시 음색과 음조의 변화가 거의 없습니다. 이 때문에 이들을 처음 본 사람들은 분석가 유형의 사람들이 차갑고 냉정한 사람이라고 느낄 것입니다. 때로는 분석가 유형의 사람들이 반대하거나 의문을 표시할 때 다른 유형의 사람들은 '혹시 내가 마음에 들지 않아서 이렇게 행동하나?'라는 생각을 할 수도 있습니다. 하지만 아닙니다. 이들은 놓치고 있었던 부분들을 다시 점검하게 해줌으로써 생각을 정리하는 데 도움을 주고 있는 것입니다. 이들은 정확하고 올곧기 때문에 강한 신뢰감을 줄 수 있습니다.

분석가 유형의 사람들에게 대화의 모든 내용은 '정보'로 변형되어 그들의 '지식 창고'에 저장됩니다. 행동가 유형 사람들의 대화 형태가 '무엇을'에서 '어떻게'로 흘러간다면, 분석가는 '무엇은'에서 '무엇이다'로 흘러갑니다.

분석가는 모든 대화의 내용을 정보로 처리하기 때문에 표정에 변화가 거의 없으며, 정보를 분석하는데 있어서 이성적인 사고에 집중해야하므로 이들에게 주관적인 감정은 크게 도움이 되지 않습니다. 분석가 유형이 표정 변화가 워낙 적어서 다른 사람들은 '차가운 사람'이라고 생각하기 쉬우나 이들도 사람이라 생각이나 감정을 표현할 수밖에 없습니다. 다만 그 표정이 미세할 뿐입니다.

분석가 유형은 대화할 때 자신의 감정을 통제합니다. 사람의 눈에는 그 사람의 현재 감정이 담겨 있는데, 이성적이고 객관적인 분석가 유형의 사람들은 눈을 통해서 자신의 정보를 드러내거나 상대방의 개인적인 정보를 알고 싶어 하지 않습니다.

상담가와 분석가는 간접적인 눈 맞춤 (아이 컨택)을 하지만 표정에는 차이가 있습니다. 상담가는 눈 맞춤 (아이 컨택)을 하는 경우 온화한 미소를 띠는데 반면에 분석가는 대부분의 경우 표정의 변화가 크게 없습니다. 행동가와 분석가는 둘 다 표정이 없지만 눈 맞춤 (아이 컨택)에는 차이가 있습니다. 행동가는 직접적인 눈 맞춤 (아이 컨택)을 하는 반면에 분석가는 간접적인 눈 맞춤 (아이 컨택)을 합니다. 그래서 다른 사람들이 볼 때 분석가는 냉정하거나 차가운 사람이라고 느끼게 됩니다. 하지만, 이들은 특별한 의도 없이 "계속해서 이야기해 보세요. 나는 지금 당신이 하는 말이 정확한지 분석하는 중이니까요" 라고 표현하고 있는 중입니다.

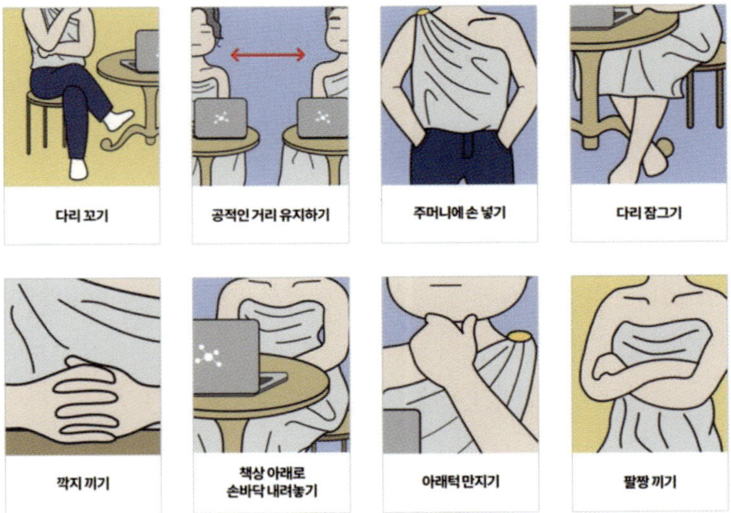

분석가 유형의 사람들은 표정뿐만 아니라 몸짓도 거의 없습니다. 그런데도 불구하고 자주 사용

하는 동작이 2가지가 있는데, 그것은 바로 '팔짱 끼기'와 '거리 두기'입니다. 이런 행동들은 대표적인 방어 자세입니다. 방어적인 자세는 앞서 말했듯 '목, 장기, 사타구니, 손목' 등 인간의 생명과 바로 연결되어 있는 신체들을 가리거나 감추는 행동들을 말합니다. 이러한 방어적인 자세나 행동은 스스로에게 편안함을 줍니다. 이것은 위협적인 주변의 환경으로부터 자신을 '보호'하기 위해서 나오는 본능적인 움직임들입니다. 분석가 유형의 사람들은 이러한 방어적인 자세를 통해 심리적인 안정감을 찾으려고 합니다. 방어적인 행동들은 주변 상황이나 정보들을 객관적인 관점에서 바라보고 올바른 판단을 내리는 데 매우 효과적인 자세이기도 합니다.

분석가들이 자주 취하는 '팔짱 끼기'의 본질적인 의미는 이러합니다.

"나는 내가 한 말에 자신이 없습니다."

"나는 당신의 말에 믿음이 가지 않습니다."

"나는 지금 불쾌한 감정을 가지고 있습니다."

앞에서 이야기한 것처럼 사람들은 좋아하지 않는 사람과 같이 있거나, 불안이나 불편함을 느끼게 되면 무의식적으로 자신의 양팔을 배 위에 가로질러 팔짱을 낍니다. 이 행동은 상대방과 거리를 두거나 혹시 주변으로부터 받을 수 있는 육체적, 정신적 공격으로부터 자신을 보호하기 위해 사용합니다. 보통 팔짱 끼기는 긴장된 표정이나, 상대방으로부터 발을 돌리는 동작과 동시에 일어납니다. 이러한 행동은 사람들이 불안이나 두려움 등의 부정적인 감정을 느낄 때 일어납니다. 하지만 이 동작은 분석가 유형을 프로파일링하는 데 아주 중요한 단서가 됩니다.

평상시에 팔짱을 잘 끼지 않는 사람이 어느 순간 팔짱을 낀다면 그때는 그 사람이 부정적인 상황이나 감정에 처해있다는 것을 의미하는 것입니다. 하지만 팔짱을 끼는 것이 일상다반사인 사람이 있다면 그 사람은 분석가 유형의 사람일 확률이 매우 높습니다. 이들은 매사에 신중하고 냉철한 사람들이기 때문에 본능적으로 방어적인 자세를 쉽게 취합니다. 이들은 팔짱을 껴서 자기 장기를 가림으로써 안정적인 심리 상태를 만듭니다. 이를 통해 좀 더 꼼꼼하고 객관적으로 상황을 검토하고, 올바른 의사결정을 하고자 합니다.

물론 분석가 유형의 사람들만 팔짱을 끼는 것은 아닙니다. 앞에서 말씀드렸듯 팔짱을 끼는 환자들을 우리는 쉽게 볼 수 있는데, 이때는 공포심을 느끼면서 안정감을 찾기 위해 자기 장기를 보호하려는 무의식적인 행동을 하는 것입니다. 사람들은 일반적으로 자신의 생활 속에서 이러한 팔짱끼기를 자주 합니다. 무엇을 꼼꼼히 검토해야 하거나, 신중하게 판단해야 할 때 우리는 자신도 모르게 팔짱을 끼기 마련입니다.

분석가의 또 다른 대표적인 행동은 '거리 두기'입니다. 사람들은 각자 자신들만의 심리적인 거리가 있습니다. 상담가 유형은 다른 사람들과 대화할 때 일반적으로 '몸을 기울여' 상대방과의 거리를 좁히려고 합니다. 반대로 분석가 유형의 사람들은 '몸 뒤로 가기' '몸 뒤로 밀기' '거리 두고 앉기' 등을 통해 상대방과의 일정한 거리를 유지하려고 합니다. 이들은 가족이나 오랜 친구 등 아주 가까운 관계가 아니라면 어느 정도의 사회적 거리를 유지하려고 합니다. 특히 처음 만난 사이라면 더더욱 그렇습니다. 사회적인 거리란 상대방과의 거리가 123~366cm 정도의 거리를 말하는데, 일반적으로 이런 거리에서는 사무적인 대화가 많이 이루어지게 되며 서로에 대한 정중한 격식과 예의를 갖추게 됩니다.

분석가의 마지막 주요한 보디랭귀지는 '손(바닥)보이지 않기'입니다. 분석가는 다른 유형들과 다르게 손을 사용하는 행동을 거의 하지 않습니다. 주머니에 손을 넣어서 숨기기도 하는데, 여기에 무표정까지 더해진다면 상대방은 분석가가 화가 났거나 어두워 보인다고 생각할 수도 있습니다.

상담가와 창조가 유형의 사람들은 자기 손바닥을 보여주며 손을 활발하게 사용하면서 이야기합니다. 창조가 유형의 원장님은 아래 사진과 같이 환자나 직원과 대화를 할 때 주로 손바닥을 보이면서 이야기합니다.

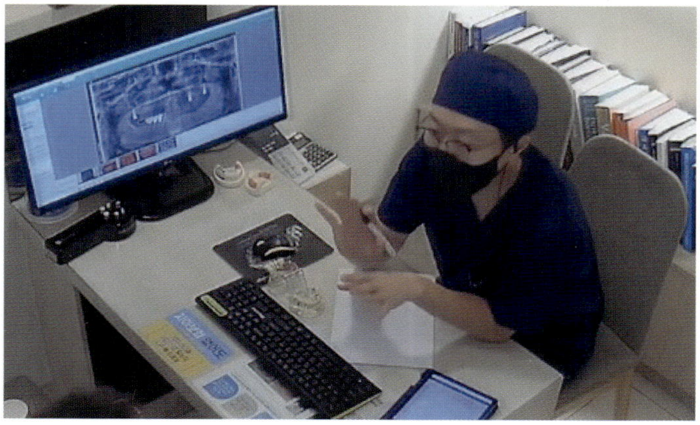

하지만 분석가 유형의 사람들이 손이나 손바닥을 상대방에게 드러내는 경우는 극히 드뭅니다. 행동가와 분석가의 기질을 사용하는 사람은 아래 사진들처럼 일반적으로 손바닥을 잘 보이게 사용하지 않습니다. 분석가 유형의 사람들은 보통 책상 아래나 주머니 등 손을 숨기는 등 최대한 자신의 정보를 드러내지 않으려고 합니다.

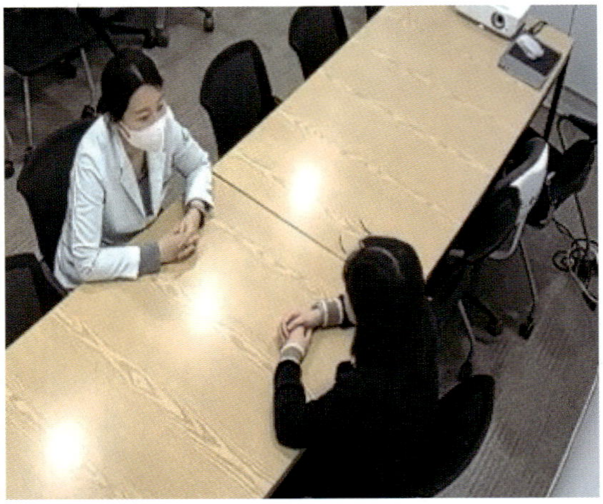

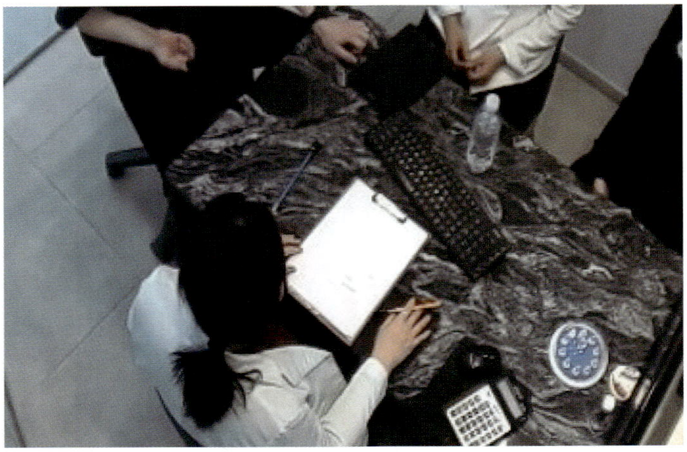

분석가들은 대부분 손바닥을 보이지 않기 때문에 상대방에게 불편함 등 부정적인 감정을 들게 할 수도 있습니다. 왜냐하면 이러한 행동은 분석가 유형의 사람들이 뭔가 자신들에게 숨기는 것이 있거나, 호의적이지 않다는 생각을 갖게 만들 수 있기 때문입니다.

" 무표정으로 팔짱 끼고 딱 앉아서 쳐다보는 환자가 너무 무서워서 뭐라고 말해야 할지 모르겠어요."라는 말은 저자가 직원들에게 상담 교육을 할 때 가장 많이 나오는 이야기입니다.

만약에 원장님이 분석가 유형이시라면 이 점을 반드시 명심해 둘 필요가 있습니다. 다른 사람들과 대화할 때 적절하게 손이나 손바닥을 보이는 행동을 함으로써 불필요한 오해를 줄일 필요가 있습니다. 만약 원장님이 다른 유형이시라면, 분석가가 그런 행동을 취한다고 해서 민감하게 반응할 필요가 없습니다. 분석가들이 주로 하는 행동인 '무표정'이나 '팔짱 끼기' 그리고 '손바닥 보이지 않기'는 이들이 이러한 자세를 취하고 있을 때 편안하기 때문입니다. 분석가 유형이 주로 하는 행동들은 특별히 다른 의도가 있거나 다른 사람들에게 부정적인 감정을 가지고 있거나 불편하게 느껴서라는 행동들이 아닙니다. 그냥 그 자세가 편하기 때문입니다.

[분석가 유형의 치과의사]

분석가 유형의 원장님들은 장기적인 관계를 맺는 분들이 많습니다. 창조가의 즐거움, 사교가의 공감, 행동가의 카리스마는 아니지만 나에게 집중해 주고 불편함을 조곤조곤 해결해 주려는 원장님의 치과는 시간이 갈수록 더욱 잘되게 됩니다.

원장님들이 어릴 때부터 다녔던 치과 원장님들의 기억을 더듬어 떠올려보십시오. 대부분 치과에서는 진료가 주된 행위이므로, 마스크로 얼굴이 가려지더라도 의학적으로 꼼꼼하게 설명하고 찬찬히 진단과 치료해 주는 모습은 대부분 비슷한 모습일 것입니다.

분석가 유형의 원장님들과 직원들과의 관계는 어떨까요? 인터넷에서 우연히 본 하나의 구인 공고가 그 관계가 어떠한지를 상상할 수 있게 합니다.

* 기타사항
- 단독 근무.
- 필수 요건
1. 자리 잘 지키고(명찰 잘 달고 전화 잘 받으면 됨)
2. 약 시킨대로만 달일 수 있고.
3. 말 없는 사람.
- 사람 안만나고 혼자 있는 게 좋은 사람.
(원장과 절대 친해질 수 없음. 단 재미있게 지낼 수는 있음. 친해질 마음만 없으면)
- 나이 전혀 상관 없음.
- 살림 좋아하는 사람.
- 칼퇴근.
- 식사는 각자 도시락. (쌀, 김치는 한의원에서 제공. 국내산)
- 일처리가 약간 늦어도 크게 상관없음. 하려는 마음만 있으면.
- 업무는 모든 것이 정해져 있으므로, 내 생각대로 할 수 있는 것이 전혀 없음.(컵, 펜 놓는 위치도 정해짐. 매뉴얼 40페이지. 메뉴얼은 절대 바뀌지 않음.)
대신, 업무 외에는 원장이나 환자의 간섭이 없으므로, 익숙해지면 마음 편하게 지낼 수 있음.
- 매뉴얼이 불편해도 성실히 따를 수 있는 사람. 정해놓은 이유를 일일이 설명할 수 없음.
- 업무에 지장없는 범위에서 개인자유 충분히 보장 (카톡, 인터넷, 독서, 개인공부 가능)

구인구직 사이트에 올라온 경기도 고양시 모 한의원의 채용 공고 [사진 출처 = 온라인 커뮤니티]

분석가 원장님의 기질의 특성을 알고 있다면, 오히려 다른 유형의 원장님들보다 같이 일하기 편할 수 있습니다. 분석가 유형의 원장님들은 자신을 포함해 병원 구성원 전체가 각자 자신의 자리에서 사전에 정해진 대로 일하길 원합니다. 직원들과의 관계도, 처음에는 원장님이 냉정하다거나 무섭다고 생각할 수 있지만, 시간이 지날수록 자신들의 원장님이 믿음직한 사람이고, 모든 그들의 행동이나 말에는 악의가 없으며 자신의 철학과 기준이 명확하다는 것을 알게 됩니다. 원장님이 원하는 것을 하고, 원치 않는 것을 하지 않는다면 아무런 문제가 발생하지 않을 것도 알게 됩니다.

모든 기질의 유형에는 저마다의 강점과 약점이 있습니다. 이 유형의 차이에는 옳고 그름이 없습니다. 더 좋은 기질이나 더 나쁜 기질도 존재하지 않습니다. 하지만 환경이나 상황에 더 유리하거나 적합함은 존재합니다. 자신이 처한 상황이나 환경에 따라 자신이 가진 강점을 강화하거나 약점을 최소화하는 유연함이 필요한 것입니다. 즉 예전에 찰스 다윈이 강조한 것처럼 환경에 적합한 존재가 되는 것이 생존과 성장의 기본이 되는 것입니다.

03

적절하거나 부적절한 치과의사의 보디랭귀지 사례

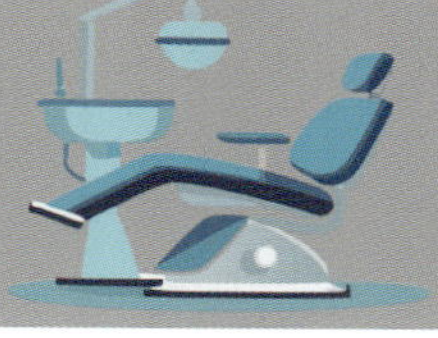

원장님들이 환자들과 만나는 공간은 치과의 특성에 따라 예진실이 있을 수도 있지만 대부분은 진료실이나 상담실입니다. 또한 대부분의 행동은 환자를 진료할 때이고, 환자와 대화는 체어에서 이뤄집니다. 최초에 환자에게 진단 설명을 할 때, 치료를 하고 경과에 대해 설명할 때, 상담실에서 설명할 때 등 환자와 대화하는 순간은 짧지만 상담 동의율에는 큰 영향을 미칩니다.

보디랭귀지는 말과 행동이 일치해야 환자들이 진정성을 느끼며, 특히 상황에 적합한 보디랭귀지를 사용하는지가 중요합니다. 환자분들은 자신을 치료하는 원장님에 대해서 정확히 알지 못하고, 원장님의 진료 능력이나 스킬에 대해서도 알 수가 없습니다. 이것은 신뢰의 영역인데 이러한 신뢰를 줄 수 있는 방법이 바로 자신을 치료하는 원장님의 표정이나 보디랭귀지입니다. 가뜩이나 불편하고 두려움을 크게 느끼는 치과이기 때문에 원장님이 보여주는 비언어 신호가 신뢰를 할 것인지 더 불편하게 느낄 수 있는지에 큰 영향을 줍니다.

이제부터는 실제 원장님들의 보디랭귀지를 통해서 몇 가지의 적절하거나 부적절한 사례를 말씀드려 보려 합니다. 이러한 사례를 통해 환자와의 커뮤니케이션 향상에 도움을 얻으시길 바랍니다.

[부적절한 사례] 환자에게 인사 없이 스툴에 앉기

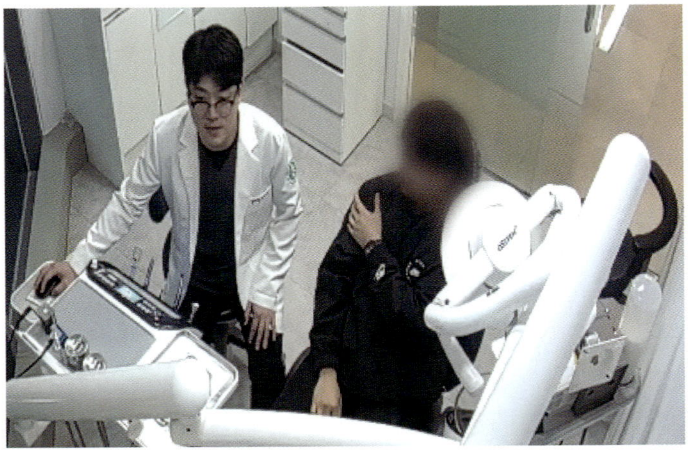

혹시 원장님은 오늘 초진 환자분에게 인사하셨는지 여쭤보고 싶습니다. 당연하지만, 환자는 진료 받으러 왔고 치과의사는 치료하는 사람입니다. 환자의 이름, 나이, 성별, 불편한 부위 등 다른 특이 사항까지도 알고 나서 환자를 만나게 됩니다. 하지만 환자분들은 원장님에 대한 정확한 정보가 없습니다.

따라서 처음 환자를 대하는 순간에 원장님의 경력을 일일이 나열할 수는 없지만, 간단하게라도 인사를 하고 자신이 누구인지를 밝히는 것은 신뢰도에 영향을 줍니다. 하지만 실제로 많은 병원을 관찰한 결과, 환자에게 인사를 하는 원장님은 생각보다 많지 않습니다. 인사를 하더라도 대부분은 환자의 눈을 응시하지 않던가, 응시하더라도 그 시간은 매우 짧습니다.

일반적으로 서비스업에서 친절은 기본입니다. 의료 서비스 시장에서 친절과 환자 입장에서 서비스의 중요성을 강조하긴 합니다. 하지만 실제 의료계에서는 그렇지 않은 경우가 많습니다. 권위 있는 학교를 나오고 화려한 경력을 가지고 있는 의사에게 환자가 신뢰를 보이는 것은 어쩌면 당연할 것입니다. 저자가 상담이나 컨설팅 의뢰를 받고 치과에 방문하게 되면 대부분의 원장님은 직원들의 서비스교육을 요청하십니다.

하지만 직원들의 미소와 친절보다 더 효과적이고 의미 있는 것은 바로 원장님의 친절입니다. 일반적인 다른 업종 수준의 CS가 아니라 조금만 원장님이 더 웃으시고, 조금만 더 부드럽게 대한다면 치과를 방문하는 환자는 훨씬 더 편안하게 진료 받게 됩니다.

[부적절한 사례] 손가락질로 강조하기

보통 주먹을 쥐고 집게손가락으로 상대를 가리키는 손짓은 상대방에게 위협적으로 느껴지게 합니다. 원장님은 어쩌면 '진료실에서 환자에게 손가락질 할 것이 뭐가 있겠어?' 하실 수 있습니다. 하지만 진료실에서 환자에게 무언가를 설명하며 가리킬 때 손가락질을 많이 하는 모습을 관찰할 수 있었습니다.

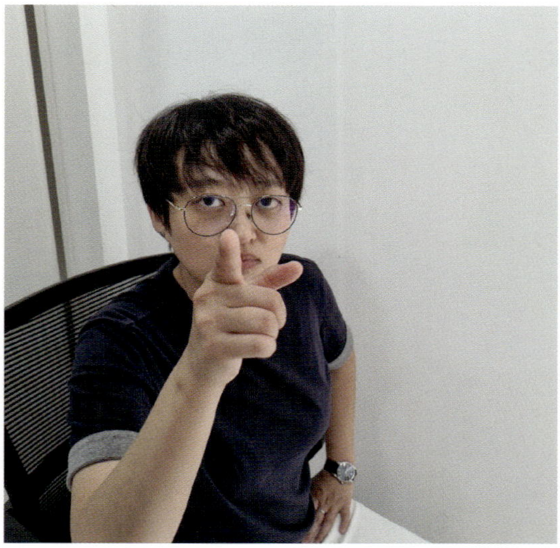

위 사진처럼 이러한 동작은 원장님의 말을 듣게 허가나 원장님의 생각을 따르라는 강력한 상징적 신호이기도 합니다. 어렸을 때 원장님의 선생님이나 부모가 원장님을 이렇게 가리킬 때의 상황을 떠올려 보십시오. 아마 원장님은 무엇인가 잘못을 저질렀을 것이고, 그것을 들켰으며, 그다음에 어떤 일이 벌어질지를 알았기에 두려웠을 것입니다.

손가락으로 사람을 정면으로 가리키면 뭔가를 암시하는 것이며 이 암시는 대부분 공격적일 것입니다. 옛날 우리 조상들은 그들의 적을 때려눕히기 전에 이러한 자세를 취했을 것입니다.

이 동작은 때로는 총을 상징하는 의미이기도 합니다. 따라서 상대방에게는 비난과 위협으로 느껴집니다. 이때 검지손가락이 아닌 엄지 중지 두 손가락을 이용해 손가락질하면 더욱 강력하고 위협적인 느낌을 줄 수 있습니다.

어떤 경우이든 정면으로 손가락질하는 것은 위협적이거나 무례한 행동으로 간주할 수 있으니 되도록 하지 않는 것이 좋습니다. 그러나 원장님의 의견을 관철해야 하는 상황이나 다른 사람들이 나를 따르게 하고 싶을 때는 주의를 기울여 사용하도록 할 수도 있습니다.

[부적절한 사례] 환자를 몸의 일부로 막기

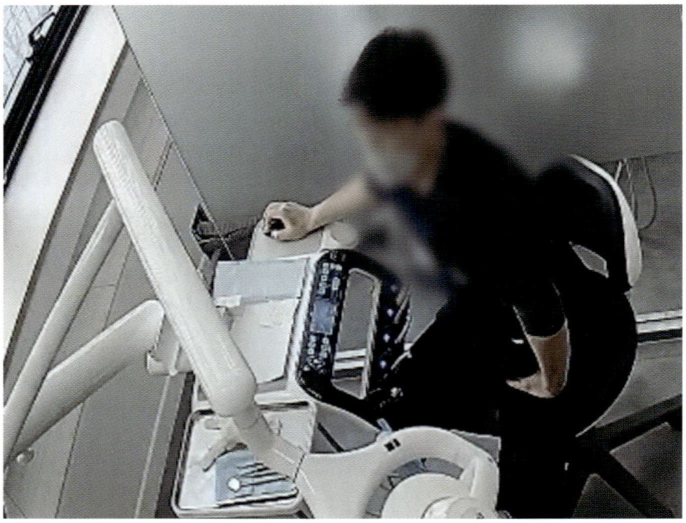

위 사진을 살펴보겠습니다. 사진 속 원장님의 경우는 환자와 자신을 팔로 막고 있습니다. 어떤 원장님들은 자기 다리를 쭉 펴서 환자들과의 사이를 막는 경우도 보았습니다. 이러한 행동들은 '차단(Blocking)'이라고 하며, 이러한 행동은 자기 몸을 써서 무언가를 막는 것을 말합니다. 이러한 행동은 원장님 스스로 환자와 거리를 두는 행동이라고 할 수 있습니다. 만약에 환자가 이러한 원장님의 행동들을 보게 되면, 의식적으로나 무의식적으로 거리감을 느끼며 부정적인 감정을 느끼게 됩니다.

앞서 설명 드렸던, 환자분들이 휴대폰, 옷이나 가방 등으로 병원 관계자분들과의 사이에서 차단 행동을 했던 것이 기억나시나요? 소품이나 도구를 통해서 하는 환자의 차단 행동도 좋지 않은데, 원장님이 몸을 이용해서 차단 행동을 하시는 것은 환자와 심적 거리를 더 멀어지게 만듭니다..

원장님 스스로 자기 몸으로 차단 행동을 하게 되면 환자와 거리는 더 심하게 벌어지게 됩니다. 환자와 원장님과의 사이에 아무것도 두지 않으셔야 합니다.

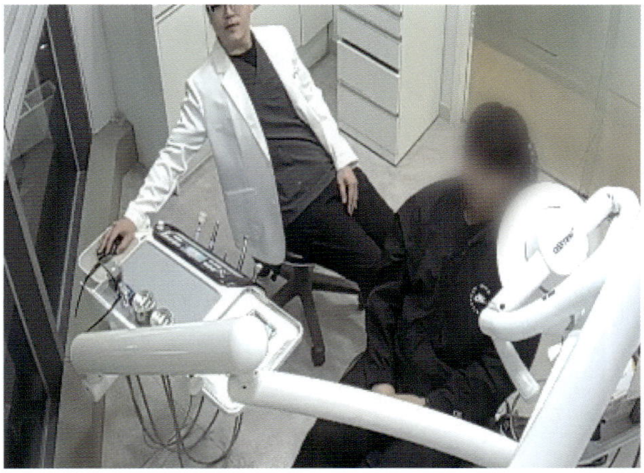

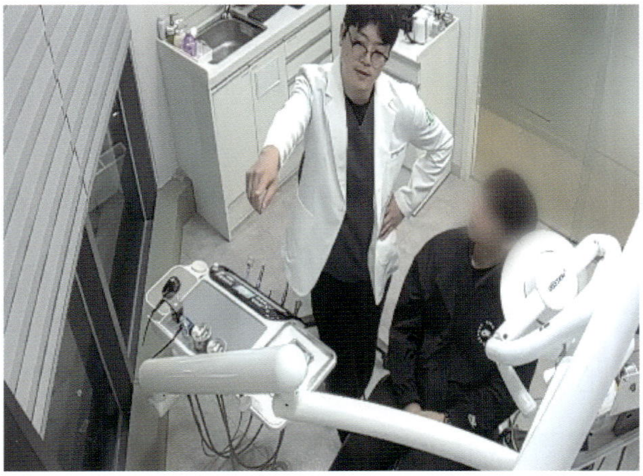

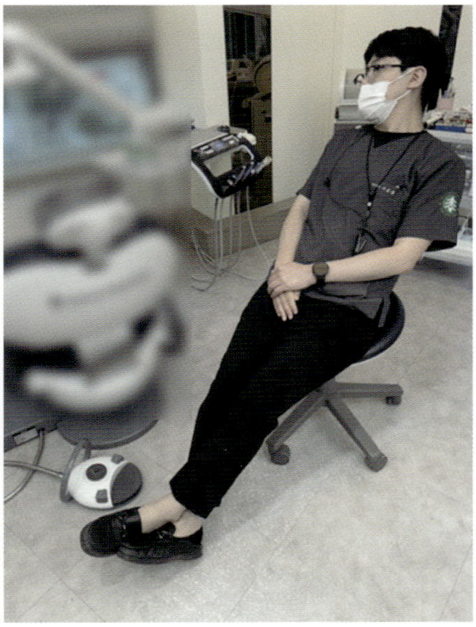

위 사진에서 보이듯, 원장님의 팔 혹은 다리를 이용해서 환자를 막는 것은 좋지 못한 자세입니다. 저희가 프로파일링 할 때 사진처럼 심지어 거의 눕다시피 환자를 다리로 막으며 설명하시는 원장님도 계셨습니다.

[적절한 사례] 환자와 눈 마주치며 인사하기

영장류 중에 인간만이 유일하게 눈에 '공막', 즉 흰자위가 있습니다. 나머지 영장류들은 눈 전체가 까맣습니다. 눈의 흰자위는 시선이 어디로 향하는가를 알려주는 의사소통의 보조 수단으로 진화했습니다. 이런 역할을 의사소통의 보조 수단이라고 한 것은 인간의 시선 방향이 그의 감정 상태를 알려주는 역할을 하기 때문입니다. 여자의 뇌는 남자의 그것보다 타인의 감정을 읽어내는 능력이 더 뛰어나고, 여자는 눈의 흰자위가 남자보다 더 많습니다. 인간 이외의 영장류는 눈에 흰자위가 없어 그들의 먹잇감은 그들이 어디를 쳐다보는지, 자신을 쳐다보는지 알 수 없으므로 붙잡히기가 쉽습니다. 영장류 중에 눈에 흰자위가 뚜렷한 것은 인간뿐입니다.

상대와 서로 마주 보며 시선을 교환할 때만이 의사소통을 위한 진정한 기초가 형성됩니다. 함께 이야기하면 마음이 편한 사람이 있는가 하면, 마음이 불편한 사람도 있고, 믿음이 가지 않는 사람도 있습니다. 이렇게 상대에 따라 다른 느낌을 받는 것은 서로 바라보는 시간이나 상대가 말하면서 원장님의 눈을 바라보는 시간과 관계가 있습니다.

두 사람이 처음 만나 시선을 교환할 때 일반적으로 지위가 낮은 사람이 먼저 시선을 피합니다. 이것은 피하지 않는 것이 알게 모르게 도전 의지나 상대가 제시한 의견에 대한 반발심을 표현하기 때문입니다. 예를 들어, 상대가 원장님보다 지위가 높거나 원장님의 상사일 때 평소보다 좀 더 오래 그의 눈을 쳐다보면 원장님이 그의 뜻에 반대한다는 것을 분명히 전달할 수 있습니다.

그럼, 치과로 돌아와 보겠습니다.

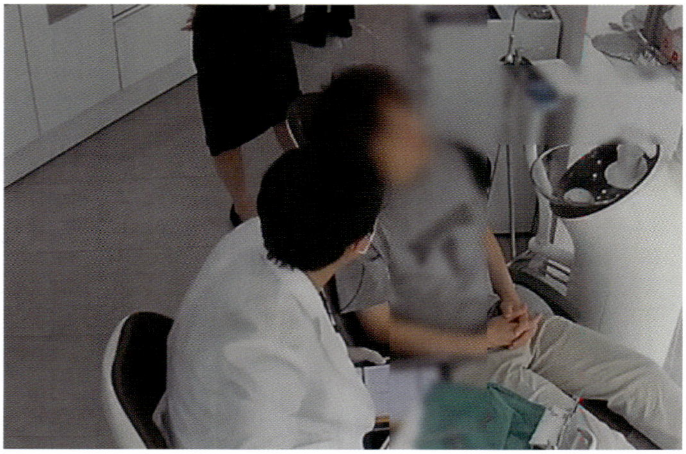

사진과 같이 원장님의 첫인상은 바로 환자와 인사할 때부터 시작입니다. 이때 원장님의 유형에 따라서 인사하는 모습도 달라집니다. 환자와 눈 맞추며 인사하시는 원장님이 보다 환자에게 신뢰감을 줍니다.

저자가 컨설팅을 하는 한 치과 직원에게 봉직의 원장님에 대한 재미있는 이야기를 들었습니다. 대표 원장님이 발치 하신 사랑니 환자의 봉합사 제거를 봉직의 원장님이 하셨습니다. 그런데 처음 만난 환자가 5분 동안 이야기하고 살짝 눈물이 맺혀서 나갔다고 합니다. 이 원장님은 상담가 유형이고, 모르긴 몰라도 환자분도 상담가 유형으로 추정됩니다. 이 중년 여성 환자분은 간밤이 얼마나 고통스러웠는지를 호소했을 것이고, 거기에 상담가 유형의 원장님은 충분히 공감과 위로의 말씀을 하셨답니다. 바로 그러한 감정의 공유만으로도 환자분은 편안함과 신뢰를 느꼈을 것입니다. 저희끼리는 다음에 개원하시면 이 치과에는 얼마나 원장님의 팬들이 많을까 하는 이야기도 나눴습니다.

[적절한 사례] 환자에게 눈 마주치며 인사하고 명함 드리기

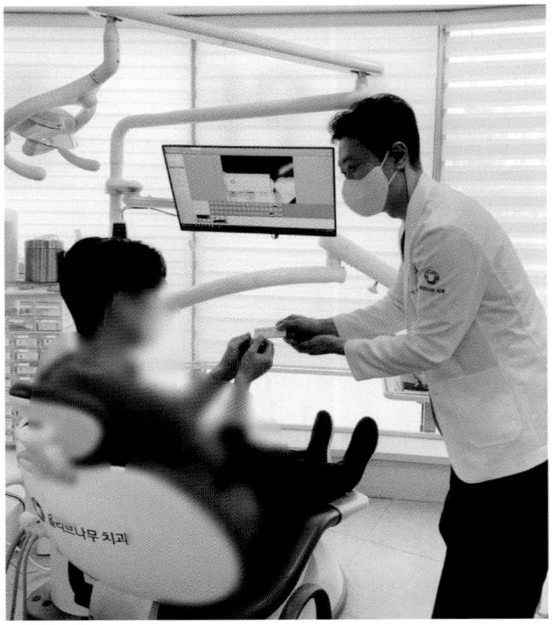

사람들이 처음 만났을 때 서로 인사를 나누는 것은 사회생활의 기본입니다. 다만 우리가 일하고 있는 치과는 그 특수성 때문에 일반 사회의 법칙이 다 통용되는 것은 아닙니다. 처음 만난 환자와 우선 눈 맞춤 (아이 컨택)을 하고, 인사를 건네고 스툴에 앉아 환자의 구강을 살펴본다면 환자분들에게 담당 의사와 병원에 대해 훨씬 긍정적인 느낌을 줄 것입니다.

그럼 보통 치과 원장님들은 환자와 눈 맞춤 (아이 컨택)하는 시간이 얼마나 될까요? 원장님들을 프로파일링 한 결과 많은 원장님들이 초진 시 환자를 만날 때 2~3초가량의 아이 컨택을 시행하지 않았습니다. 아예 눈을 피하거나, 1초 내외로 환자를 쳐다보거나, 눈을 마주치지 못하는 원장님도 의외로 많았습니다.

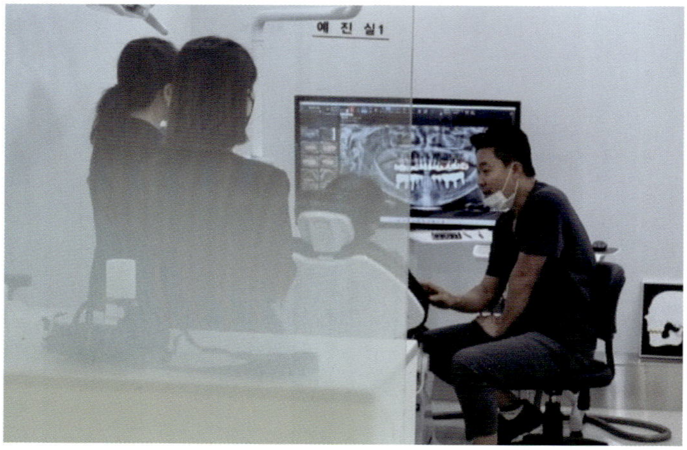

물론 위 사진처럼 환자분들과 자연스럽게 눈 맞춤 (아이 컨택)을 하고, 눈 맞춤 (아이 컨택)을 유지하면서 환자와 대화를 이어가고, 브라켓 테이블에 등을 돌려 아예 환자를 바라보며 대화하시는 원장님도 계시기도 했습니다. 이러한 치과는 지속적인 성장을 보였고, 환자분들은 치과나 치료에 대한 만족도도 높았습니다.

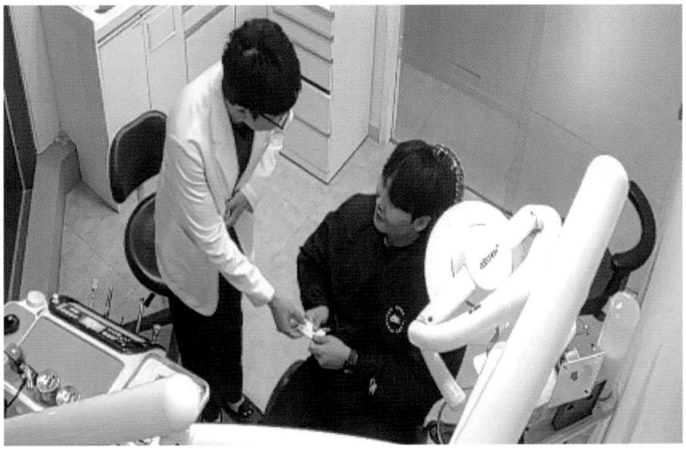

어떤 원장님의 경우에는 자기소개를 하면서 환자분들에게 명함을 드리기도 합니다. 이 원장님에게 그런 명함을 드리는 이유를 물어보니 다음과 같이 그 이유를 설명합니다.

"그냥 진료할 때보다 명함 드리면서 인사를 드린 분이 덜 불안해하시는 것 같더라고요"

원장님의 명함을 받은 환자분들의 표정을 관찰하니 대부분 반가움을 표시하며 밝은 웃음으로 화답했습니다.

저는 이 책에서 소개하고 있는 많은 보디랭귀지 중에서 딱 하나만 추천하라고 한다면 주저 없이 '눈 맞춤 (아이 컨택)'이라고 할 것입니다. 환자와의 눈 맞춤 (아이 컨택)은 원장님들이 생각하시는 것보다 훨씬 중요한 보디랭귀지입니다.

환자분을 만날 때 시선을 피하거나 몸을 움츠리거나 어깨를 움츠리지 않는 것이 좋습니다. 원장님들은 환자와 반드시 눈 맞춤 (아이 컨택)을 하여야 하고 몸을 펴고 대화하는 것을 추천합니다. 원장님들이 부정적인 보디랭귀지를 취하게 되면 그동안 갈고 닦으신 임상적인 견해와 광범위한 지식의 힘이 약해지게 됩니다.

만약에 자신의 눈빛이 너무 부드럽거나 눈이 너무 작다고 생각된다면 행동가의 '강한 시선'을 연습하시기를 추천합니다. 그러면 좀 더 권위 있는 모습으로 보일 수 있습니다. 반대로 자신의 눈빛이 너무 강하다고 생각하시면 상담가의 부드러운 시선을 연습하시면 됩니다.

[적절한 사례] 적정한 거리에서 체어에 손을 올리고 설명하기

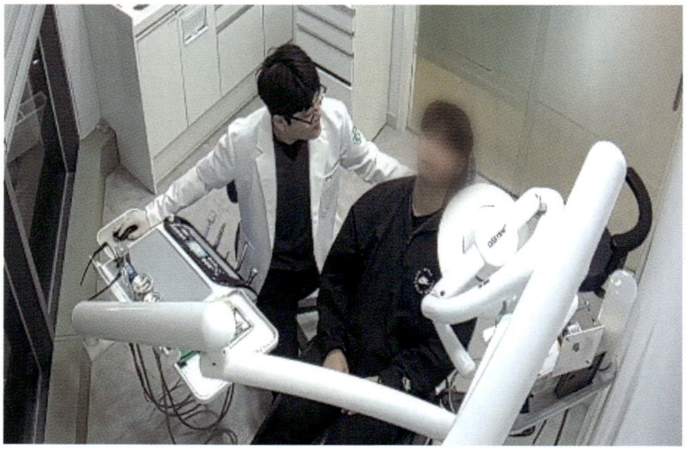

바로 위에서 원장님의 팔이나 다리로 환자를 막는 행동은 적절하지 못하다 말씀드렸습니다. 문제는 이때 내 어색한 손을 어디에 두어야 할까 입니다. 이런 경우에는 아래 사진과 같이 환자의 체어에 가볍게 손을 두는 것을 추천합니다.

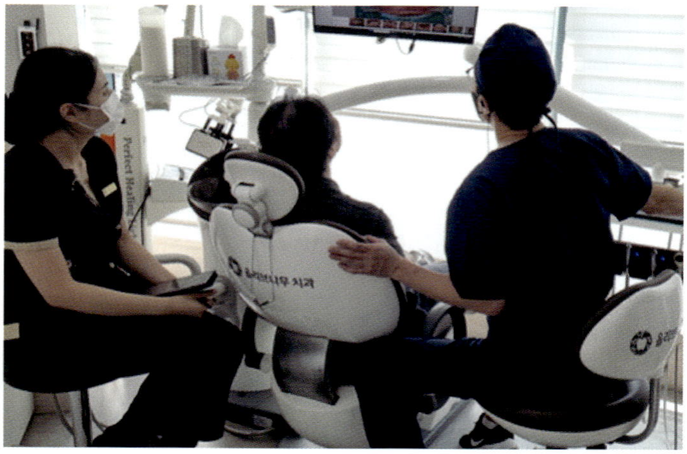

위 사진에서 보이는 이 자세는 환자를 내 영향력 안에 둔다는 의미로, 이럴 경우 환자분들은 뭔지 모를 편안함과 신뢰감을 주게 됩니다. 왜냐하면 자신을 다독이거나 편안하게 안아 주는듯한 느낌을 받기 때문입니다. 치료 과정에 있는 환자분들은 극도의 긴장감이나 공포감이 있습니다. 이러한 자신을 다독여주는 듯한 행동하게 되면 이것은 마치 어렸을 때 두려운 상황에 있던 아이가 엄마나 아빠가 자신을 감싸주고 다독여 주는 느낌을 받게 되기 때문입니다. 이때 환자와의 거리도 매우 중요합니다. 두 사람 사이가 너무 멀리 가지 않도록 주의해야 합니다. 실제로 다수의 원장님을 대상으로 컨설팅이나 코칭을 했을 때, 원장님들은 환자와의 적절한 거리가 어느 정도인 건지 어려워하시곤 했습니다.

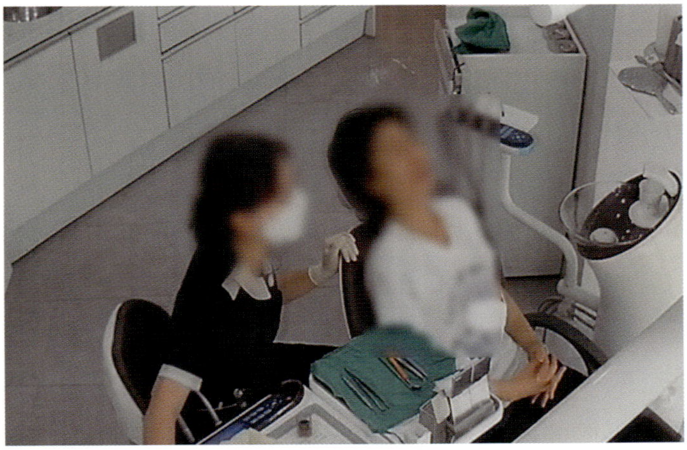

당연히 이런 보디랭귀지는 치과의사만 활용할 수 있는 것이 아닙니다, 치과에서 근무하는 누구라도 활용할 수 있습니다. 아래 사진의 해당 직원은 2년 차로 자연스럽게 환자와 대화를 하고 있는 모습입니다. 저는 직원들이 진료하는 모습이나 환자분들에게 설명하는 모습을 보면서도 그 직원의 숙련 여부와 얼마나 자신감이 있는지 판단합니다. 입사한 지 얼마 안 되어 쭈뼛쭈뼛하던 1년 차 치과위생사들도 일정하게 교육받고 경험이 쌓여 자신감이 생기면, 환자에게 긍정적인 보디랭귀지를 사용할 수 있습니다.

[적절한 사례] 환자와 지속해서 눈 맞춤 (아이 컨택)하며 설명하기

앞서 말씀드렸듯, 눈 맞춤 (아이 컨택)을 하고 있다는 것은 상대에게 적극적으로 관심이 있다는 표현입니다. 눈빛으로 상대방의 마음을 알 수 있고 상대방의 감정도 알 수 있습니다. 또한 호감도도 높아진다는 연구 결과도 있습니다.

어떤 한 환자가 치과에 갔다고 가정합시다. 직원이 나를 쳐다보지도 않고 모니터만 바라보면서 대화를 나눈다면 이 환자는 어떤 기분이 들까요? 이 환자는 의사나 치과 직원들이 나에게 관심이 없고, 형식적으로 자신을 대한다는 부정적인 느낌을 받을 것입니다. 또, 소개팅을 나갔는데, 상대방이 나를 쳐다보지 않고 대화를 한다고 상상을 해봅시다. 소개팅 상대방은 자신의 앞에 있는 사람이 자신에 큰 관심이 없거나 이 자리에 불편함을 느끼고 있구나 라는 생각을 하게 될 것입니다.

그동안 저자가 만나왔던 원장님 중에서 환자와 눈 맞춤 (아이 컨택)이 잘 되시는 원장님은 많지 않았습니다. 체어 뒤에 숨어서 말씀하시는 원장님, 시선을 아예 회피하시는 원장님, 모니터만 바라보고 설명하는 원장님 등등 그 종류도 다양합니다. 심지어 어떤 원장님은 환자와의 눈 맞춤 (아이 컨택)을 매우 불편해해서 아예 환자분을 쳐다보지 않는다는 원장님도 있었습니다.

환자와 자연스럽게 눈을 맞추고 부드러운 미소를 보일 수 있는 원장님은, 그렇지 못한 원장님들에 비해 상대적으로 관계를 맺을 때 유리합니다. 이러한 원장님들은 환자분들과 빠르게 신뢰 관계를 형성할 수 있고 환자는 원장님을 따르게 됩니다. 그렇게 되면 이후 진료하시는 과정에서도 훨씬 편안하게 환자를 리드하실 수 있으실 것입니다.

결국에 치과는 원장님이 편안한 상태면서, 최대한 환자에게 편안함과 신뢰를 줄 수 있는 공간 이어야 합니다. 따라서 저는 원장님의 기질을 파악하고 비언어적인 요소를 파악한 후에, 어떤 원장님은 체어에서 진단과 상담을 하시게끔 합니다. 또한 환자와 직접 대면하는 것이 더 유리하다 판단되는 원장님은 상담실에서 설명하게끔 하고 있습니다. 당연히 전자보다는 후자가 원장님을 더 신뢰감을 주지만, 이때 원장님이 불편하고 경직된 모습을 보인다면 예진실에서만 환자를 만나셔도 충분하다고 생각합니다.

저는 상담실에서 설명하는 것이 더 상담 동의율이 높은 편입니다. 그래서 진단 시 설명하는 시간 몇 분, 상담실에서 설명하는 시간 몇 분 이런 식으로 시간을 배정합니다. 제가 상담실에서 환자와 시간을 쓸 때는 저를 다른 체어에서 호출하지 않도록 하고 있습니다.

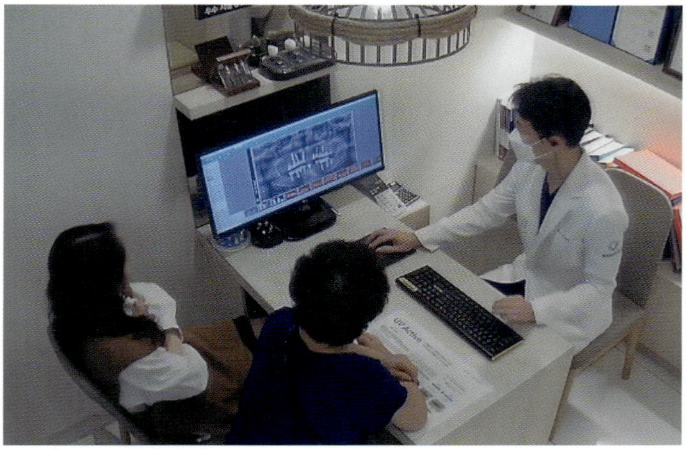

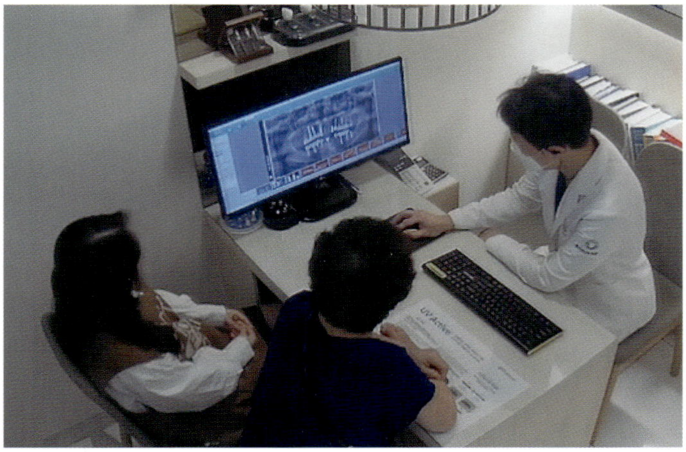

위 사진들은 직원분이 처음으로 환자분을 상담실에 모시고 온 모습입니다. 위 사진을 자세히 살펴보면 모녀 관계인 두 분의 자세에 차이가 있다는 것을 알 수 있습니다. 어머님이 환자이고 따님이 보호자입니다. 두 분 중에 어머님은 몸을 앞으로 기울이며 설명에 관심을 표하고 있으시지만, 나머지 따님의 경우에는 테이블과 몸이 멀찍이 떨어져 있고 자기 손으로 몸을 가리면서 방어적인 모습을 보입니다. 하지만 설명이 진행될수록 따님의 자세가 변하는 것을 볼 수 있습니다.

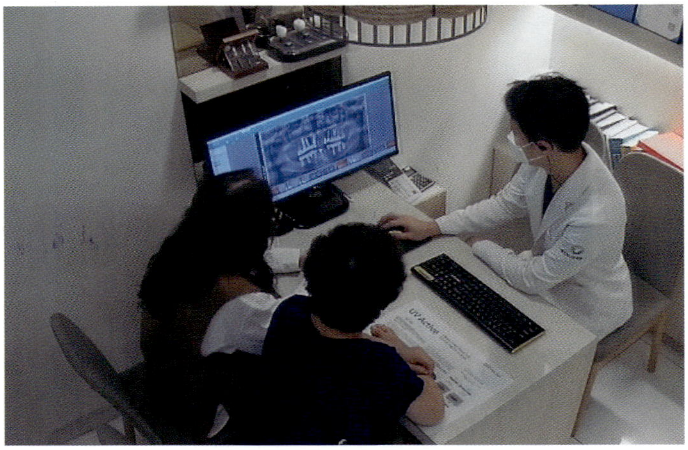

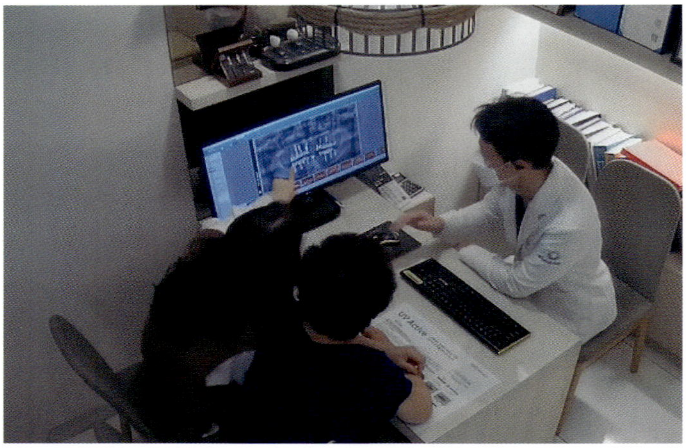

위의 사진을 보면 따님이 직접 모니터를 가르치며 설명에 대한 궁금한 부분을 묻고 있습니다. 처음 상담실에 들어왔을 때 모습과 비교하면 상당히 대조적인 모습을 보인다는 것을 알 수 있습니다. 어머님은 처음부터 지속해서 고개를 끄덕인다든지 눈을 맞춘다든지 등 온몸으로 설명에 호감을 표시하고 계십니다. 결국 해당 환자분의 보호자는 전체 치료계획을 동의하셨고 당일 천만 원이 넘는 수납을 완납하고 돌아가셨습니다.

상담이나 컨설팅을 통해 만난 대부분 원장님은 환자분들에게 진심을 다하고 좋은 치료를 해드리고 싶어 하셨습니다. 원장님들이 환자에게 좀 더 나은 진료와 치료를 해주기 위해 고민하시고 스트레스 받으시는 모습을 가까이서 뵈어 왔습니다.

하지만 보디랭귀지를 공부하고 나서는 많은 원장님들이 자신들의 마음을 적절하지 않은 비언어 행동으로 인해 제대로 전달하지 못한다는 것을 발견하게 되었습니다. 이러한 모습을 보면서 원장님들의 진심이 환자분들에게 온전히 전달되었으면 좋겠다는 생각했습니다. 그래서 컨설팅 현장에서 그 부분에 대해 자문해 주고 코칭해 왔습니다.

그 결과 환자분들의 만족도가 상승하고 실제로 매출로 이어지는 결과를 볼 수 있어서 뿌듯함을 느끼고 있습니다. 따라서 지금부터는 환자들에게 긍정적인 영향력을 줄 수 있는 보디랭귀지에 대해 자세히 알아보겠습니다.

04

환자들에게 좋은 영향을 주는 보디랭귀지(Body language)

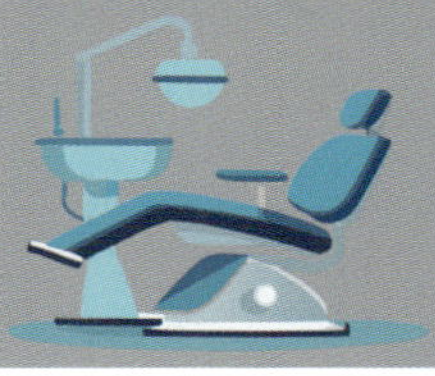

| 개인의 영향력과 보디랭귀지(Body language)

개인의 '영향력'이라는 것은 다른 사람들을 설득해 기꺼이 자신이 원하는 특정한 결과나 관점을 그들이 받아들이도록 만드는 능력을 말합니다. 이러한 과정에서 상대방은 당신을 존중하고 당신에 대한 긍정적인 이미지를 가지게 됩니다. 누군가에게 영향력을 미쳐 그들의 마음이나 태도를 바꾼다는 것은 말처럼 쉬운 것은 아닙니다. 불안이나 공포의 감정을 느낀 상태로 내원하는 환자들에게 그것은 더욱 어려울 것입니다. 그 상태일 때 사람들의 마음은 마치 콘크리트처럼 딱딱하게 굳어 있기 마련입니다. 하지만 이러한 어려운 일을 아주 쉽게 해내는 사람들이 있습니다. 이렇게 영향력이 큰 사람들은 대부분 소위 '성공한 사람'들입니다. 원장님께 지금부터 성공한 사람들의 '비밀'에 대해서 말씀드리려고 합니다. 사실 그들의 성공에 숨겨진 큰 비밀이라는 것은 딱히 없습니다. 그 비밀은 바로 그들이 가지는 '태도'이기 때문입니다.

성공한 사람들은 어떤 상황에서도 그들이 원하는 것이 무엇인지 정확히 알고 있습니다. 그리고 언제나 자신이 가지고 있는 기준과 원칙에 따라 행동합니다. 만약에 원장님이 현재 하는 행동에 대해서 정확히 인식하고 있고, 이 태도들을 습관화하신다면 환자들은 치과와 원장님에게 긍정적인 영향을 받게 될 것입니다.

긍정적인 존재가 되기 위한 방법 중에 가장 손쉽고 좋은 방법은 원장님의 보디랭귀지를 효과적으로 사용하는 것입니다. 보디랭귀지(Body language)가 사람들의 심리에 크게 영향을 미칠 수 있다는 것을 보여 준 역사적 첫 사건은 1960년 미국에서 일어났습니다. 그 해는 제35회 미국의 대통령 선거가 열리는 해였습니다. 이때 기존의 선거방식과 달리 미국 역사상 최초로 TV를 통한 대선후보 토론이 개최되었습니다. 이 토론에 참여한 두 대통령 후보는 '닉슨(Richard Nixon)과 '존 F. 케네디(John F. Kennedy)'였습니다. 당시 정치 신인이었던 존 F. 케네디는 자신보다 지지율이 앞섰던 닉슨에게 TV토론회를 제안했습니다. 이들의 토론회에서 가장 중요했던 것은 그들이 어떤 말을 하고 있느냐가 아니라 어떻게 말하는가였습니다.

이 TV 토론에서 닉슨은 시종일관 자신의 경쟁자인 케네디만을 바라보고 토론했습니다. 닉슨과 달리 케네디는 TV를 시청하고 있는 미국인들인 케네디가 자신들의 바로 앞에서 말하는 것처럼 카메라를 정면으로 응시했습니다. 또 케네디는 다양한 손짓과 몸짓을 이용해 국민들과 진짜 대화를 나누는 것처럼 보였습니다. 반면에 닉슨은 긴장한 모습이 역력해 보였는데 그는 토론 내내 부동자세만을 취했습니다. 닉슨은 칙칙한 회색 양복을 입고 있었고, 긴장을 했는지 몸이 안 좋았는지는 모르겠으나 땀을 많이 흘렸습니다. 닉슨의 몸은 긴장되어 있었고, 자신이 앉아있던 의자를 잡고 토론에 임했습니다. 그의 눈 깜빡임 횟수도 상당히 많았습니다. 이러한 닉슨의 모습은 미합중국의 대통령으로서 적합해 보이지 않았습니다. 이들의 보디랭귀지를 보면서 국민들은 케네디에게 더 편안함을 느꼈고 국민들의 신뢰를 얻게 되었습니다. 미국인들의 마음을 움직일 수 있었던 케네디는 결국 닉슨을 제치고 미국의 대통령에 당선되었습니다. 대부분의 보디랭귀지 전문가는 케네디는- 그가 의도를 했든 의도를 하지 않았든- 그의 손짓 하나까지도 매력적으로 보이게 만듦으로써 국민들의 지지를 끌어냈다는 것을 인정했습니다. 리처드 닉슨의 생각도 미국인들과 같았습니다. 선거에 패한 후 닉슨은 다음과 같이 말했습니다.

"나는 지난 대선 토론에서 너무 빈약한 안건을 가지고 임했으며, 외모로는 너무 형편없는 모습이었다고 생각한다."

이를 통해 우리들이 알 수 있는 것은, 사람의 행동과 눈빛 등의 보디랭귀지는 다른 사람의 마음을 움직일 수 있는 중요한 영향력을 행사한다는 것입니다. 무엇보다도 의료계 종사자들은 환자들에게 편안함과 신뢰 더 나아가 자신감이 넘치는 모습을 보여주어야 합니다. 그래야 환자들이 병원과 치료에 대한 신뢰를 하고 편안한 마음으로 치료를 받을 수 있을 것입니다. 원장님은 병원에서 닉슨 같은 사람입니까? 아니면 케네디 같은 사람입니까?

우리는 어떻게 영향력 있는 보디랭귀지를 배울 수 있을까요? 그 방법은 의외로 쉽습니다. 우선 대통령이나 기업의 CEO -대표적인 인물로는 '스티브 잡스(Steve Jobs)' 같은 강력한 카리스마를 가지고 있는 유명인들을 생각해 봅시다. 그들이 어떻게 걷는지, 그리고 어떻게 자리에 앉는지, 다른 사람과 인사는 어떻게 하는지 대중들 앞에서 발표나 연설할 때 어떻게 행동하는지를 관찰하세요. 그러면 왜 그들이 중요하고 강력한 힘과 영향력이 있는지를 알 수 있을 것입니다. 원장님은 그들의 보디랭귀지를 잘 관찰하고 그들의 보디랭귀지(Body language)를 따라 하는 것만으로도 그들과 똑같이 원장님들이 다른 사람들이나 환자들에게 충분한 영향력을 줄 수 있습니다.

원장님이 진료하실 때 하지 않아야 할 것들에 관해 이야기 해보겠습니다. 환자에게 영향력을 높이기 위해서 'Do(해야 할 것)'과 'Don't(하지 말아야 할 것)'들을 알아보도록 하겠습니다. 이를 통해 원장님의 몸짓과 자세 그리고 비언어 신호들을 조심스럽게 설계하고 그것을 실행하면 원장님의 영향력은 더 커지실 것으로 생각합니다.

| 눈 맞춤 (아이 컨택)을 활용해 좋은 첫인상을 만드는 법

말씀드렸듯 눈은 사람에 관한 많은 것들을 말해줍니다. 눈 맞춤 (아이 컨택)이 부족하다는 것은 원장님이 관심이 없다거나, 걱정이 많거나, 나약하거나, 복종적인 사람으로 받아들여질 수 있습니다. 이것은 환자들에게 좋은 첫인상을 만드는 데에 치명적인 악영향을 줄 수 있습니다.

원장님이 환자와 마주할 때, 눈 맞춤 (아이 컨택)을 하고 원장님이 그들에게 관심이 크고 호의적이라는 표정을 지어보세요. 절대 '나는 그냥 진료 하러 왔다'라는 식의 무덤덤한 표정은 짓지 말아야 합니다. 원장님이 환자에게 관심을 보이면, 환자들도 바로 원장님에게 관심과 신뢰를 보여줄 것입니다.

| 눈썹을 올렸다 내리면서 인사하기

소위 '눈썹 섬광(eyebrow flash)'은 눈썹을 살짝 들어 올렸다 바로 내리는 것을 말합니다. 이 행동은 전 세계적으로 "안녕!"하는 인사의 신호를 보내는 보편적인 행동 중의 하나입니다. 이러한 행동의 목적은 얼굴의 움직임을 통해 다른 사람에게 관심이 있다는 것입니다. 눈썹 섬광은 보통 웃음과 함께 이루어지는데 이 경우 다른 사람에 더 많은 관심이 있음을 보여주게 됩니다. 눈썹 섬광이 없는 인사는 아마도 상대방에 대한 관심이 부족하거나 심지어는 속으로 적대심을 가진 태도라고 볼 수도 있습니다.

| 머리카락을 만지지 말 것

자기 머리를 만지는 것은 다른 물건을 만지작거리는 소위 '손장난(fidgeting)'의 행동의 일종으로 스트레스를 받고 있다는 신호로 받아들여집니다. 이러한 행동은 특히 여성들에게 자주 보이는데, 여성들은 아마도 긴 머리카락을 가지고 있기 때문에 자연스럽게 그러한 행동을 하는 걸로 보입니다. 손장난은 또한 그 사람의 마음이 분사된 것처럼 보이는데 그들은 상대방과의 대화나 관계보다는 자신이 만지고 있는 특정한 물건에 더 관심 있는 것처럼 보이기 때문입니다. 환자와의 대화 중에 원장님이 이러한 행동을 보인다면 그들은 매우 불쾌해하거나 원장님에게 믿음을 갖지 못할 것입니다.

| 팔짱을 끼지 말 것

팔짱을 끼면 상대방은 원장님이 방어적이거나 무엇인가를 숨기고 있다는 느낌이 들게 됩니다. 만약에 환자가 원장님들에 대해 이러한 부정적인 감정을 느끼게 된다면 가장 최악의 상황을 맞이할 수 있을지도 모릅니다.

팔은 마치 당신과 상대방 사이에 하나의 장벽 같은 역할을 합니다. 그래서 팔짱을 끼게 되면 원장님이 상대방으로부터 자신을 보호하려는 듯이 보이게 됩니다.

앞에서 언급했듯, 많은 연구 결과에서 사람들은 상대방과 대화 도중에 팔짱을 끼게 되면 비판적으로 된다는 것을 보여주고 있습니다. 한 연구 결과를 보면, 팔짱을 낀 사람들은 그렇지 않은 사람들보다 상대방과 대화의 내용을 기억하는 비율이 40%에 육박하게 떨어진다고도 합니다. 만약에 환자들을 설득하기를 원하거나 좋은 인상을 주고 싶다면 절대 팔짱을 끼지 말아야 합니다.

| 상대방을 미러링하라

상대방과 라포를 형성하기 위해서는 당신이 상대방에 대한 관심이 있다는 것을 보여주어야 합니다. 이 부분에 대해서는 5장에서 다시 또 언급하겠습니다. 그 방법으로는 우선 물리적으로 다른 사람을 '미러링(mirroring)'하면 됩니다. 미러링이라는 것은 당신이 상대방의 거울이 되는 것입니다. 상대방이 말하는 목소리 톤과 속도로 당신도 상대방에게 말하면 됩니다. 상대방이 앉아 있는 방식으로 원장님도 앉고 그들의 일반적인 몸짓이나 자세 그리고 표정도 따라 하세요. 이것은 상대방이 당신을 더욱 편안하게 느끼게 만들어 줍니다.

상대방의 보디랭귀지를 따라 하면서 상대방의 말에 '언어적 공감'을 표하면서 하면 그 효과는 매우 큽니다. 언어적 공감이라는 것은 소위 '백트래킹(back-tracking)'이라고 불리는 것인데, 상대방이 말하는 것을 반복해서 말하거나 살짝 변형해서 말하는 것입니다. 이와 같은 언어적 그리고 비언어적인 행동들은 상대방에게 원장님이 신뢰가 가는 사람으로 호감이 가는 사람으로 비치게 만듭니다. 만약에 원장님이 상대방을 미러링하는 데 성공했다면 상대방과 라포가 형성되었을 것입니다. 그 후로부터는 상대방을 당신이 원하는 방향으로 이끌 수 있습니다. 병원에서도 환자분들을 미러링하고 환자분들이 하는 말들을 자연스럽게 따라하게 되면 환자분들과 빠르게 신뢰 관계를 형성할 수 있습니다. 만약에 환자분들과 라포가 형성되었다면 원장님이 원하는 치료 방향으로 큰 저항 없이 따라오게 될 것입니다.

환자분들과 라포가 형성되었는지 아닌지를 어떻게 확인할 수 있을까요? 그것은 매우 간단합니다. 원장님이 의도적으로 자세를 바꾸어 보거나 의도적으로 말의 속도를 빠르게 하거나 천천히 해 보시면 됩니다. 만약에 환자분이 원장님의 자세나 말하는 패턴을 따라 하게 된다면 이것은 환자분과 충분한 라포가 형성된 것으로 봐도 무방합니다. 결과적으로 환자분은 원장님에 대해 더 개방적이고 호의적인 태도를 보일 것이고 이제부터는 원장님이 원하는 좋은 결과를 얻을 것입니다.

| 얼굴을 만지지 마라

앞에서 말했듯 사람들이 스트레스를 받을 때, 혈압이 증가해 얼굴 여기저기에 특히 콧속에 간지러움 증상이 발생한다고 합니다. 이것은 또한 이마나 목 부근에 땀이 나게 되어서 가려운 증상이 나타나기도 합니다.

이때 사람들은 간지러운 부분을 긁고 싶은 유혹에 빠지게 마련입니다. 이것은 아마도 거짓말을 하고 있는 사람이 스트레스를 받고 있다는 신호로 해석됩니다. 많은 전문가는 코나 목을 긁거나, 귓불을 잡아당기거나 손을 입에다 가져가는 행동들은 어떤 사람이 거짓말을 하고 있다는 결정적인 증거라고 주장합니다. 하지만 이러한 신호는 한 사람이 스트레스를 받고 있다는 증거를 보일 뿐, 반드시 그 사람이 거짓말을 하고 있다고 확정할 수는 없습니다.

어쨌든, 원장님의 얼굴을 만지는 것은 가급적 피하는 것이 좋습니다. 특히 아주 중요한 이야기를 하거나 협상하기 위한 상황에서는 더욱 그러합니다. 치과에서도 마찬가지입니다. 원장님이 환자분들에게 치료의 종류나 과정을 설명할 때와 실장님이 치료비를 설명할 때 얼굴을 만진다고 생각해 보겠습니다. 그렇다면 얼굴을 긁는 행동을 보고 환자분이 원장님과 실장님이 거짓말을 하고 있다고 잘못 해석하게 됩니다. 특히 치과에서 환자분들은 극도로 긴장하므로 원장님이나 직원들의 행동 하나에 상당히 민감하게 반응하기 마련입니다. 따라서 얼굴을 만지는 행동은 자제하는 것이 좋습니다.

사람들은 대부분 압박을 느끼는 상황에서 스트레스를 받기 쉽기 때문에 이러한 행동을 하지 않도록 부단한 연습이 필요합니다. 원장님은 스트레스를 받을 때 그러한 감정이 노출되지 않도록 비언어 신호를 줄이거나 전반적인 스트레스 지수를 줄일 수 있습니다. 이 방법은 분명 가능하기는 하나 사람이란 자신의 비언어 신호를 감추기가 그렇게 쉬운 것은 아닙니다. 연습 이외에 다른 방법이 있는데 이 방법은 기술적인 요소가 포함되어 있을지라도 대우 효과적입니다. 이를 위해 원장님은 스트레스를 받을 때 스스로 안정된 심리상태를 만드는 것입니다. 숨을 크게 쉬고 심장박동을 안정시킵니다. 이것을 제대로 하면 원장님은 스트레스를 줄일 수 있고 얼굴의 가려운 증상도 줄일 수 있습니다. 이러한 이유로 결국 원장님이 무의식적으로 얼굴을 만지는 행동은 줄어들게 되는 것입니다.

| 위자 위에 팔 올려놓기

팔꿈치를 팔걸이 위에 올려놓고 의자에 앉는 자세는 파워가 있는 사람으로 해석됩니다. 반대로 의자 안쪽에 팔을 몸에 붙이고 앉는 것은 그 사람이 허약하고 두려움이 많고 패배자처럼 보이게 하는 좋지 못한 자세입니다.

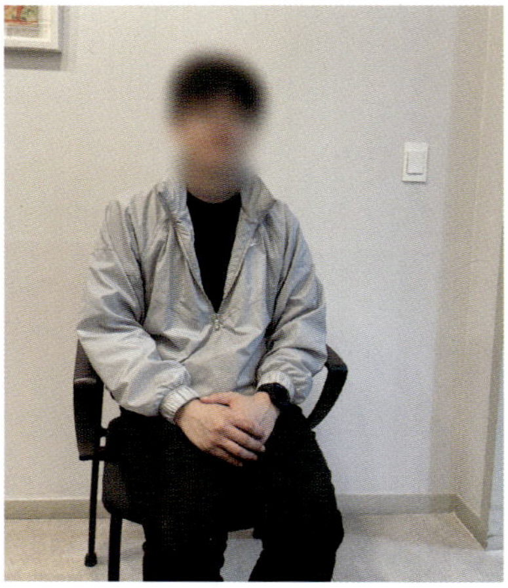

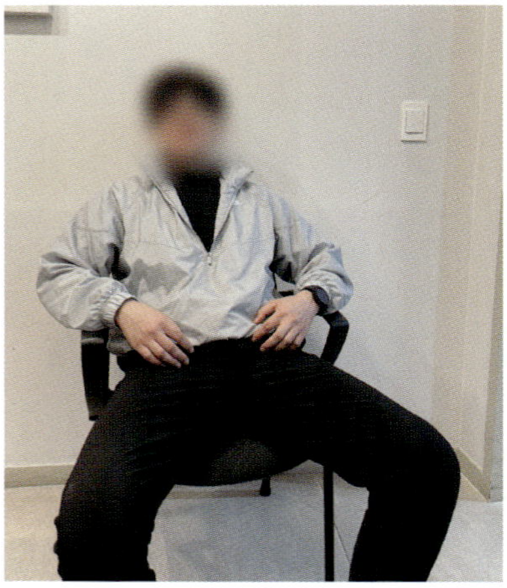

위의 왼쪽 사진에서 보는 것처럼 의자 안쪽에 팔을 붙이고 앉는 것은 허약함과 공포를 느끼는 것처럼 보이게 만드는 방어적인 자세입니다. 이러한 행동은 치과에서 환자분들에게 신뢰감을 주지 못하게 됩니다. 따라서 잡은 손을 떼고 어깨를 펴고 당당하게 앉는 게 중요합니다.

반면에 팔을 의자 위에 올려놓고 앉는 자세처럼 전체적으로 개방적인 자세를 취하는 것은 강함과 자신감을 나타냅니다. 하지만 위의 오른쪽 사진처럼 그러한 행동이나 자세가 너무 과하면 오만함이나 거만한 인상을 주게 됩니다. 따라서 너무 크거나 과하게 자세나 행동을 취하는 것은 자제하는 것이 좋습니다.

| 자세를 연습하라

생각보다 많은 사람들이 자신의 감정을 효과적으로 표현할 수 있는 적당한 보디랭귀지를 사용하는 방법을 모르는 경우가 있습니다. 특히 치과 종사자들은 더욱 그러합니다. 원장님과 직원 모두 어려워하지만 원장님들이 더욱 어려워하십니다. 미소를 짓는다든지, 눈 맞춤 (아이 컨택)을 한다든지, 몸을 곧추세우고 앉는 것도 어려워하는 경우가 있습니다. 아마도 원장님의 진단이나 진료에 너무 집중해서 자신의 비언어 행동에 관해서 확인하거나 개선해야 한다고 생각하시지 못하기 때문인 것 같습니다.

자기 자신은 항상 유쾌하고 개방적인 사람이라고 생각하고 있지만 그 사람이 보여주는 몸짓과 자세는 그렇지 않은 경우가 많습니다. 항상 팔짱을 끼고 서 있으면, 말할 때는 인상을 찌푸리고 있어서 마치 화난 사람을 보는 듯합니다. 하지만 그 사람은 누군가가 그 사실을 지적해 주가 전까지 자신이 그러한 자세와 동작을 취하고 있는 모르는 경우가 대부분입니다. 그들은 상대방에게 관심을 보이고 그들과의 대화에 집중하고 있다는 것을 말로 보여주면 된다고 생각합니다. 그는 자신이 상대방이나 그들과의 대화에 깊은 관심을 보여준다고 생각하지만, 실제로 그들의 보디랭귀지가 보여주는 것은 불편함이나 거부감입니다.

원장님은 환자에게 진료에 대해 설명 하실 때 다리를 떨거나 팔짱을 끼고 있거나 이상한 표정을 보이고 있거나 혹은 이러한 행동을 모두 하고 있다면, 아마 환자분들은 원장님의 말에 신뢰를 가지기 힘들 것입니다. 만약에 원장님이 특별한 이미지나 태도를 보여주길 원한다면, 원장님들은 적절한 자세나 몸짓을 끊임없이 연습해야 합니다. 그러한 보디랭귀지가 자연스럽게 습관이 될 때까지 말입니다. 새로운 것을 받아들일 때와 마찬가지로 이것이 처음에는 어색하고 불편할 수도 있습니다. 실제로 원장님들에게 이것을 코칭하면 상당히 어려워 하십니다. 하지만 연습을 많이 하면 할수록 자연스럽게 되고 더욱 편해집니다.

| 편견을 통제하기

다음의 사진을 10초 동안 자세히 보세요.

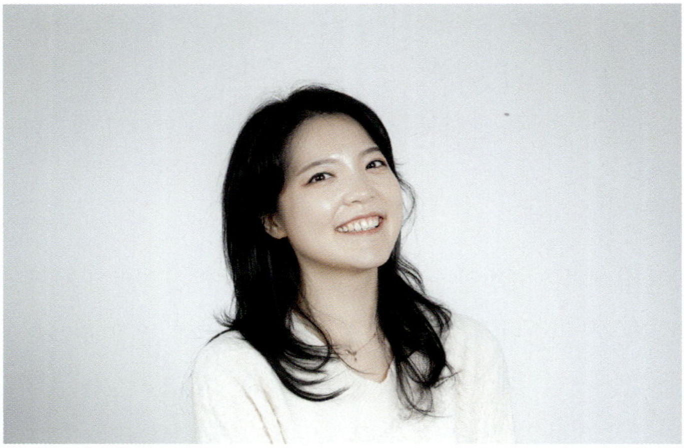

원장님은 사진을 보니 어떤 감정이 드시나요? 행복한 기분이 드십니까? 원장님은 아마 그렇게 느끼실 것입니다.

이제 계속해서 다음의 사진을 보세요! 역시 10초 동안입니다.

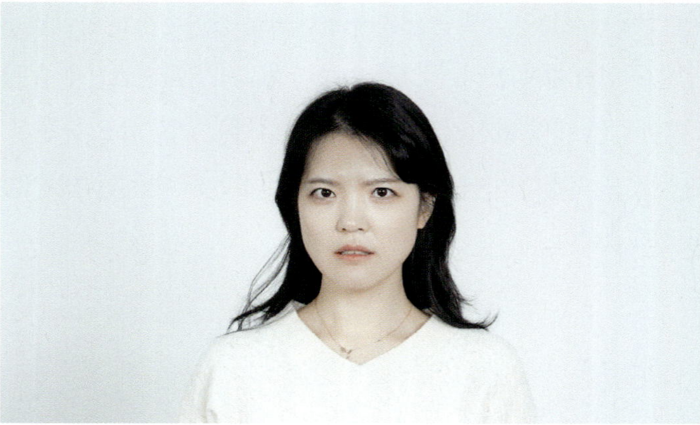

지금은 어떤 기분이 드십니까? 분명히 화가 나는 느낌이 드실 겁니다. 계속해서 다음 사진을 보세요!

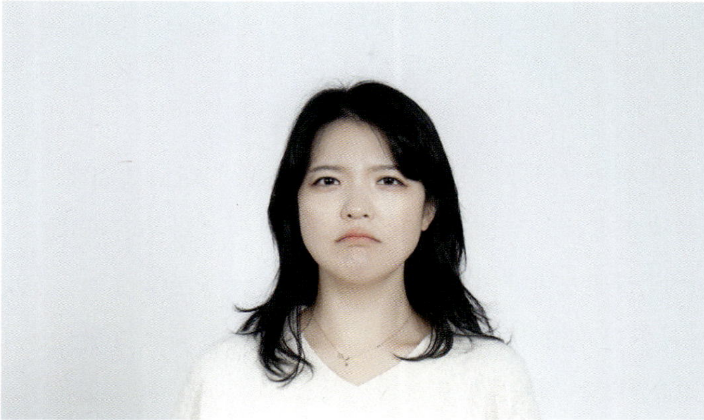

지금 어떤 기분이 드시나요? 슬프거나 우울한 기분이 드실 겁니다!

사진을 보며 어떤 기분이 드셨는지요? 원장님은, 지금 원장님이 보고 있는 사진의 감정 상태와 같은 감정을 느끼셨을 것입니다. 수많은 연구에서, 우리는 컴퓨터 회로처럼 특정한 표정을 보고 있을 때 그와 같은 감정을 느끼게 된다는 결과가 도출되었습니다.

이러한 사실이 개인의 영향력과 어떤 관련이 있을까요? 원장님이 원장님의 얼굴에서 보이는 감정이 무엇이든 간에, 다른 사람은 그와 같은 감정을 느끼게 된다는 것입니다. 결국 그들은 그들 얼굴에서 나타난 감정을 느낄 것이고 이것은 긍정적인 선순환 고리를 만들 수도 있고 혹은 부정적인 악순환 고리를 만들 수도 있습니다. 여기에 바로 그 힘이 있습니다. 만약에 원장님이 어떤 사람이나 그룹 전체가 특정한 감정을 느끼게 하고 싶다면, 원장님은 이러한 감정을 스스로 먼저 만들면 됩니다. 그렇다면 상대방은 거울 반응을 통해 이러한 감정을 느끼게 될 것이고 결국 이것은 원장님이 원하는 바로 그것입니다. 만약에 원장님이 웃는다면, 다른 사람들도 당신을 따라 웃을 것입니다. 상대방이 웃는 모습을 본 원장님은 더욱 많이 웃게 될 것입니다. 만약에 원장님이 근심 어린 표정을 짓는다면, 다른 사람도 걱정스러운 표정을 지을 것입니다. 원장님은 그 모습을 보고 더욱 걱정이 심해질 것이고, 전체의 분위기는 매우 불안하고 부정적으로 변하게 될 것입니다. 이러한 분위기는 쉽게 바꿀 수 있습니다. 바로 원장님이 먼저 웃으면 됩니다. 이것은 상대방과 라포를 형성할 기회를 늘릴 것입니다.

원장님은 이와 같은 비언어적 속성을 원장님의 치과에서도 사용할 수 있습니다. 예를 들어, 첫 번째 환자분들이 근심이 가득한 채 병원에 들어왔다면 그 다음으로 들어온 환자분들은 첫 번째 환자분과 비슷한 반응을 보일 것입니다. 따라서 처음 병원에 방문한 환자분들에게 먼저 다가가서 말을 걸고 미소를 지으려 편안한 상태를 만들어 준다면 그다음으로 오는 환자분들도 그에 영향을 받아 전체적으로 편안하고 밝은 치료 환경을 만들 수 있습니다.

반면에 처음 들어온 환자분의 부정적인 표정이나 행동을 그대로 방치해 둔다면, 뒤이은 환자분들도 처음 방문한 환자분과 같은 부정적인 반응을 따르게 될 것입니다. 이러한 이유로 만약에 원장님이 전체적으로 긍정적인 반응이나 환경을 만들고 싶다면, 원장님이 그 감정 고리의 첫 번째가 되면 됩니다. 그냥 원장님이 환한 표정을 지고 긍정적인 보디랭귀지를 사용해 환자분과 대화를 시작하기만 하면 됩니다. 그리고 이것은 직원들과 관계에도 동일합니다.

| 자신감을 느낄 수 있는 긍정적인 자세 취하기

다음의 사진을 보시면 어떤 느낌이 드십니까?

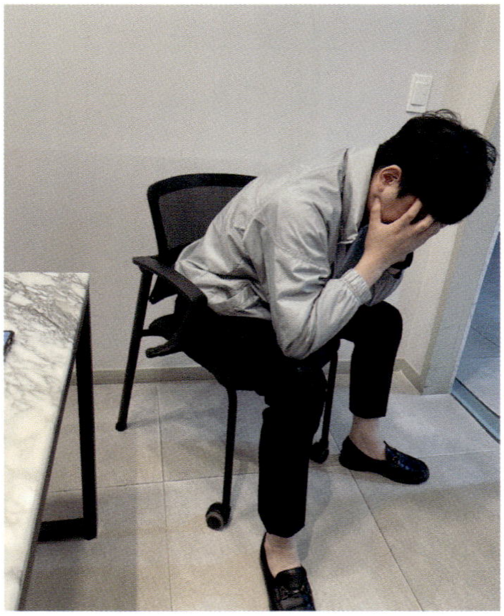

위 사진을 보면 좌절감을 느끼거나 절망감을 느낄 수 있습니다. 이러한 부정적인 자세를 취하면

더욱 우울한 기분이 듭니다. 이때 자신감이 있는 자세로 바꾸면 금세 좀 더 나은 기분이 될 것입니다.

원장님이 어떤 특정한 자세를 취하면 그와 연관된 특정한 감정을 느낄 것입니다. 자신감을 느끼기 위해서는 여러분의 '흉골(sternum)'을 곧추세워 보세요. 흉골을 여러분의 가슴판 중간에 있는 뼈를 말합니다. 원장님이 에너지가 넘치고 자신감을 느낄 때, 그 뼈는 바깥쪽으로 움직이고 약간 위로 올라갑니다. 이 흉골을 이처럼 움직인다면, 원장님은 자신감을 강하게 느낄 것이고 다른 사람들에게도 자신감이 넘치는 모습으로 보여질 것입니다.

자신감에 관련된 자세의 효과에 대한 한 연구에서는 최고의 자세와 최악의 자세에 대해 밝혔습니다. 거기에는 다음과 같은 2가지 방법이 있습니다. 한 가지 자세는 그들의 등을 곧추세우고 그들의 가슴을 앞으로 내미는 것인데, 이러한 자세는 '자신감에 관련된 자세'입니다. 다른 한 가지 방법은 그들의 등이 굽어 있고 앞으로 구부정하게 있는 자세는 '확신이 없는 자세'입니다. 그 연구의 결과는 자신감이 있는 자세를 취한 사람들은 그것이 부정적이건 긍정적인 태도이던 자신의 의견에 더욱 자신감을 느꼈다는 것입니다.

자신감이 넘치는 자세를 취하면 원장님이 생각하고 하려고 하는 행동에 대해 자신감을 더욱 크게 느끼게 될 것입니다. 전문 연기자나 대중 연설가, 그리고 정치인들은 자기 가슴을 내밀면서 자신감 있는 자세를 취합니다. 이들은 이러한 자세를 통해서 대중 앞에서 자신 대중 앞에서 내밀면서 자신감 있는 자세를 취합니다. 이들은 이러한 자세를 통해서 대중 앞에서 자신감이 넘치는 모습을 보이고자 합니다. 원장님과 선생님들은 환자들을 마주하게 될 때 원장님의 흉골 뼈를 올리고 턱을 들고(너무 과하지 않게), 몇 번의 큰 호흡을 하고 미소를 지으면서 환자분들을 바라보세요. 그리고 그 다음은 치과 매뉴얼 대로 하시면 됩니다.

| 손에 쥐고 있는 것을 아래로 내려라

누군가와 대화할 때, 특히 서서 이야기할 때, 여러분은 어떤 물건을 손에 쥐고 있을 수 있습니다. 대화 도중에, 원장님은 무의식적으로 여러분이 손에 쥐고 있는 것을 몸 앞에 위치함으로써 하나의 장벽을 만들 수 있습니다. 이것은 방어적인 자세를 취하게 만들며, 잠재적인 부정적인 결과를 가져

올 수 있습니다. 그래서 만약에 당신이 손에 음료수를 들고 있다면, 그것은 가슴 아래로 낮추세요. 만약에 노트북이라면, 절대 가슴에 안고 있지 마세요. 그러면 그것은 상대방과의 사이에 하나의 장벽이 됩니다.

여기에 더해, 볼펜과 같은 물건을 손에 쥐고 볼펜을 돌리는 행동은 아주 심란하고 분산된 행동입니다. 만약에 내가 상대방의 집중을 방해하고 싶은 게 아니라면 가능한 한 빨리 그러한 물건들을 손에서 내려놓기를 추천합니다. 그리고 당신의 손바닥을 보이게 해서 개방적인 분위기를 만드셔야 합니다.

치과에서 접수나 상담이나 진료 상황 그 어디에도 원장님과 직원들은 자신들과 환자 사이에 어느 것도 그사이에 두지 마시길 바랍니다. 그것은 서류나 기구나 노트북이나 차트일 수도 있습니다, 그것이 무엇이든 원장님들과 환자 사이의 장벽이 있다면 그것을 제거하셔야 합니다.

| 자신의 목 뒤쪽을 만지지 마라

목뒤를 만진다는 것은 상대방과의 만남이나 대화에 관심이 없다는 것을 보여주는 것입니다. 원장님의 보디랭귀지는 원장님이 그 자리를 떠나고 싶어 하는 마음을 전달하는 것이기 때문에, 원장님의 목에 손을 가져가는 행동은 되도록이면 피하는 것이 가장 좋습니다. 환자분들이 원장님이 목을 만지는 행동을 보게 된다면 그것은 원장님이 불편한 감정을 가지고 있거나 화가 났거나 아니면 원장님이 하는 말에 자신이 없음을 나타내기 때문에 반드시 그러한 행동을 자제해야 합니다. 결국 손으로 원장님이 자기 얼굴이나 몸을 만지는 행동은 긍정적인 것이 거의 없다는 것을 명심하시길 바랍니다.

| 주머니에 손을 넣지 말라

이 자세는 자신감이 부족하다는 것을 나타냅니다. 일반적으로 손을 숨기는 것은 또한 기만적인 자세로 여겨집니다. 이것은 원장님이 무엇인가를(근본적으로는 무기를) 숨기고 있다는 느낌을 줍니다. 이러한 원칙은 또한 사람들 앞에서 하는 연설이나 프리젠테이션을 할 때나 치과에서 환자분들에게 설명이나 상담할 때도 똑같이 적용됩니다.

주머니에 손을 넣고 발표나 연설하거나 상담하게 되면 이와 같은 원장님의 비언어 신호를 통해 청중이나 환자분들은 무의식적으로 원장님이 하는 주장이나 설명에 대해 확신을 가지고 있지 않다고 느끼게 됩니다.

| 상대방의 눈을 보라

앞에서 언급했듯 상대방과 눈 맞춤 (아이 컨택)을 하는 것은 확신과, 진지함을 그리고 상대방이 하는 말을 경청하고 있다는 것을 보여주는 것입니다. 원장님의 말을 듣고 있는 상대방의 보디랭귀지를 관찰하며 원장님은 그들의 관심이 무엇인지 그들이 원장님과의 대화에 관심이 있는지 그리고 그들을 결과적으로 설득할 가능성이 얼마나 되는지를 파악할 수 있습니다.

원장님이 어떤 환자분을 설득하길 원한다면, 반드시 그들의 눈을 쳐다보아야 합니다. 그런데 의외로 사람들은 상대방과의 눈 맞춤 (아이 컨택)을 잘하지 못하거나 적절하지 못한 방법으로 상대방을 쳐다보는 경향이 있습니다. 많은 사람이 대화를 할 때 상대방의 눈을 바라보지 않거나, 상대방의 한쪽 눈만 보는 경향이 있습니다. 환자분이 말할 때는 그들의 두 눈과 코를 꼭짓점으로 해서 만든 삼각형을 보아야 합니다. 이러한 기법에 가장 능숙했던 사람이 바로 미국의 '케네디(John F. Kennedy)' 대통령이었습니다. 그는 사람들과 대화할 때 항상 상대방의 눈을 이와 같은 방식으로 쳐다보면서 능숙하게 대화하는 것으로 유명했습니다.

| 온몸으로 듣고 있다는 것을 보여주어라

상대방의 말을 들을 때, 표정이나 행동에 아무런 변화가 없는 사람들이 있습니다. 그들은 마치 눈이 보이지 않는 사람처럼 그리고 앞에 아무도 없는 사람처럼 반응합니다. 그런 사람들은 상대방이 자신의 그런 행동에 크게 개의치 않는다고 말합니다. 실제로 그럴 수도 있습니다. 하지만 사람들은 대부분 자기 말을 상대방이 잘 듣고 있는지를 중요하게 생각합니다. 사람은 누구나 자기 말을 잘 들어주는 사람을 좋아하기 마련입니다. 상대방의 특정 행동이나 말에 반응하는 것은 성공적인 커뮤니케이션의 기반이 됩니다.

다음의 경청을 위한 보디랭귀지를 활용해 환자분들과 대화에 임한다면, 원장님의 개인적 영향력은 크게 증대할 것입니다.

▣ *몸을 앞으로 기울여라.*

몸을 환자 쪽으로 기울이는 것은 원장님의 모든 관심이 환자에게 가 있다는 것을 보여주는 것입니다. 이때 환자는 원장님이 자신이 하는 모든 말을 듣는 것 같이 느껴지게 됩니다.

▣ *분산시키는 것을 무시하라.*

만약에 원장님이 환자와 대화를 나누고 있을 때, 주변에 큰 소리를 듣거나, 원장님 눈앞으로 사람이 지나가거나 누군가가 무엇인가를 떨어뜨린다면, 신경쓰지 마십시오. 원장님과 환자와의 대화를 방해하거나 분산시키는 그 어떤 것이든 현재 자세를 유지할 수 있도록 원장님의 보디랭귀지를 통제하시기 바랍니다. 이러한 모습을 본 환자분들은 원장님의 모든 관심이 자신을 향하고 있다고 느끼게 되고, 이것은 긍정적인 상담과 치료가 될 것이라는 강력한 신호가 될 것입니다.

▣ *머리를 한쪽으로 기울여라.*

머리를 기울이는 것은 호기심을 보여주는 행동입니다. 원장님이 환자에 관심이 있다는 것은 원장님이 환자에게 큰 관심을 가지고 있다는 것을 보여주는 것입니다.

▣ *고개를 끄덕여라.*

누군가가 어떤 주제를 설명하는 동안, 고개를 끄덕이는 모습을 보여주는 것은 원장님이 그들의 의견을 따르리라는 것을 보여주는 것입니다. 만약에 원장님이 환자분이 말하고 있는데 아무런 동작도 취하지 않고 경직되어 있다면 환자분은 말하는 것을 멈출 것이고, 그들은 원장님이 딴생각 하는지 그들의 말을 경청하고 있는지 의구심을 가질 것입니다.

▣ 관심의 표현을 하라.

고개를 끄덕이는 동작과 함께, 원장님이 환자분의 말을 이해하고 있다는 표현을 해야 합니다. 그러한 관심을 표현하는 감탄사에는 '맞아요', '그렇네요', '이해가 됩니다' 등이 있습니다.

▣ 인내의 자세를 취하라.

누군가와 대화를 나눌 때 인내를 보여주는 것은 매우 중요합니다. 환자분과 상담을 하는데 원장님이 자신의 시계를 보거나, 몸의 자세를 자주 바꾸거나 끊임없이 움직이거나 뒤로 기대는 행동은 원장님이 환자와의 만남과 대화가 지루함을 느끼고 있거나 원장님이 매우 지쳐있거나 혹은 환자분과의 대화를 끝냈으면 하는 마음을 보여주는 것입니다. 특히 손가락으로 탁자를 두드리는 등의 반복적인 행동은 전형적으로 지루함을 표현하는 것이기 때문에, 상대방과 대화를 나눌 때 이러한 행동은 되도록 피하는 것이 좋습니다.

IV

Chapter

치과에서 관찰되는 직원들의 보디랭귀지 (Body language)

01. 진료실과 상담실에서의 보디랭귀지
02. 접수 시의 보디랭귀지

01

진료실과 상담실에서의 보디랭귀지

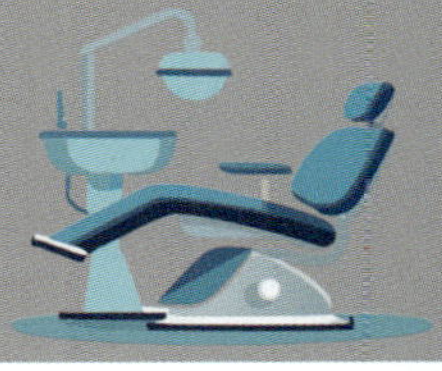

[대화하기]

치과 뿐 아니라 병원에 가게 되면 치료 자체도 불편하지만 치료 전 대기하는 시간도 불편합니다. 대기하는 환자분들이 많으면, 혹시 나를 잊고 있는 것은 아니겠지, 나는 얼마나 기다려야 하지 등등 이런 저런 생각을 많이 하게 됩니다.

이것은 진료실 들어가서도 마찬가지입니다. 환자를 진료실에 혼자 두고 오랜 기간 동안 직원이 들어오지 않는다면 '나를 잊은 게 아닌가?' 혹은 '내 상태가 많이 안 좋은 것은 아닌가?' 라는 생각을 하며 불안해지기 마련입니다.

예전에 같이 일했던 직원이 정형외과에서 진료 받기 전에 울었던 이야기가 생각납니다.

"허리가 아파서 정형외과 가서 시술을 받는데 아무리 기다려도 직원이 안 오는 거예요. 시술실에서 옷은 일부 벗겨져 있고, 사람은 아무도 오지를 않고, 엎드려 있는 내가 괜히 서러워서 거기서 막 울었었어요. 근데 직원이 와서 시간을 물어보니까 채 10분이 안 됐더라고요."

진료를 할 때 의도적이던 의도적이지 않던 환자가 대기하는 시간이 발생할 수밖에 없습니다. 마취를 하고 기다릴 수도 있고, 원장님이 다른 체어에서 진료를 하고 계셔서 기다릴 수도 있습니다. 대기의 이유는 다양하지만 결론적으로 환자분들은 기다릴 수밖에 없습니다. 이때 직원들은 환자와 대화를 할 수 있으면 좋습니다.

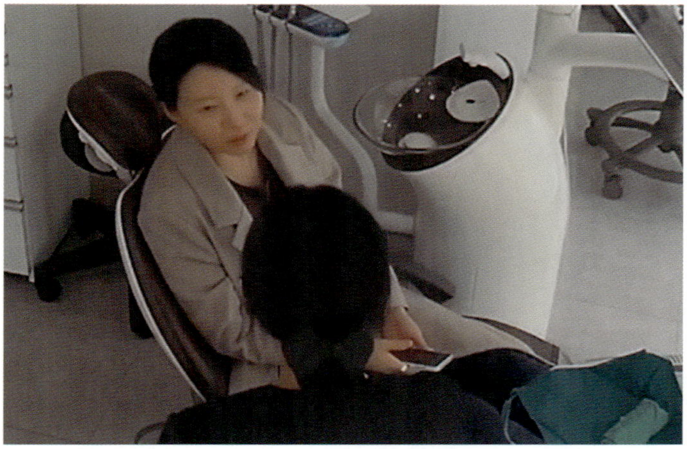

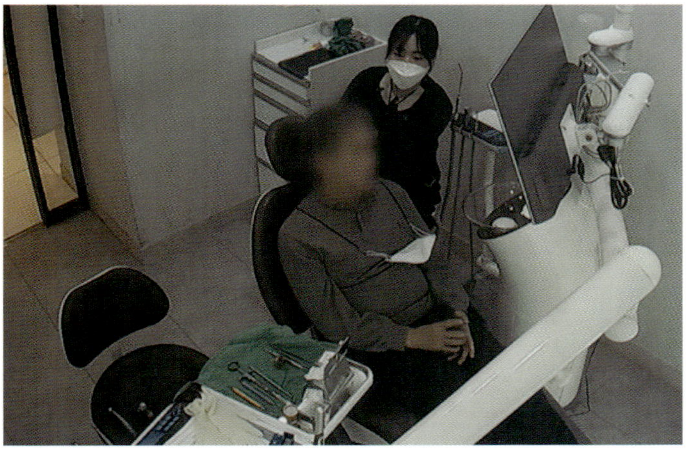

마취 후 대기 시간이나 위 사진들처럼 다른 체어에서 진료하는 원장님이 오실 때까지 보조 스툴에 앉아서 직원이 환자와 대화를 하게 되면. 체감하는 대기시간도 줄어들고 환자의 긴장감이 줄어드는 것은 사실입니다. 이때 이것저것 당일 진행될 치료에 대해 이야기 하거나 주의 사항에 대한 이야기, 혹은 환자의 근황에 대한 이야기 등을 하면 좋습니다. 이때 직원이 위 사진처럼 살짝 환자를 쳐다보면서 몸을 기울이는 행동을 하면서 대화를 한다면 금상첨화입니다.

[아이 컨택]

눈 맞춤 (아이 컨택)의 중요성은 앞에서 지속적해서 말씀드렸습니다. 진료실에서도 설명할 때 환자분과 눈 맞춤(아이 컨택)이 필요합니다. 내가 어느 각도에 서 있는지에 따라 눈 맞춤 (아이 컨택)의 각도와 상황은 달라집니다. 내가 어떤 자세이든 어느 위치에 있든, 중요한 건 환자와 시선을 교환하며 대화한다는 것입니다.

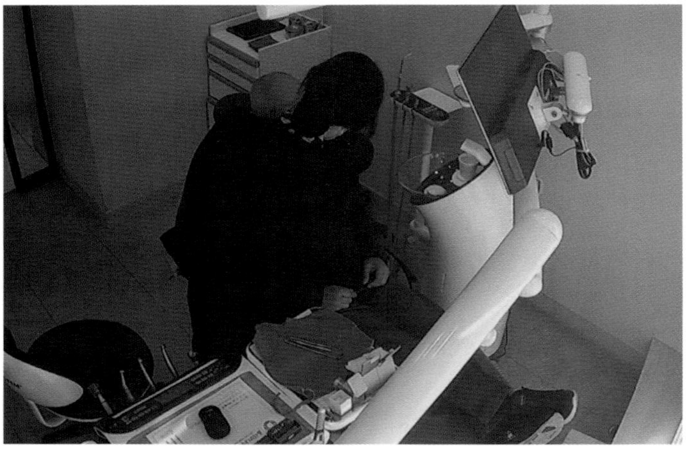

[어깨나 팔에 손 올리기]

지속적으로 말했듯 치과는 심리적으로나 환경적으로 불편한 공간입니다. 그중에 특히 마취에 대한 공포는 단연 클 수밖에 없습니다. 입 안 연한 조직에 마취 주사 시, 환자분들의 공포는 더 클 수밖에 없습니다. 도포마취제를 바르고, 체온과 유사한 온도의 마취 앰플을 사용하여 마취를 천천히 주사하더라도 통증은 있을 수밖에 없는 것이 당연합니다.

마취는 의사의 행위니까 환자의 통증을 덜어주는 노력은 단지 원장님만의 몫일까요? 아닙니다. 옆에서 진료를 돕는 직원들도 함께 도울 수 있습니다. 바로 마취하는 순간에 환자분의 주의 집중을 다른 곳으로 분산하는 것입니다. 아래 사진들처럼 마취 시 환자분의 손을 잡아드리거나, 어깨를 톡톡 두드려 드리거나, 가볍게 팔을 눌러드리거나 쥘 거리를 주는 행동들이 바로 그것입니다.

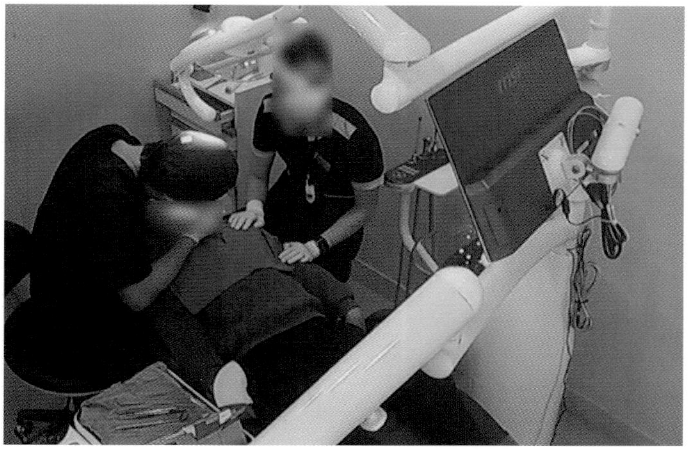

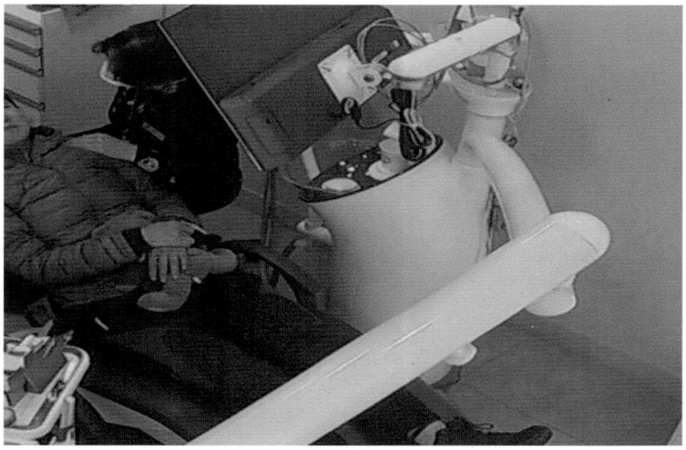

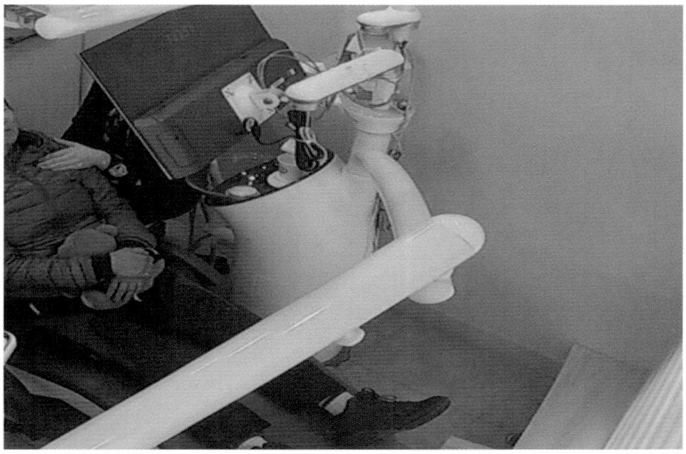

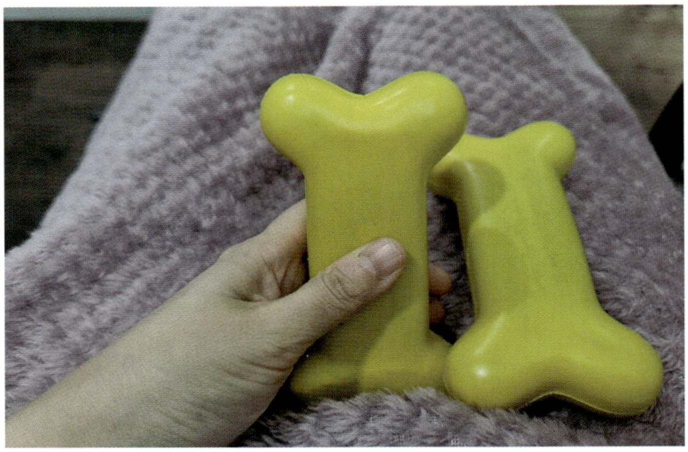

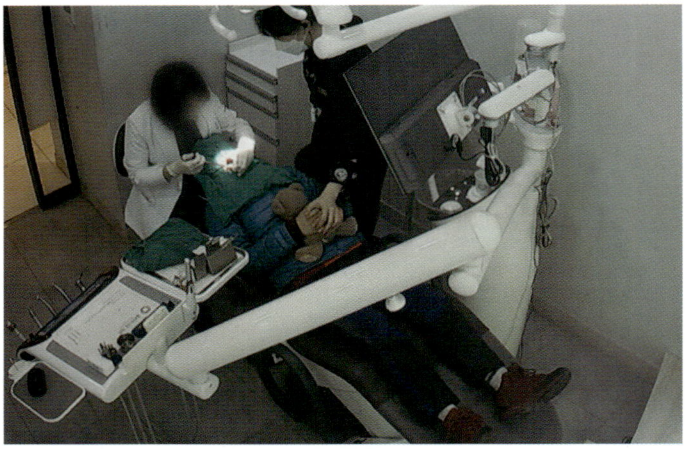

[손바닥 펴서 보이기]

컨설팅 치과의 사례입니다. 치료 결과 불만족으로 해당 치과를 다시는 오지 않겠다고 하셨던 환자분이 계셨습니다. 그 이유는 반 년 전쯤 신경치료를 하고 보철치료를 하셨는데 크라운이 탈락해서 이미 언짢으셨고, 두 번째는 신경치료를 해도 여전히 통증이 있었기 때문입니다. 정기검진 때 전화를 드렸더니, 환자분께서 너무 강하게 치료 불만족을 표현하셨다고 전해 들었습니다. 바로 그 환자분이 치과에 다시 오셨을 때 직원들은 환자분의 위압감 있는 모습에 다가가기도 두려워하는 상태였습니다.

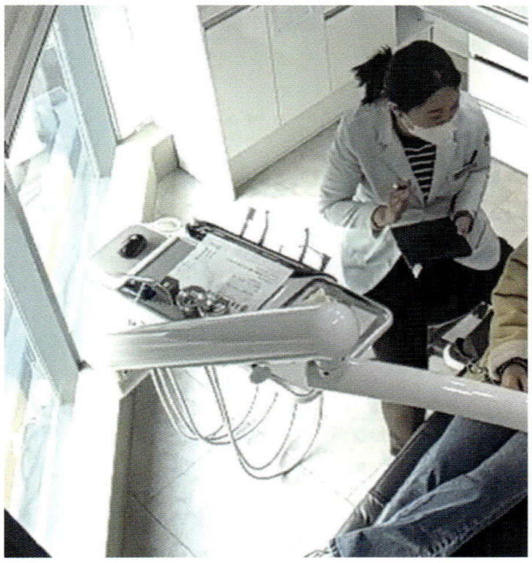 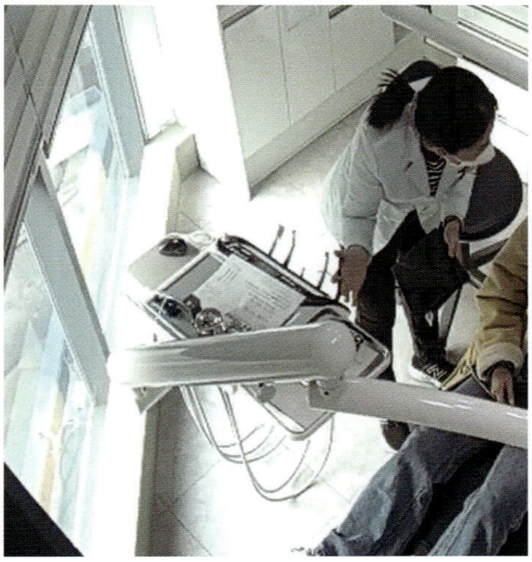

왼쪽 사진에서 환자분의 꼰 다리가 보이시나요? 오시자마자 환자분은 차단하는 자세로 내내 방어적으로 말씀하셨습니다. 환자는 현재 부정적인 감정을 온몸으로 표현하고 있습니다. 환자분이 가지셨을 불편감에 대해 공감하고 손바닥을 보이면서 상황을 설명하자 이러한 환자분의 꼬았던 다리는 조금씩 풀려 갔습니다.

상대방과 대화 중에는 의식적으로 항상 손바닥을 위로 향하게 하는 것을 추천해 드립니다. 손의 위치는 배와 가슴 사이에 원장님이 가장 자연스러운 위치에 둔 채 대화하는 것이 좋습니다. 또, 상대방과 테이블을 두고 마주 앉아 이야기할 때는 절대 손을 테이블 밑에 두지 않기를 추천합니다. 당신의 손이 보이지 않으면 상대방은 무의식적으로 당신이 하는 말에 신뢰를 느끼지 못하거나 불안함을 느낄 수 있습니다. 항상 테이블 위에 손을 올려놓고 대화하시기를 추천합니다.

[악수하기]

악수는 두 사람 간을 연결해주는 다리 역할을 합니다. 악수는 협상을 이끌고, 환영의 마음을 전하고 또는 누군가와 헤어질 때 마지막 인사가 되기도 합니다. 인간이 악수하게 된 이유에 대해 정확히 증명된 것은 없습니다. 다만 그 기원이 상대를 공격할 의사가 없으며 호의적인 태도를 가지고 있다는 것을 보여주기 위한 것이라는 것이 가장 설득력이 큽니다.

우리 조상들이 동굴에 살 때, 그들은 서로의 팔을 펼치고 손바닥을 보여주면서 인사를 했습니다. 즉 이 동작은 몽둥이 등의 상대방을 공격할 무기가 없다는 것을 확인시켜 주기 위함입니다. 고대 로마 시절로 거슬러 가보면, 이때에는 소매 안에 칼 등의 무기를 숨기는 경우가 많았다고 합니다. 이때 악수는 서로의 팔뚝을 잡고 하는 방식이었습니다. 이렇게 되면 무기를 숨길 수도 없고 상대방을 공격할 수도 없기 때문에 자신들을 스스로 방어하는 수단으로서 악수가 사용되었습니다. 이것이 현대에 와서 서로의 손을 잡고 하는 악수로 변형되었습니다.

악수는 보통 누군가와 처음 만났을 때 하게 됩니다. 당신의 첫인상은 악수를 통해 결정될 수 있기에 따라서 악수는 개방적이고 친절하며 긍정적이어야 합니다. 우리는 어릴 때부터 악수를 늘 사용해 왔기 때문에 크게 의미를 부여하지 않습니다.

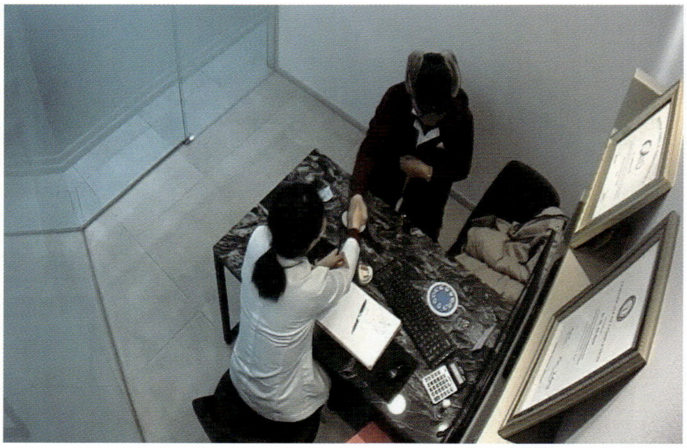

저는 치료를 결정하신 환자분들 중 주관이 확고하신 분들께는 악수를 청합니다. 이것은 환자분들에게 우호적인 느낌을 들게 만들며 우리의 치료에 대해 환자분들이 큰 저항 없이 자연스럽게 따라오게 만들기 위함입니다.

02

접수 시의 보디랭귀지

[일어나서 인사하며 맞이하기]

일을 하고 있다가 환자가 왔을 때 일어나서 인사한다는 것은 치과에서의 기본적인 환자 매뉴얼입니다. 환자분들에게 좋은 인상을 남기기 위해서 바른 자세와 바른 태도를 가져야 한다는 것은 CS 교육 시 어디서나 쉽게 들을 수 있는 내용입니다. 예전에는 병원은 서비스하는 곳이 아니라 진료하는 곳이라는 개념이 당연했습니다. 그 당시에는 서서 환자분들에게 응대해야 한다는 것을 따로 시간을 내서 교육해야 할 정도였지만 이제는 이 정도는 기본이 되었습니다.

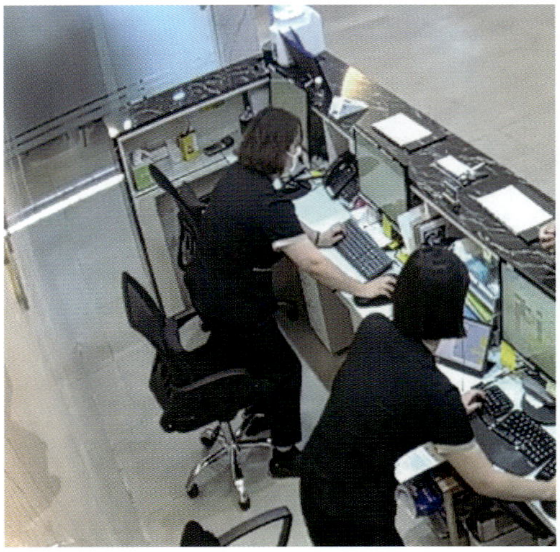

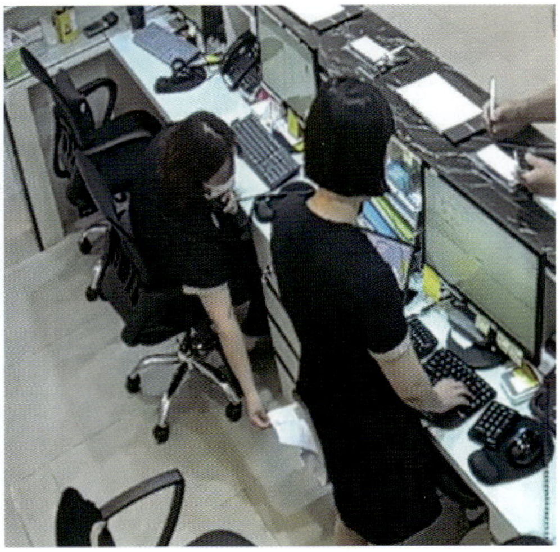

[기울이기]

데스크에서 근무하고 있는 직원들을 잠시 보더라도 환자와 관계를 잘 맺는지 아닌지를 한눈에 쉽게 알 수 있습니다. 어떤 직원들은 '환자가 오든지 말든지' 자신이 할 일을 하거나, 앉아서 환자분들을 응대하는 경우가 있습니다. 환자와 교감을 잘하는 직원은 자연스럽게 환자를 쳐다보고 환자와의 거리를 가깝게 만듭니다.

데스크 직원이 어떤 감정을 환자분에게 전달하고 있는지 아래의 사진들을 보시면서 생각해 보시기 바랍니다.

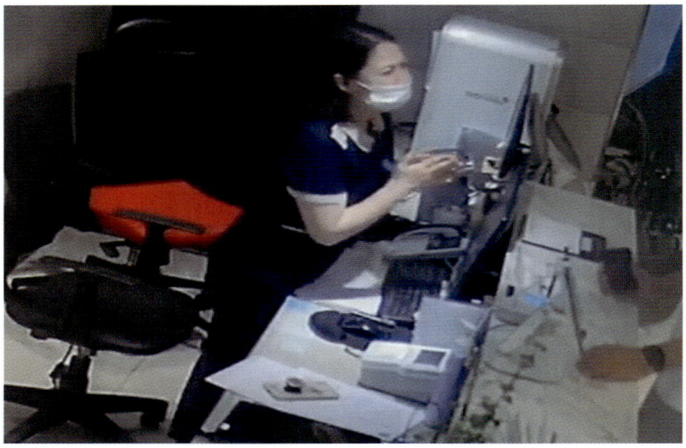

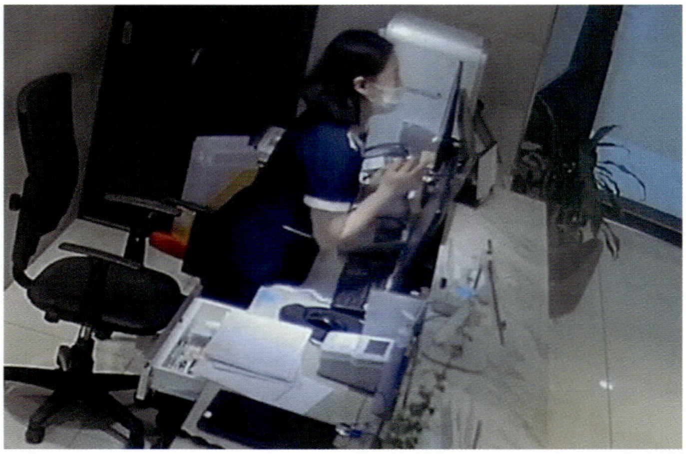

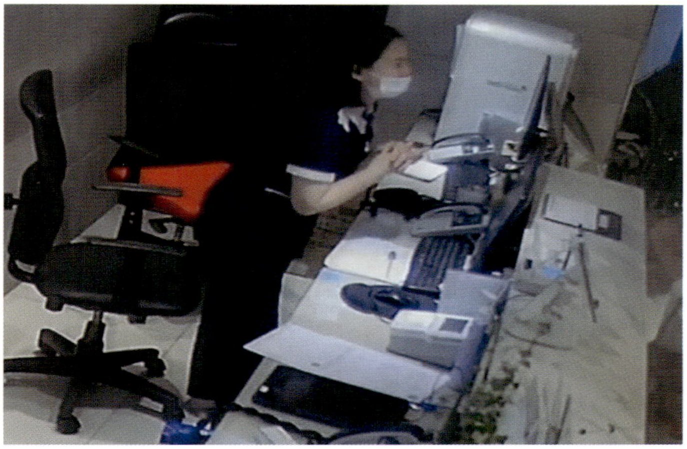

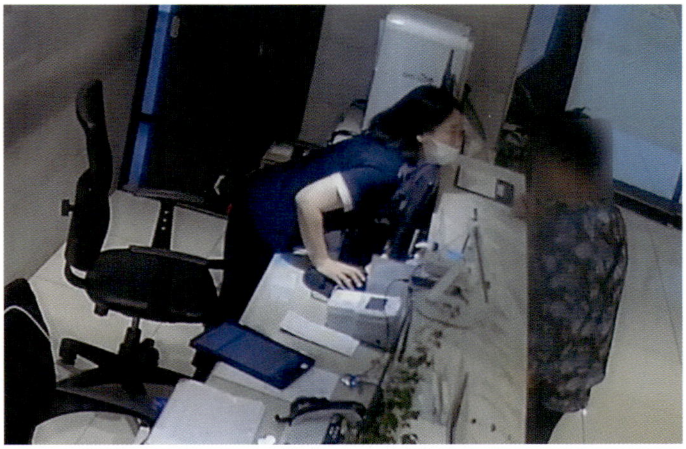

위 사진의 직원은 적절한 눈 맞춤 (아이 컨택)과 손, 얼굴의 다양한 근육을 사용하여 환자들을 응대하고 있습니다. 환자의 질문에 대한 진심 어린 응대, 환자에게 공감하는 직원의 마음이 우리에게도 그대로 전해집니다.

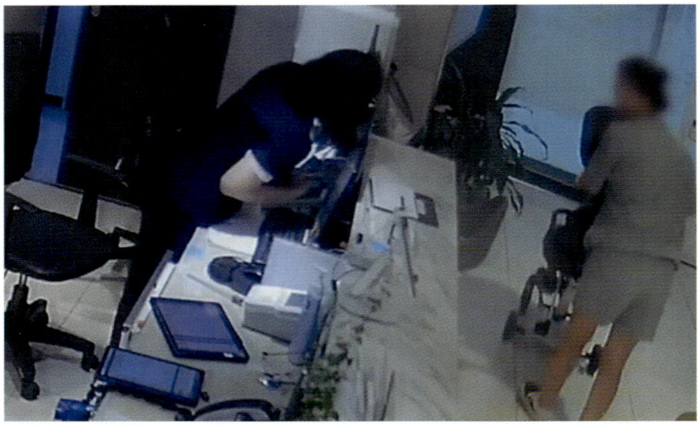

위의 사진은 아이를 데리고 온 환자분의 모습입니다. 해당 직원은 아이를 키우는 엄마로, 얼마나 아이를 예뻐하는지 배웅하는 모습을 통해 쉽게 알 수 있습니다. 직원들이 환자들에게 어떠한 보디랭귀지를 사용하는가에 따라 환자가 느끼는 감정 자체가 달라질 수 있습니다. 그리고 이 책을 읽고 있는 우리의 감정도 말입니다.

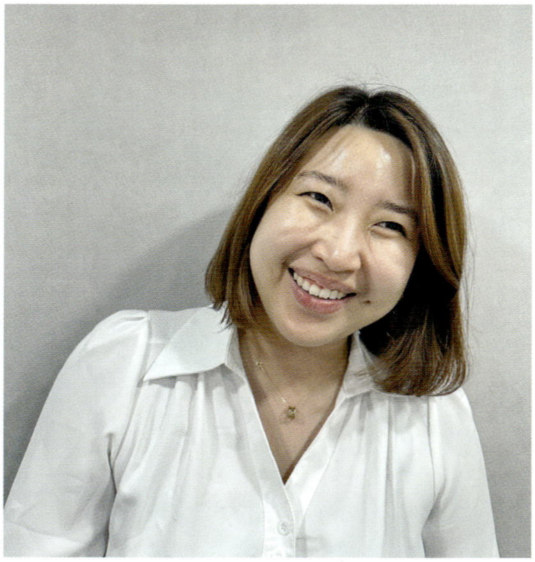

또, 위 사진처럼 환자를 응대하는 직원들은 종종 머리를 기울이는 자세를 취하기도 합니다. 이 자세는 목의 측면을 드러내면서 몸집을 작아 보이게 만들고 위협적으로 보이지 않게 해주는데, 이것은 아기가 부모의 어깨나 가슴에 머리를 기대는 자세에서 기인한 것으로 추측됩니다. 대부분 사람들, 특히 여자들은 이 자세에 담긴 복종적이고 위협할 의사가 없다는 태도를 무의식적으로 이해합니다.

찰스 다윈은 동물 – 특히 개 – 은 물론이고 인간도 무언가에 관심이 있을 때 고개를 옆으로 기울인다는 사실을 발견했습니다. 여자들은 마음에 드는 남자한테 관심을 표시할 때 고개를 옆으로 기울이는데, 이는 위협할 의사가 없다는 것을 나타내는 자세로, 이런 자세를 취하는 것은 순종적인 모습이야말로 남자가 가장 매력을 느끼는 모습이기 때문입니다. 특히 여성은 남자들보다 자주 이런 행동을 보이는데 남자들이 있을 때 이런 행동을 보이는 것은 매력적인 남성을 발견했을 때도 보이는 보디랭귀지입니다.

[눈썹 들어 올리고 눈 크게 뜨기]

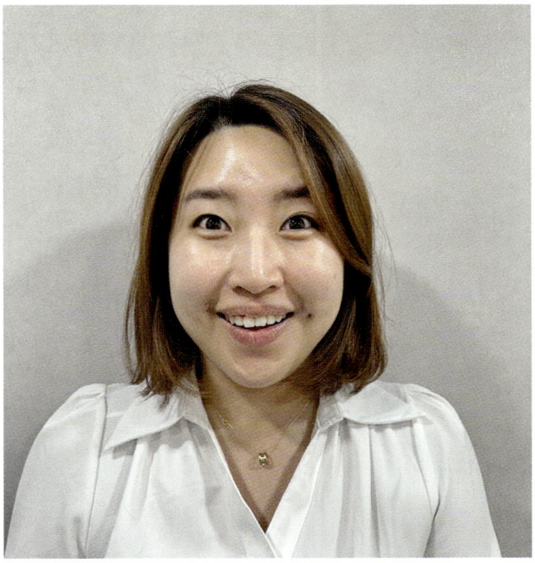

위 사진과 같이 양쪽 눈썹을 빨리 들어 올리고 눈을 크게 뜨는 것은 환영의 표시입니다. 직원들도 사람이기에 본인이 좋아하는 환자, 혹은 오랜만에 봐서 반가운 환자들에게 자연스럽게 이런 반응을 보입니다.

이런 보디랭귀지를 많이 사용하는 것인 반드시 좋은 것은 아니지만, 환자분들이 처음 만나게 될 때나, 환자분들과의 대화 중에 적절히 사용한다면 그들과의 친밀감을 쌓을 수 있는 아주 강력한 보디랭귀지가 될 것입니다. 아래 사진은 오랜만에 만난 환자가 반가워서 눈썹을 올리고 눈을 크게 뜬 직원의 모습입니다. 사진을 보시면 직원의 반가운 감정을 느끼실 수 있을 것입니다.

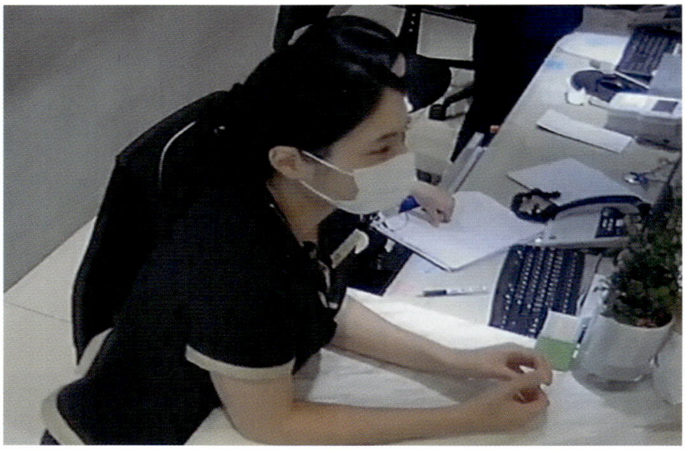

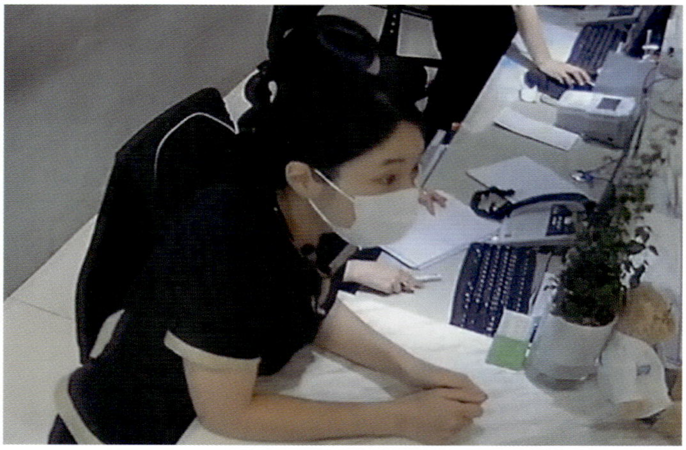

Chapter V

비언어를 통한 효과적인 상담전략 1

01. 환자들의 마음을 활짝 여는 RED KEY
02. RAPPORT 형성 방법
03. 환자와의 공감대를 형성하는 Empathy 전략
04. 환자들의 속마음을 파악하는 Detect 기술 (YES 신호, NO 신호)

01

환자들의 마음을 활짝 여는 RED KEY

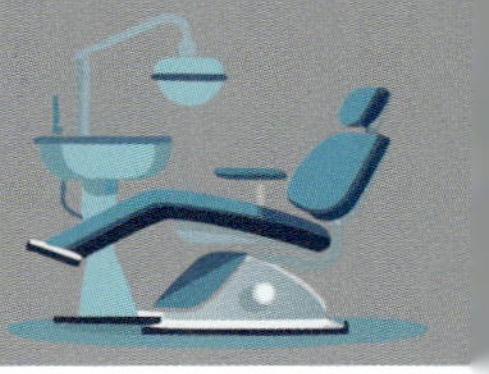

치과에 종사하는 우리는 모두 환자의 마음을 잘 파악하고 굳게 닫힌 문을 활짝 열 방법이나 비밀을 알고 싶어합니다. 그 방법을 말씀드리기 전에 도움이 될 만한 영화 한 편을 소개하겠습니다. 바로 2000년도 초반에 개봉한 '여자가 원하는 것(What women want)'입니다.

영화의 내용은 대략 다음과 같습니다. 영화의 주인공 '닉 마샬(Nick Marshall: 멜 깁슨 분)은 한때 잘나가던 광고 기획자입니다. 명성과 돈, 어느 하나 남 부러운 것이 없던 닉에게 어느 날 믿을 수 없는 시련이 닥쳐옵니다. 바로 승진의 기회를 회사에 스카우트된 경쟁사 직원에게 빼앗겨 버린 것입니다! 그것도 남자가 아닌 여자인 '달시 맥과이어(Darcy Maguire: 헬렌 헌트 분)'에게 말입니다.

달시를 내보내고 그 자리를 차지하고 싶어 안달이 난 닉은, 자신이 새로운 프로젝트를 성공시킴으로써 그 뜻을 이루고자 합니다. 그 프로젝트는 '나이키'에서 새롭게 출시하려고 하는 여성 전용 운동화에 대한 광고를 제작하는 것입니다. 닉은 나이키의 목표 고객인 여자들의 마음과 욕망을 파악하기 위해 자신이 '여자가 되어 보기'로 결심합니다. 그는 욕실에 들어가 여자들처럼 얼굴에 팩을 붙이고, 수분 함유 립스틱을 바르고, 마스카라를 하고, 스타킹을 신어 보기도 합니다. 그 순간에 전기에 감전되어서 욕실 바닥에 넘어졌고 결국 정신을 잃고 마는데, 그가 깨어난 다음 날 아침부터 닉은 이상하지만 놀라운 능력을 보유하게 됩니다. 그것은 바로 여성들의 속마음을 읽을 수 있는 능력입니다. 정확히 말하자면 여성들의 속마음을 들을 수 있게 된 것입니다.

결국 닉은 여성들의 속마음을 읽음으로써 새로운 광고 프로젝트를 따게 되고 그 후로 성공 가도를 달리게 됩니다. 여러분이 만약에 닉처럼 사람들의 마음을 읽을 수 있는 능력이 있다면 어떻겠습니까? 분명히 그러한 능력은 원장님 치과의 성공에 큰 도움이 될 것입니다.

하지만 사람의 마음을 읽는 능력을 얻는 것은 영화에서나 가능한 일이지, 현실 세계에서는 불가능한 듯 보입니다. 현실에서 보면 그 아무리 치과 원장님이나 직원들이 친절하게 환자분들을 대해도 치료에 대한 불안과 걱정이 큰 상태로 병원에 오신 분들은 편안하게 반응하지 않는 경우가 많습니다. 마치 큰 철문이 가로막고 있는 듯한 기분들 들 정도로 말입니다. 그렇다면 영화 속의 주인공처럼 '환자가 원하는 것(What patients want)'을 알 수 능력을 갖출 수 있는 방법은 없을까요? 원장님은 이제 목숨을 걸고 욕실에 들어가서 전기에 감전되는 위험한 선택은 하지 않으셔도 됩니다. 바로 이 책이 원장님에게 닉 마샬의 특별한 능력을 얻도록 힌트를 드릴 수 있기 때문입니다.

그 능력을 얻기 위해서는 바로 굳건하게 닫힌 환자의 마음을 열 수 있는 열쇠를 가지면 됩니다. 그것이 바로 빨간 열쇠 즉 'RED Key'입니다. 여기서 'RED' Key는 다음을 의미합니다.

R(Rapport) : 환자분들과 라포를 형성하라

E(Empathy) : 환자분들과 공감대를 형성하라

D(Detect) : 환자분들의 비언어 신호들을 잘 탐지하라

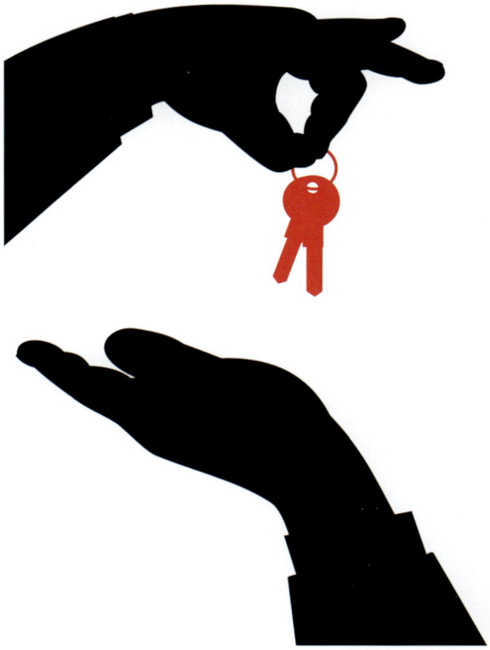

지금부터는 고객의 굳게 닫힌 문을 활짝 열고 고객의 마음속으로 들어갈 수 있는 빨간 열쇠 전략에 대해 자세히 설명해 드리겠습니다.

02

RAPPORT 형성 방법

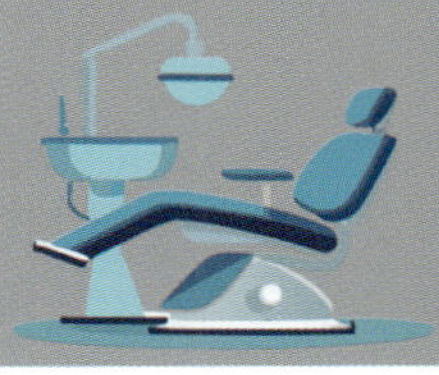

만난 지 얼마 되지 않았는데 뭔지 미묘하게 나랑 잘 통하는 것 같은 사람을 본 적이 있으신가요? 그것은 아마 상대방과 라포가 형성되어서 그러실 겁니다. 3장에서 한 번 말씀드렸던 라포(Rapport)는 상대방과의 사이에 형성되는 신뢰 관계, 협조 관계, 협응 관계를 말하며 주로 라포는 상담이나 심리 영역에서 사용하는 단어입니다.

라포는 친밀감을 느끼게 하여 두 사람 사이를 연결하는 교량 역할을 합니다. 상대방의 상황을 이해하고 공유하는 것을 말하지만, 상대방의 상황을 동의할 필요는 없습니다. 상황을 존중하고 이해하는 것만으로 충분합니다. 상대에 대한 존중 없이는 라포가 형성될 수 없습니다.

라포를 형성하는 기술에는 크게 3가지가 있습니다. 페이싱(Pacing), 미러링(mirroring) 매칭(Matching)입니다. 이 세 가지를 하기 위해서도 상대방의 관찰이 필요합니다. 상대방이 편안한 상태에서 어떤 보디랭귀지를 쓰고 어떤 표정을 짓는지 살펴보세요. 내가 말하고 표현할 때 자연스럽게 활용하면 됩니다. 단, 너무 인위적으로 활용하게 되면 오히려 역효과가 나니 주의하시기 바랍니다.

페이싱은 상대방의 상태 – 보디랭귀지, 목소리 톤, 단어-를 맞추어가는 것을 말합니다. 페이싱을 하게 되면 상대방은 무의식 속에서 친근감을 가지게 됩니다. 페이싱은 세 종류로 나눌 수 있습니다.

첫 번째는 상대방과 내 행동을 그대로 일치시키는 방법입니다. 상대방이 오른손을 들면 나도 오른손을 드는 것처럼 행동을 일치시키는 것입니다. 두 번째는 상대가 오른손을 들면 나는 왼손을 듦으로써 거울에 비친 것처럼 따라 하는 것입니다. 세 번째는 교차 거울 반응하기 방법이 있습니다. 상대방과 내가 서로 다른 신체 부위나 수단을 씀으로써 맞추기 하는 것입니다. 예를 들어 상대가 머리카락을 만지면 나는 몸을 만진다든지 페이싱 하다 보면 상대방이 친근감을 가지게 됩니다.

상대가 쓰는 단어를 사용하고, 사용하는 전문용어나 선호하는 문구를 사용하는 것입니다. 그가 잘못된 단어를 사용해도 상관없습니다. 중요한 것은 그 단어가 그 사람에게 의미하는 바입니다. "잇몸이 우리해요." "이전에 야매한테 가서 이빨을 했어." "이전에 치료해 주신 치과 원장님은 탈도 안 나고 오래 쓰게 해줬는데 다른 데서 치료 한 건 영 시원치 않네." 등등 환자가 하는 말의 진의가 중요한 게 아닙니다.

이것은 원장님들께 매우 중요합니다. 하지만 원장님뿐 아니라 환자와 더 많이 접촉하게 되는 치과 직원들과 상담실장에게는 더욱 중요합니다. 원장님은 대부분 환자를 진료하시고 몇 마디만 소통하시는 경우가 대부분이지만 직원들은 처음부터 끝까지 환자와 대화를 하기 때문입니다.

03

환자와의 공감대를 형성하는 Empathy 전략

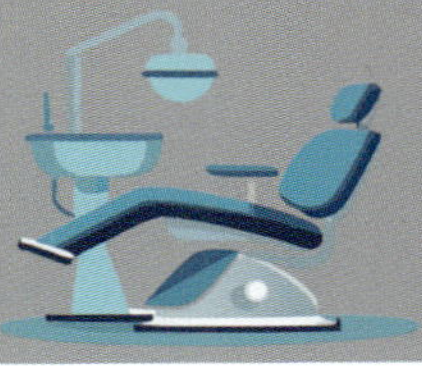

공감 (empathy)는 타인의 감정, 의견, 주장 따위에 대하여 나도 그렇다고 느끼는 것, 혹은 그렇게 느끼는 기분을 말합니다. 그럼 어떻게 그런 생각을 들게 할 수 있을까. 혹시 누군가와 이야기할 때 특별히 신나게 이야기했던 기억이 있으신가요? 아마 그분은 백트래킹(Back tracking)을 본인도 모르게 하고 있을지도 모릅니다. 백트래킹이란, 상대방과 이야기하는 중간마다 상대방이 말한 어떤 핵심 단어를 맞장구치듯이 그대로 되풀이 하여 말하는 것을 뜻합니다. 무엇을 말하느냐보다 어떻게 말하느냐가 훨씬 더 중요합니다.

백트래킹 하기 전에 먼저 호흡과 음정을 상대방과 매칭시킵니다. 상대방의 호흡을 관찰하고 호흡의 리듬을 맞추며, 상대방의 음의 고저/말의 빠르기/음색/말하는 분량/리듬을 맞춰야 합니다. 상대방의 목소리 음조가 얼마나 높은지, 낮은지. 상대방의 말이 빠른지 느린지, 음질이나 목소리의 공명은 어떠한지, 한 번 숨 쉬고 말하는 분량이 얼마나 되는지, 단조로운 소리로 말하는지 노래 부르듯 말하는지 상대방을 편안하게 하기 위해서 관찰이 필요합니다.

백트래킹은 상대가 한 말을 반복하는 기술이지만, 상대의 말을 한마디도 빠짐없이 반복할 필요는 없고 키워드가 되는 말 등을 적절하게 이용해서 활용해야 합니다. 이러한 백트래킹을 자유자재로 구사하실 수 있다면, 환자분들은 원장님에 더 친밀한 감정을 가지게 될 것이고 해당 병원에 대한 만족도는 크게 향상될 것입니다. 아래는 백트래킹의 한 사례입니다.

환자 : 원장님~ 요즘 제가 정말 일이 바빴어요

원장님 : 아 그러셨어요, 요즘 무척 일이 바쁘신가 봐요.

환자 : 제가 그래서 요즘 막차를 계속 타고 와요. 그래서 치과도 오랜만에 왔어요. 이전부터 아가씨들이 오라고 전화했는데 제가 시간이 없어서 이제야 왔어요.

원장님 : 아이고, 어머니~ 막차 타고 다니시려면 너무 힘드시겠어요.

환자 : 그렇다니까요. 제가 체력에는 자신이 있었는데 요즘은 잠이 부족해서 그런가 너무 피곤해요. 그래서 잇몸이 붓고 피가 나나 봐요.

원장님 : 잠이 부족해서 피곤하시군요, 잇몸이 붓고 피가 나시는 건 제가 한 번 봐 드릴게요~

이런 대화를 하시는 원장님은 거의 만나보지 못했습니다. 어쩌면 원장님들은 다른 환자들이 많기 때문에 현실적이지 않다 생각할 수도 있습니다. 맞습니다. 불편하고 어색할 수도 있고 전체적으로 시간이 모이고 모여서 전체적인 진료실의 순환 속도를 느리게 할 수도 있습니다.

하지만, 사실 그래 봤자 환자와 두세 마디를 더 하는 것뿐입니다. 실제로 백트래킹에 익숙해지면 생각보다 쉽고 큰 시간이 들지 않는다는 것을 알게 될 것입니다. 또한 마케팅업체에 큰 비용을 쓰는 것보다 아주 경제적이고 효과적인 방법이라는 것도 알게 되실 것입니다. 이 과정에 필요한 것은 오직 '연습을 통해 익숙해지는 것' 뿐입니다. 그동안 많은 컨설팅과 코칭을 통해 관찰한 바에 의하면, 상당수의 원장님은 이런 대화 패턴을 보였습니다.

환자 : (원장님이 바로 눕힐까 열심히 먼저 말을 꺼냄) 제가 지난번에 치료받고서도 여기가 계속 불편해요.

원장님 : 네, 기대보세요~

이보다 조금 더 시스템이 존재하는 치과는 이런 패턴입니다.

직원 : (원장님에게) 지난번에 치료받으신 곳 아프시다 하셨어요

환자 : 여기가 계속 이렇게 아팠어요.

원장님 : 네, 제가 좀 볼게요~

위 세 가지 대화 패턴을 비교해 보세요. 원장님이라면 어떤 원장님에게 치료받고 싶으신가요? 원장님 스스로 한번 생각해 보시기 바랍니다.

04

환자들의 속마음을 파악하는 Detect 기술 (YES 신호, NO 신호)

디텍트(Detect)란 특히 알아내기 쉽지 않은 것을 발견하고 감지해 내는 것을 말합니다. 한마디로 환자를 잘 관찰하여 환자들이 원하는 것이 무엇인지, 원하는 방식이 무엇인지 읽어내는 것입니다.

아이 억세싱 큐(Eye Accessing Que)는 눈의 움직임과 시선의 방향을 잘 관찰함으로써 상대방이 무엇을 생각하고 있는지를 읽을 수 있는 방법입니다. 시선의 방향과 마음의 상태와의 상관관계를 알 수 있습니다. 이 부분은 원장님도 필요하지만, 상담실장님들이 더 많이 활용할 수 있는 스킬입니다

눈동자 단서 (eye positions as looking at another person)

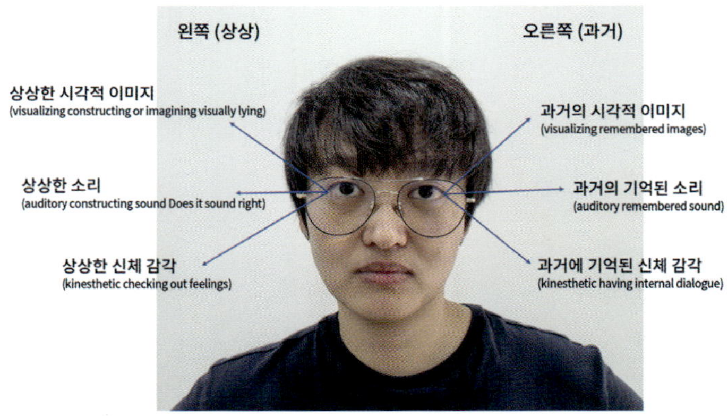

시선의 방향과 마음 상태와의 상관관계를 정리한 것입니다. 눈동자의 움직임, 시선의 방향에 따

라 그 사람이 생각하는 것을 읽을 수 있습니다. 사람들은 정보를 인출하는 과정에서 기억을 재생시킵니다. 어떤 사람은 시각화시켜 화면으로 보고 (visual), 어떤 사람들은 소리로 듣고 (auditory), 어떤 사람은 감각으로 느끼는 (kinesthetic) 등 사람마다 좀 더 선호하는 경향이 있습니다. 이러한 경험을 하도록 하는 것이 표상 체계입니다.

사람의 눈 움직임에는 그 사람이 자신이 본 것 , 들은 것, 냄새 맡은 것, 맛본 것, 만진 것 중에 어떤 것을 떠올리고 있는지가 나타납니다. 그래서 눈 움직임을 보면 그 사람이 무슨 생각을 하고 있는지 알 수 있습니다. 이 기술은 미국의 심리학자 그라인더와 밴들러가 개발한 것으로 '신경 언어학적 프로그래밍' 또는 NLP라고 불립니다.

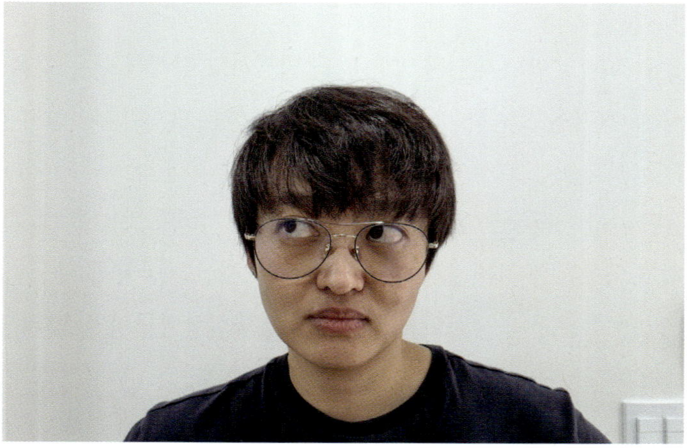

간단하게 말해서, 사람이 자신이 본 것을 떠올릴 때는 위 사진처럼 눈이 위쪽으로 움직입니다. 그리고 들은 소리를 떠올릴 때는 눈이 옆으로 움직이면서 마치 지금 소리를 듣고 있는 것처럼 고개도 옆으로 약간 기울입니다. 또 느낌이나 감정을 떠올릴 때는 오른쪽 아래를 내려다보고 속으로 혼잣말할 때는 왼쪽 아래를 내려다봅니다.

문제는 이런 눈의 움직임이 채 1초도 안 되는 순간에 이루어지고 또 다른 몸짓들과 함께 이루어지기 때문에 쉽게 알아차릴 수가 없다는 점입니다. 하지만 영상으로 녹화해서 보면 사람들이 하는 말과 그들이 정말로 생각하는 것이 서로 일치하지 않을 때를 찾아낼 수 있습니다.

앨런 피즈의 「보디랭귀지」에 의하면 일반적으로 사람 중 35%는 시각 정보를 선호해서 '무슨 말씀인지 그림이 떠오를 것 같습니다'라거나 '그 의미를 잘 들여다보십시오', '그걸 보여주실 수 있습니까?' '확실하게 머리에 떠오릅니다'와 같이 시각 정보와 관련된 표현을 즐겨 쓰며, 그런 사람의 관심을 끌 때는 사진이나 도표, 그래프 등을 보여주면서 '머릿속에 그림이 떠오르십니까?'와 같은 질문을 하면 됩니다.

그리고 25%는 청각 정보를 선호해서 '다 알아들었습니다', '옳은 소리 같지 않습니다'와 같은 말을 자주 하며, 상대와 '장단'이 잘 맞기를 바랍니다. 나머지 40퍼센트는 촉각 정보를 선호해서 '우리 부서는 주사 한 방 맞아야 정신을 차릴 거야' '무슨 뜻인지 감이 잡히질 않습니다', ' 머리를 굴려 보자'와 같은 식의 말을 자주 합니다. 그리고 직접 만져보면서 테스트하기를 좋아하고 실험이나 시연을 통해 '감을 잡고 싶어' 합니다.

이것은 거짓말을 탐지할 때도 자주 쓰입니다. 예를 들어 한 여성이 회사에 지각했다고 가정해보겠습니다. 이때 여성은 버스가 사고가 나서 어쩔 수 없이 지각을 했다고 말했을 때 여성의 눈동자의 위치를 파악해 보겠습니다. 처음 여성에게 사고와는 관련 없는 '어제 입은 원피스 예뻤는데 색깔이 뭐였어?', '구두는 무슨 색으로 신었었지?', 라는 질문을 던졌을 때 여성 눈동자가 왼쪽으로 올라가는지 확인하여 기준점을 잡습니다. 그리고 나서 갑자기 '버스가 사고 났을 때 사고 났던 차량 종류가 뭐였어?'라고 질문을 했을 때 오른쪽으로 눈동자 위치가 올라간다면, 그 여성은 거짓말을 했을 확률이 높아집니다. 이러한 기준점을 통하여 상대의 거짓말도 탐지해 낼 수 있습니다.

시선 식별 단서는 함부로 단정 짓지 않으며 항상 상대방에게 질문을 해서 확인을 해야 합니다. 보통 왼쪽 위는 과거 경험을 시각이미지로 떠올리고, 오른쪽 위는 시각이미지로 상상하는 것입니다. 왼쪽 수평은 과거에 들은 소리를 떠올리고 있고, 오른쪽 수평은 소리를 상상합니다. 왼쪽 아래는 마음속에서 내적 대화를 하고 있고, 오른쪽 아래는 체감각을 상상하고 있습니다.

시각 기능 (visual), 청각 기능 (Auditory), 체감각 기능(kinesthetic)등 하나를 먼저 쓰면 다른 것은 상대적으로 덜 사용하게 됩니다. 각 선호 표상 체계는 보편적으로 이런 특징을 가지고 있습니다.

시각 기능 (visual)

- 깔끔하며 정리 정돈을 잘 한다
- 그림이나 모습, 외모를 봄으로써 기억하며 소리에 대해서는 덜 민감하다
- 마음이 집중하지 않는 경향이 있기에 언어적 지시 사항을 제대로 기억하지 못한다
- 어떻게 보이는지에 대해서 관심을 가진다
- 말보다는 문서나 시각 자료를 좋아한다
- 말로 이야기하면 잘 기억하지 못한다
- 어떻게 보이는지가 중요하다

청각 기능 (Auditory)

- 독백을 많이 한다
- 소리나 음악에 민감하고 잘 기억한다
- 수다스럽다
- 귀가 얇다
- 소음을 싫어한다
- 문서보다는 말을 좋아한다
- 들었던 말을 쉽게 따라 한다
- 대체로 전화 통화를 좋아한다
- 자신이 어떻게 하고 있는지 듣고 싶어 한다
- 특정한 목소리 톤이나 말에 민감하다

체감각 기능 (kinesthetic)

- 신체적 접촉을 좋아한다
- 사람들과 가까이에서 대화하는 경향이 있다
- 행동이나 접촉하면서 기억한다
- 직감, 영감이 발달하고 감을 잘 잡는다
- 정서적이며 느낌에 강하고 잘 운다
- 스트레스를 잘 받고 감정의 기복이 심하다
- 운동기능이 발달했다
- 움직이고 근육 사용을 좋아한다
- 산만하거나 차분하지 않다
- 접촉에 민감하다
- 직접 하거나 경험해 보면서 사물이나 사건을 기억한다
- '느낌이 괜찮거나' 이들이 할 수 있는 무언가를 제시할 수 있다면 관심을 보인다

이런 식으로 각자의 선호 표상 체계는 다른데, 환자의 반응을 보거나 어떤 단어를 사용하는지 들어보면 차이가 있음을 알 수 있습니다. 만약에 환자의 선호 감각이 무엇인가를 파악하고 그에 맞춰서 대화한다면 환자와 좀 더 소통이 원활해질 것입니다.

시각형의 사용단어 예시

눈 빠지게, 내가 보기에는, 의심의 그림자도 없이, 조감도, 얼핏 보다, 윤곽이 뚜렷하다, 번뜩 보이다, 식견을 갖게 하다, 어렴풋한 생각, 색깔이 다르다, ~에 비추어, ~을 고려해서, ~처럼 보이다, 소란을 피우다, 마음속으로 상상하다, 그림을 그리다, 지켜보다, 근시안, 과시하다, 눈요기, 허공을 응시하다, 엿보다, 시야가 좁은, 등잔 밑이 어두운, 선두에 선, 윤곽이 분명한

시각형 환자와 상담할 때 예시

"제가 환자분께 다른 분의 임플란트 치료 전후 사례를 보여드릴까요?"

"제가 말씀 드린 내용이 괜찮게 보이시면 치료를 받으시는 걸 추천합니다."

"이 치료를 받으시고 모임에 나가시면, 다른 분들이 분명히 이전보다 예쁘게 보이신다고 말씀 하실 거에요"

청각형의 사용 단어 예시

수다쟁이, 은 쟁반에 구슬이 굴러가듯, 맑은, 명확히 표현된, 호소하다, 잔소리, 설명하다, 귀 기울이다, 목소리를 듣다, 숨겨진 의도, 쓸데없는 잡담, 캐묻다, 기조연설자, 크고 분명하게, 말하자면, 주의를 기울이다, 언어 능력, 목표를 말하다, 솔직히 말하면, 귀 기울이다, 귀 기울이지 않다, 들어보지 못한, 의견을 말하다, 들리는 곳에서, 말 그대로

청각형 환자와 상담할 때 예시

"제가 환자분께 어떻게 치료하는 게 좋은지 말씀드리면 한번 들어보실래요?"

"제가 말씀드린 내용이 괜찮게 들리신다면 치료를 받으시는 것을 권합니다"

"이 치료를 받으시고 모임에 나가시면, 다른 분들이 분명히 치료가 잘 되었다고 말씀 하시는 게 들리실 거예요"

체감각형의 사용단어 예시

기진맥진한, 자제하다, 굳건하다, 자세히 들여다보다, 계속 접촉하다, 괴롭히다, 버티다, 열띤 토론, 꼼짝 말고 그대로 있어, 들러붙다, 성미가 불같은, 본심을 드러내다, 눈엣가시, 깜빡하다, 싹싹한 사람, 그렇고 그런, 밑바닥부터 시작하다, 골치 아픈, 뒤죽박죽인

체감각형 환자와 상담할 때 예시

"제가 환자분께 좋은 치료 받을 방법을 안내해 드리면 치료를 받고는 싶으시죠?"

"우리 치과에 대한 느낌이 괜찮으셨다면 치료를 받으시면 좋겠어요"

"이 치료를 받으시고 친구 모임에 나가시면, 그동안 식사 못하신 것들 맛있게 드실 수 있으세요"

Ⅵ

Chapter

비언어를 통한 효과적인 상담전략 2

01. 미세표정
02. 환자들과의 거리 및 위치
03. 치과 소품 활용법

01 미세표정

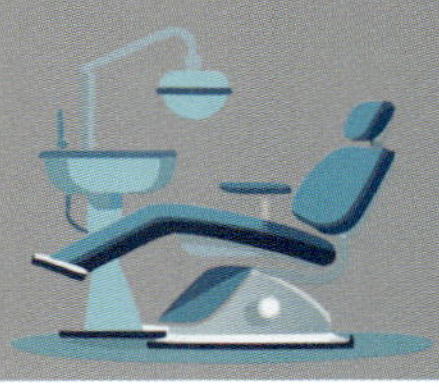

미세표정(micro expression)이란 빠르고 비자발적으로 감정에 따라 나타나는 표정이며 미세표정은 사람의 감정, 느낌, 태도를 반영합니다. 사람들은 그들의 행동을 통해 무의식적으로 그들의 감정을 드러내며 이것은 때때로 아주 짧은 순간(0.25초)에 나타났다 사라지기도 합니다. 사람의 모든 감정표현은 근육 움직임들의 조합을 통해 구축됩니다. 만약에 당신이 미세표정을 읽는 훈련을 받는다면 다른 사람의 감정을 파악할 수 있습니다.

사람은 누구나 7가지 보편적인 감정을 가지고 있으며 혐오(Disgust), 분노(Anger), 공포(Fear), 슬픔(Sadness), 행복(Happiness), 놀람(Surprise), 경멸(Contempt)을 표현할 수 있는 능력을 갖추고 태어납니다. 확장된 버전으로는 더 많은 감정이 있습니다. 얼굴은 감정을 가장 효율적으로 전달할 수 있는 중요한 수단이기도 하지만 동시에 가장 쉽게 위장할 수 있는 부분이기도 합니다.

슬픔은 가장 길게 지속되는 감정으로, 안쪽 눈꺼풀이 올라가서 거꾸로 된 V자를 만듭니다. 아래 사진처럼 이마를 따라 수평으로 선이 생깁니다. 눈꺼풀이 처지며, 입이 아래로 처집니다. 또, 아래쪽 눈꺼풀이 올라갑니다.

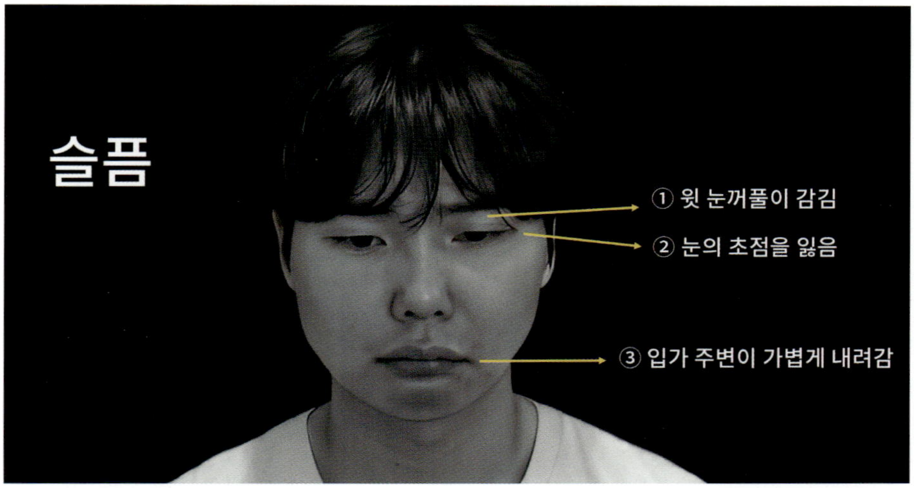

놀라움은 가장 반응이 빠른 감정으로, 눈썹이 구부려지면서 높이 올라갑니다. 안구 위쪽이나 아래쪽으로 흰자가 보입니다. 아래 사진처럼 위쪽 눈꺼풀이 올라가고, 아래쪽 눈꺼풀은 동그란 상태로 있습니다. 이마를 가로지르는 주름이 생기며, 턱이 아래로 내려오면서 입이 벌어집니다. 이때 입술이 벌어지는데 놀라움의 정도에 따라 벌어진 크기가 달라집니다.

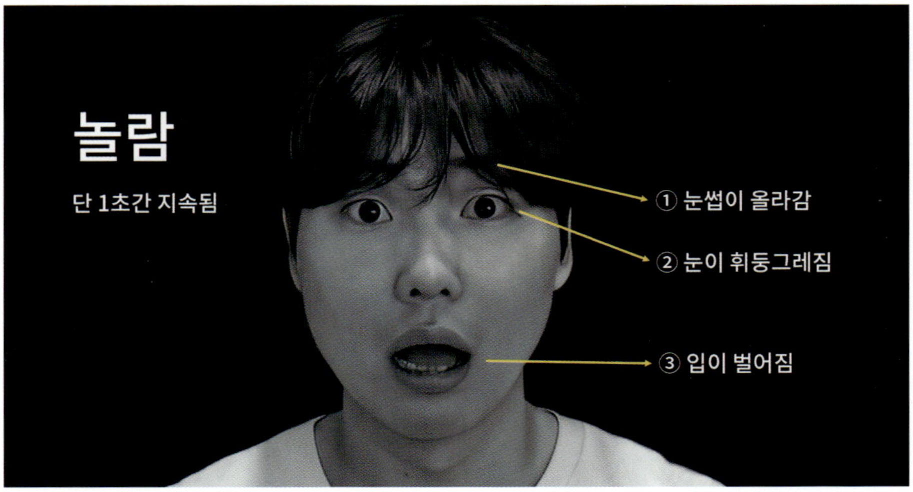

공포는 일반적으로 놀라움 뒤에 따르는 감정입니다. 눈썹을 찡그리며 위로 올리고, 위쪽 눈꺼풀이 올라갑니다. 아래 사진처럼 홍채 위로 흰자위가 보이고, 아래쪽 눈꺼풀이 빳빳하게 서게 됩니다. 입술이 벌어지거나, 아래쪽으로 내려가거나, 긴장되어 있습니다.

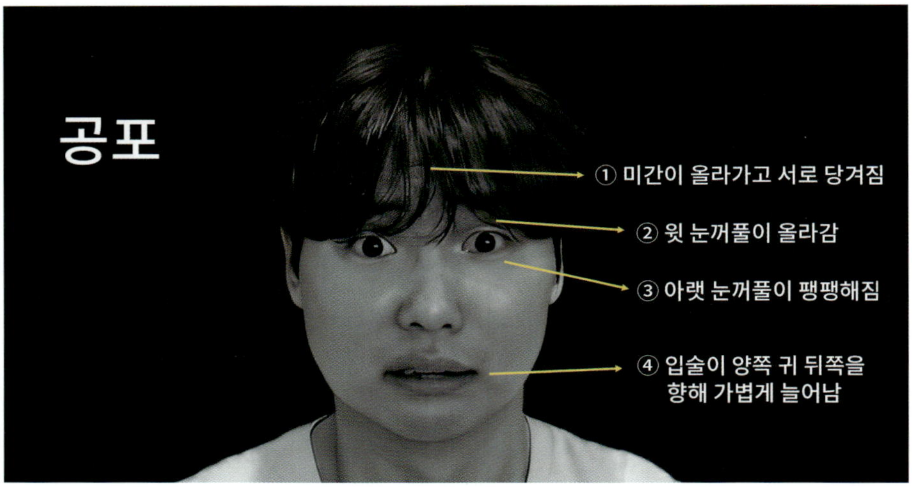

분노는 빠르고 정확하게 구별할 수 있는 감정입니다. 눈썹 사이에 주름이 생기고, 눈썹이 아래로 내려갑니다. 아래 사진처럼 위쪽 눈꺼풀이 처지고 강렬한 눈빛으로 주시합니다. 또한 아래쪽 눈꺼풀이 경직되고 콧구멍이 벌름거립니다. 입은 네모 모양으로 벌어지고 입술이 경직됩니다. 아랫입술이 불룩 튀어 나오기도 합니다.

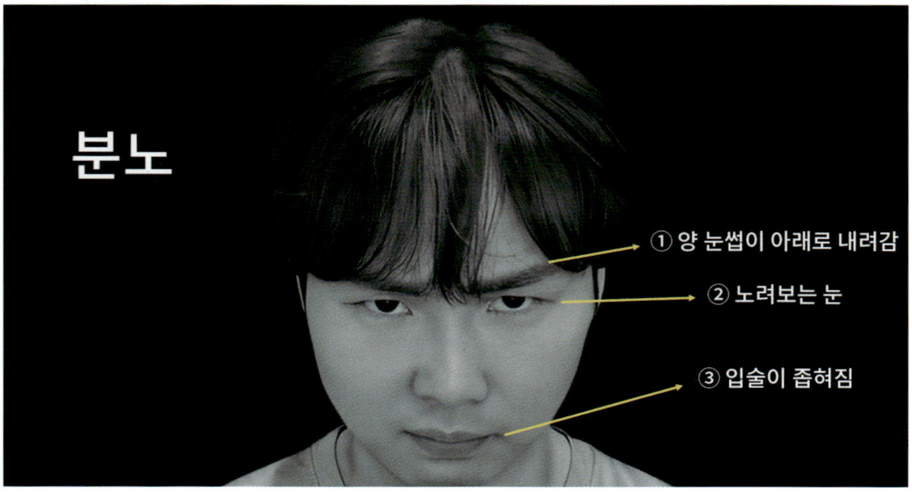

혐오감은 거울 신경이 가장 잘 반응하는 감정으로, 이마의 긴장이 풀어집니다. 아래 사진처럼 눈썹이 내려가고, 코 윗부분에 주름을 잔뜩 잡으며 찡그리게 됩니다. 아래쪽 눈꺼풀이 경직되며 입을 오므립니다. 또한 입을 살짝 벌리게 되고 윗입술이 올라갑니다.

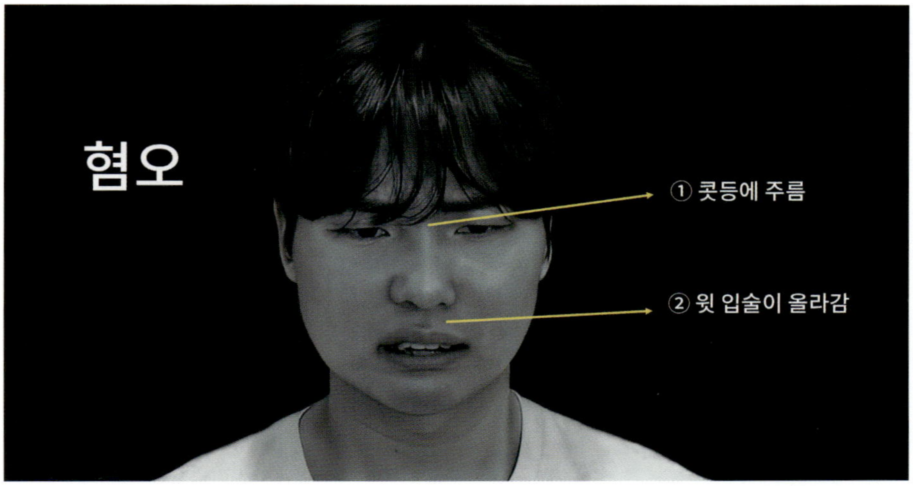

행복은 인간이 가장 좋아하는 감정으로 이마의 긴장이 풀리며 눈썹의 바깥쪽 끝부분이 살짝 내려갑니다. 아래 사진처럼 실눈을 뜨게 되고 눈가와 눈 밑에 주름이 잡힙니다. 볼이 올라가고 입 가장자리가 치켜 올라갑니다. 입술이 살짝 벌어져 윗니가 보이기도 합니다.

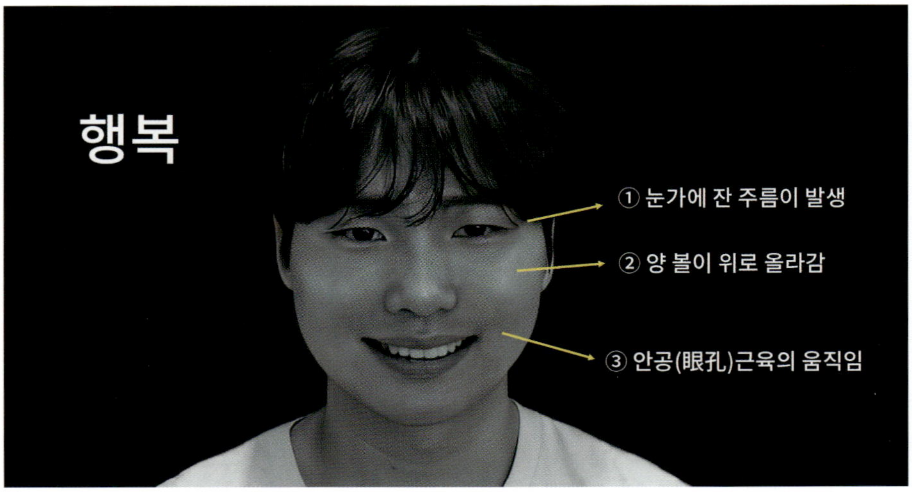

경멸은 우월감을 표시하는 감정입니다. 아래 사진처럼 코에 주름이 잡히고 비웃을 때처럼 입술이 치켜 올라갑니다. 입술을 앞으로 내미는 경우도 있고 입을 굳게 다문 채 입꼬리만 살짝 올라가기도 합니다. 살짝 미소를 짓는 모습과 혼동할 수도 있습니다.

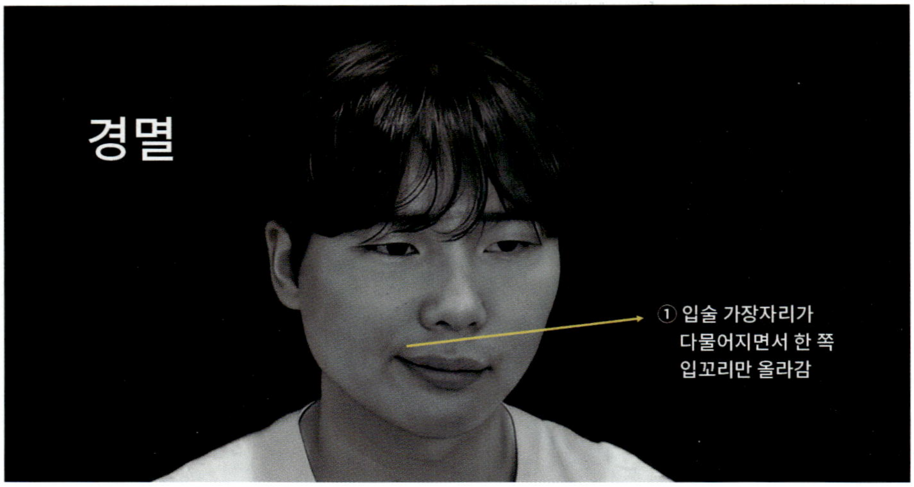

분명히 치료에 만족했다고 하고 가신 환자분이 심하게 컴플레인하셔서 당황했던 경험이 없으셨나요? 혹은 상담이 잘 진행되는 것 같았는데 치료를 거부하고 돌아가신 경우는 없으셨나요? 이렇게 대화의 내용을 보면 특별한 문제가 없었는데 차후에 전혀 다른 행동을 보이는 환자분을 볼 때면 그 원인을 파악하기 힘든 경우가 많습니다. 하지만 이것을 파악할 방법이 있는데 그것이 바로 환자분들의 미세표정을 관찰하는 것입니다.

환자분이 치료의 만족도에 대한 질문에 만족했다고 말하는데 그 환자분의 표정에 분노의 미세표정이 보인다면 그 환자의 실제 감정은 화가 날 정도로 치료의 결과에 크게 실망했다는 것이 될 것입니다.

사람들은 언어를 어느 통제할 수 있지만 그들의 무의식에서 나오는 행동 특히 짧게 나타났다 사라지는 미세표정은 통제하기 쉽지 않습니다. 따라서 사람들의 미세 표정을 구분하는 법을 훈련한다면 그것은 환자 만족도에 놀라운 긍정적인 영향을 줄 수 있을 것입니다.

02

환자들과의 거리 및 위치

사람은 자신만의 고유한 심리적 영역이 있습니다. 자신에게 누군가 사람이 가까이 올 때 느끼는 느낌이 다르며 서로의 관계에 따라 편안한 거리가 다릅니다. 관계의 친밀함이 덜 할수록, 상대방이 너무 자신에게 가까이 다가오면 왠지 모를 불안감과 불편함을 느끼게 됩니다. 서로 잘 모르는 관계라고 하면 그 불편감은 더 큽니다. 반대로 친근함이 높을수록 상대방과의 거리가 가까워지더라도 불편한 마음이 들지 않습니다. 오히려 멀리 있으면 불편함을 느낄 것입니다.

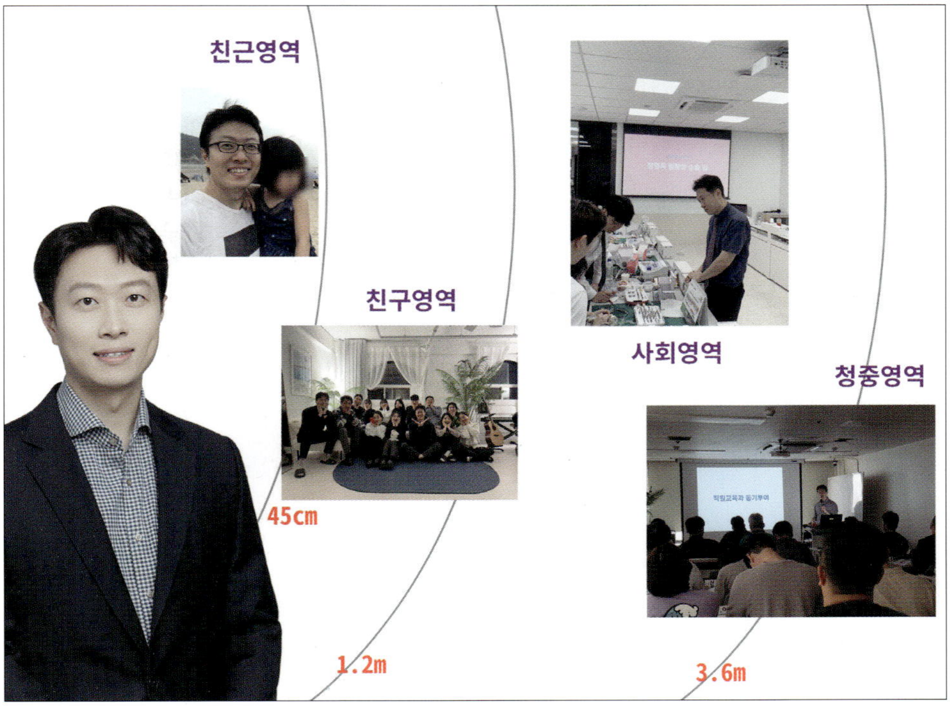

이처럼 친분 정도에 따라 개인 공간의 거리는 각기 다릅니다. 이 공간 안으로 누군가가 들어오게 되면 자신의 개인공간을 침범 당했다고 생각하는 사람이 뒤로 물러서면서 다시 그 거리가 유지됩니다.

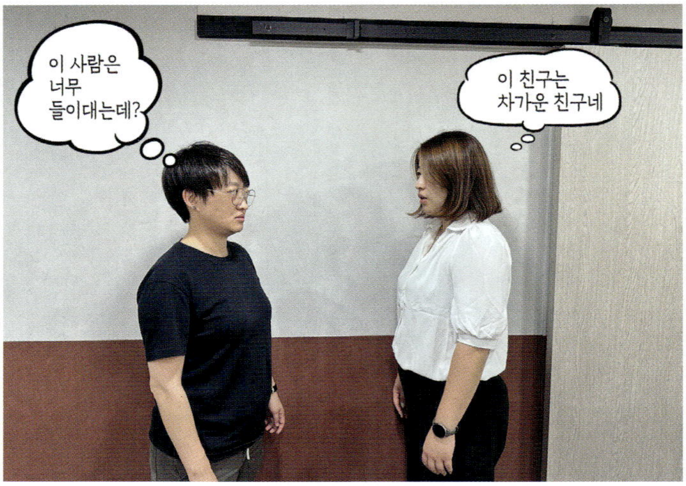
이 사람은
너무
들이대는데?
이 친구는
차가운 친구네

원장님이 오늘 아침에 탔던 엘리베이터를 생각해 보세요. 엘리베이터를 탈 때 보았던 대부분의 사람이 무표정이고 각자 다른 곳을 쳐다보고 있을 것입니다. 이는 좁은 공간에서 낯 모르는 사람들이 어쩔 수 없이 개인 공간을 침범했을 때 나타나는 현상입니다. 빡빡한 공간에서 사람들은 각자의 서로서로 개인 공간을 침범하게 되고 그들의 감정을 나타내지 않으려는 가면을 쓰게 됩니다. 제한된 공간에서 도망갈 곳이 없습니다. 따라서 사람들은 그들의 감정과 기분을 숨길 수 있는 간단한 규칙을 고안해 냈습니다.

몸의 움직임을 적게 하고, 자신이 아는 사람을 포함해 그 누구에게도 말을 걸지 않습니다. 눈 맞춤 (아이 컨택)을 피하고, 거울이나 엘리베이터 버튼, 스마트폰 등 어떤 것을 보는 체하거나 정말 그것만 보고 있습니다. 표정 없는 얼굴을 하고, 서로 대화를 피합니다. 엘리베이터를 탄 경우에는 계속해서 층수가 바뀌는 것만 지켜봅니다.

사람들은 다른 사람들이 다른 사람이 내 개인공간을 침범하게 되면 불편하기 때문에 감정에 '가면을 씁니다'. 가면 쓰기는 다른 사람들로부터 감정을 막는 한 방법이며 이것은 세상 어디에서도 관찰되는 보편적인 자세입니다. 지하철과 같은 빽빽한 공간에 있는 사람들은 긴장한 모습이나 감정이 없는 모습을 보이는 것이, 그 사람이 차갑거나 누군가에게 불만이 있어서가 아니라 그들의 개인 공간이 침범당했기 때문입니다.

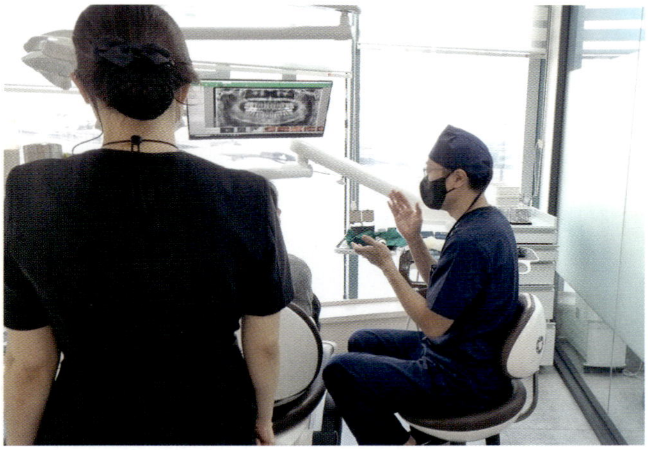

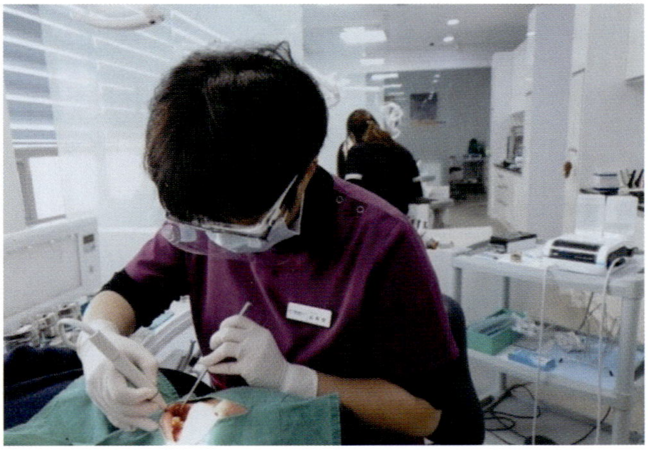

그렇다면 치과는 어떨까요? 위 사진들 같이 환자는 진료 체어에 앉게 되고, 그 근처에 치과의사나 치과위생사가 '환자의 영역'을 '침범'합니다. 친근한 친구와도 45cm 정도의 거리가 있어야 편안한데, 진료를 받을 때는 마치 연인이나 부부처럼 밀착되는 거리에서 만나게 됩니다. 이것은 의사와 환자 간 사회적으로 합의된 공간이고 그것은 우리의 무의식에 자연스럽게 자리 잡혀 있습니다. 따라서 환자와 가까운 거리에 있는 것이 큰 문제가 되지 않습니다. 오히려 의사가 환자의 친밀 공간 밖으로 멀어지게 되면, 그것은 환자가 의사에 대해 거리감을 느끼게 만들며 불안한 감정을 느끼게 할 수 있습니다. 따라서 체어와 의사의 공간이 친밀 영역 안에 있을 수 있도록 신경을 써야 합니다.

반대로 상담실에서는 진료실과 다를 수 있습니다. 이 상담 상황은 치과 입장에서 환자를 설득하는 과정입니다. 이때는 처음부터 너무 환자와 가까운 공간에 있으면 환자가 불편함을 느끼거나 심지어는 심리적으로 공격 받는다고 느낄 수도 있습니다. 이때는 처음에는 적절하게 거리를 유지하면서 환자와 라포를 충분히 형성한 후 아래 사진처럼 서서히 환자와의 거리를 좁히는 것이 효과적인 방법입니다.

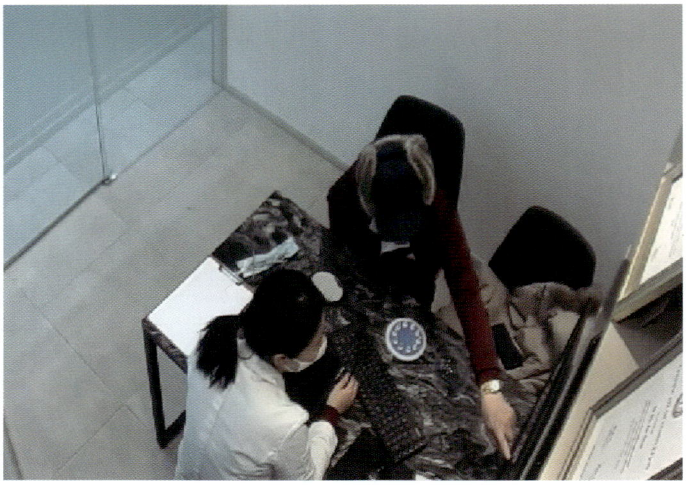

03

치과 소품 활용법

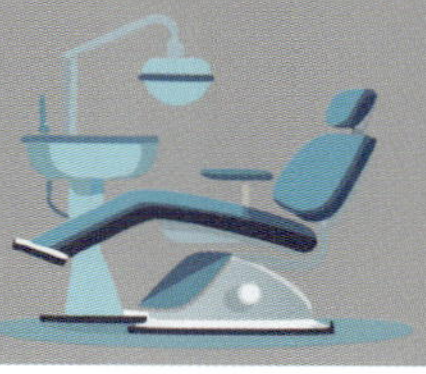

저는 처음 치과를 개원할 때부터 치과에 놓을 소품에 대해 많이 고민했습니다. 작은 소품 하나로 공간의 느낌이 많이 바뀌기 문입니다. 개원할 당시에는 대기실, 상담실의 소품에 신경을 썼는데, 개원한 이후에는 진료실 소품에도 신경을 쓰고 있습니다.

저도 어렸을 때부터 치과 치료가 무서웠던 사람 중의 한 명입니다. 그래서 그런지 치과 치료를 무서워하는 환자분들을 보면 , 최대한 긴장감을 덜어드리고 싶은 마음이 큽니다. 다양한 시각적 요소들을 통해 따뜻하고 편안한 분위기의 치과를 만들고, 이를 통해 환자분들의 긴장감을 조금이라도 덜어드리고 싶습니다. 물론 쉽지는 않습니다.

어떤 치과들은 보다 전문적인 느낌이 들도록 인테리어를 했고, 또 어떤 치과는 감각적이고 세련된 느낌이 들도록 인테리어를 해 놓았습니다. 물론 이러한 인테리어들도 좋습니다. 하지만, 여러 가지를 측면을 고려해 보았을 때 저는 온기가 느껴지는 공간이 더 좋다고 생각합니다. 왜냐하면 치과라는 공간 자체가 어쩔 수 없이 차갑고 무섭게 느껴지기 쉬운 공간이기 때문입니다. 환자들이 느끼기에 치과는 왠지 많이 아플것 같고, 상담실에서는 돈 많이 내라고 할 것 같은, 불안하고 복합적인 생각이 드는 공간입니다.

진료실 내부에는 불안하고 무서워하시는 환자분들을 위해 아래 사진처럼 소품으로 인형을 비치해 두고 필요하신 분들은 인형을 안고 진료를 받으시도록 하고 있습니다. 이런 소소한 노력을 통해 오늘 하루도 환자의 불안감을 덜어드리며 진료를 하고 있습니다.

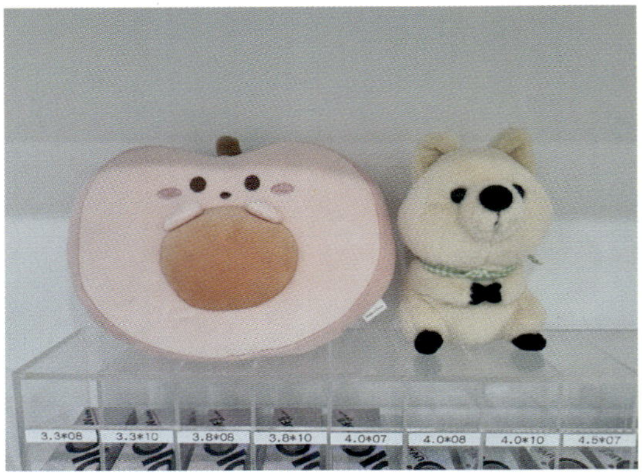

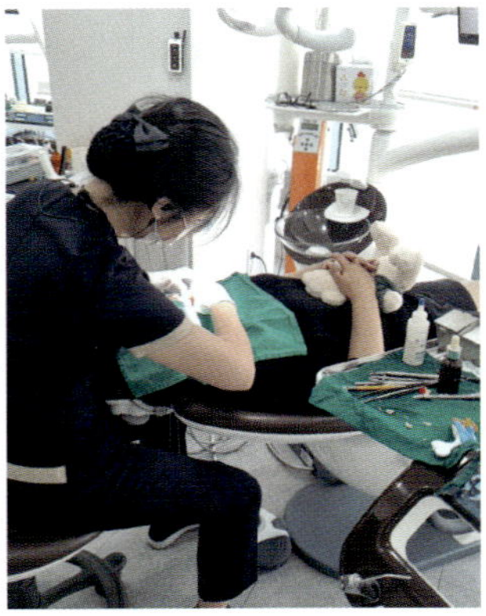

전체적으로는 마음을 안정시키고 편안하게 만드는 브라운 색을 사용해서 치과 인테리어를 했습니다. 이는 편안하고 차분한 느낌을 가져다 줍니다. 따뜻한 패브릭 소재의 소품을 두고, 조명색도 부드러운 전구색을 사용했습니다. 가장 중점을 둔 부분은 내원한 환자분들의 마음이 조금이라도 덜 무섭게 느끼도록 하는 것이었습니다.

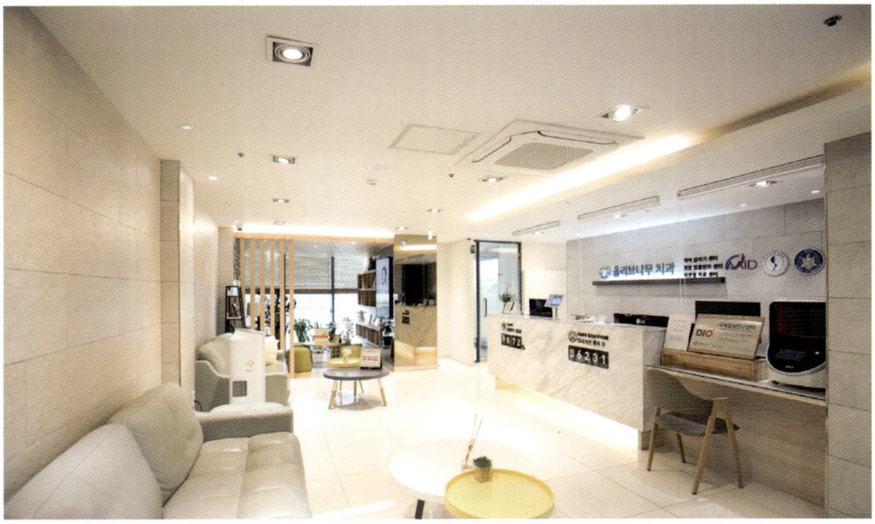

컬러는 시각적으로 다양한 느낌을 환자에게 전달합니다. 요즘에는 컬러와 관련한 전문가들도 있어 나에게 잘 어울리는 색상과 내가 가지고 있는 컬러 성향을 분석해 볼 수 있습니다. 저의 경우는 오렌지, 터콰이즈, 핑크컬러가 어울리는 것으로 분석되었는데, 해당 컬러의 키워드는 '즐거움' '진실한 소통' '사랑'입니다. 유니폼을 고를 때나 홈페이지 디자인을 할 때, 환자들이 편안함을 느끼면서 동시에 저와 잘 어울리는 컬러를 선정했습니다.

살아있는 식물의 그린을 인테리어 소품으로 활용하는 것도 추천됩니다. 식물이나 천연 소재는 치과 분위기를 자연스럽고 편안하게 만들어줍니다. 실내에 식물을 배치하거나 나무나 대리석과 같은 천연 소재의 소품을 사용하는 것이 추천됩니다.

또, 분위기를 부드럽고 따뜻하게 만들기 위해 중립적이고 부드러운 컬러를 선택하는 것이 좋습니다. 베이지, 연한 그린, 연한 블루와 같은 색상은 치과 분위기에 적합합니다. 조명도 분위기를 조성하는 데 중요한 역할을 하는데, 치과 분위기를 더욱 편안하게 만들기 위해 부드럽고 따뜻한 조명을 사용하는 것이 좋습니다. 간접 조명이나 조명의 밝기를 조절할 수 있는 기능을 가진 조명을 활용하면 더욱 좋습니다.

음악 또한 환자들이 더 편안하고 진정된 상태에서 치료받을 수 있도록 돕습니다. 심장박동을 빠르게 만드는 빠른 템포의 음악보다는 약간은 느리고 편안한 분위기의 음악을 추천드리고 싶습니다. 소품과 컬러, 음악들을 조화롭게 조합하면 치과 분위기를 더욱 편안하고 안정적으로 만들 수 있습니다. 그러나 각 원장님의 취향과 상황에 따라 다를 수 있으므로, 여러가지를 측면을 고려해서 실내 분위기를 연출하시면 됩니다.

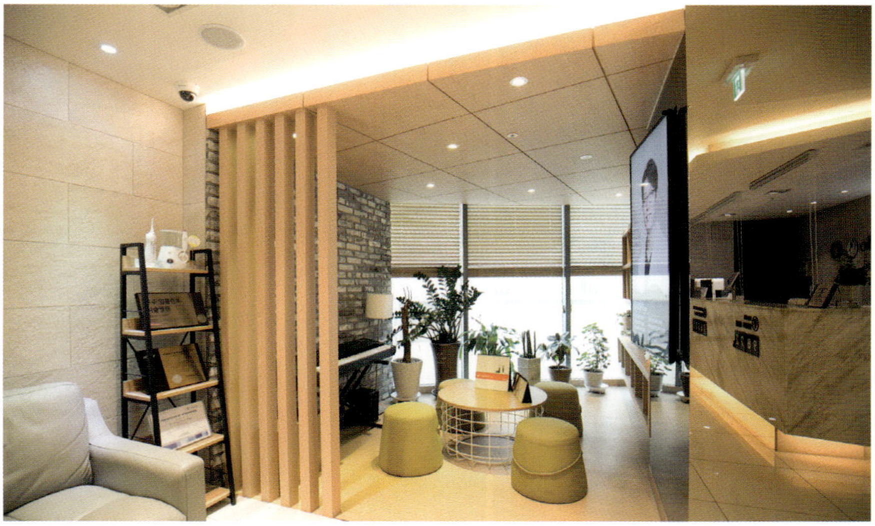

저 말고도 이미 많은 원장님들께서 환자들에게 편안하고 안심할 수 있는 치료 경험을 제공하기 위해 노력을 기울이고 계십니다. 개원한 지인의 치과를 가 본 적이 있는데, 편안하고 안락한 분위기를 조성하는 노력을 기울인 흔적들이 보였습니다. 치과 진료실은 편안한 분위기로 꾸며져 있었고, 음악이나 환경 소리와 같은 배경 소음을 사용하여 환자들이 더욱 편안함을 느낄 수 있도록 해 놓았습니다. 그로 인해 적지 않은 비용을 지출했다는 것도 같은 개원의로서 느낄 수 있었습니다.

의료계 중에서 단연 치과계가 환자의 통증에 관심이 많다고 저는 생각합니다. 각종 마취제나 진통제를 사용하거나, 능한 한 빠르고 효율적으로 치료하기 위해 노력하며 환자들의 불안을 최소화하기 위해 노력합니다. 저 또한 대한민국에서 10여 년 가까이 개원의로 살아가며 환자분들을 위한 노력을 하고 있습니다. 이 책은 저의 그런 작은 노력이 담긴 책입니다.

우리가 할 수 있는 그 어떤 설비와 진료 도구보다 오늘 내 진료를 해주는 치과의사의 따뜻하고 친근한 태도가 가장 환자를 편안하게 해준다고 생각합니다. 환자는 각종 비언어적인 시그널을 우리에게 끊임없이 보냅니다. 만약 이 시그널을 우리가 읽을 수 있다면 환자는 치과의사와 편안하게 대화하며 치료에 대한 걱정과 질문을 자유롭게 나눌 수 있습니다. 그러면 우리가 일하는 치과라는 공간이 환자에게 조금은 더 편안해지지 않을까 생각해 봅니다.

EPILOG _ 업계 종사자로서 우리가 노력하면 좋은 것

제가 가르치는 후배 치과의사들이나 직원들에게 강조하는 말이 있습니다. '우리는 환자의 입 안을 치료하는 사람들이지만 환자의 입 안만 보면서 치료하지 않았으면 좋겠다.'는 것입니다.

무슨 뚱딴지같은 소리냐고요? 치과는 당연히 구강 내 질환을 치료하는 곳입니다. 그러나 우리가 치료하는 대상은 치아 하나하나가 아닌 한 명의 사람입니다. 저는 치과 치료만 의학적으로 완벽하다고 해서 좋은 치료라고 생각하지 않습니다. 환자가 치료 중에 심한 공포나 불안감을 느꼈다면 그건 한 명의 사람을 치료한다는 시각에서 보면 좋은 진료라고 보기 어렵다 생각합니다. 물론 치료를 대충대충 하고 환자의 기분만 맞춰주라는 건 아닙니다. 그것은 환자를 속이는 것입니다. 진료도 완벽하게 하기 위해 노력하면서 동시에 우리는 환자의 두려움과 공포를 줄여줄 수 있어야 합니다.

사람들은 스스로를 굉장히 이성적이라고 생각합니다. 그러나 많은 상황에서 우리는 본능적이고 감정적으로 행동합니다. 우리의 뇌가 그렇게 진화했기 때문입니다. 높은 전망대에 올랐을 때 안전하다는 것을 머리로는 이해하지만, 심장이 두근댔던 경험, 여러 사람 앞에 섰을 때 내 의지와 다르게 떨리고 불안했던 경험, 화를 참아야 하는 상황이라고 머리로는 생각하지만, 화가 쉽게 가라앉지 않았던 경험 등 우리는 자주 비이성적이고, 본능적이고 감정적으로 행동합니다. 그리고 본능과 감정이 이성을 뚫고 나오는 현상은, 우리의 생명과 생존과 직결된 상황일 때 더욱 강하게 일어납니다.

우리의 입은 우리의 생존과 생명 유지에 매우 중요한 신체 부위입니다. 입이 없다면 먹을 수도 말을 할 수도, 숨을 쉬기도 어렵습니다. 모두 생명과 직결된 것입니다. 그리고 입은 뇌와 매우 근접해 있습니다. 뇌 입장에서 보면 입 안에 날카로운 기구를 넣는 것 자체가 굉장히 공포스러운 일일 것입니다. 그렇기 때문에 우리는 치과에 오면 본능적으로 두려움을 느끼고 불안해지기 쉽습니다. 본능적으로 위협에 처했을 때 우리의 신체 감각 기관은 더욱 민감해지고, 더욱 많은 정보를 얻기 위해 비언어적인 모든 채널을 동원합니다. 치과 기구가 내뿜는 소리, 치과에서 느껴지는 냄새, 원장의 목소리 등 전혀 이성적이라고 생각할 수 없는 요소들에서 환자들은 불안감을 느끼게 될 수 있습니다. 그렇다면 치과계 종사자들은 환자의 불안과 공포를 덜어주기 위해 구체적으로 어떠한 노력을 기울여야 할까요?

EPILOG

첫 번째 할 일은 환자의 행동을 유심히 살펴보는 것입니다. 이 책에서 살펴보았듯 사람들의 감정은 제스처를 통해 겉으로 드러냅니다. 환자가 불안감을 느낀다면 이 감정은 행동을 통해 겉으로 드러나게 되고, 의료진을 불신하고 있다면 이 감정 또한 다양한 행동을 통해 겉으로 드러납니다. 물론 처음부터 환자의 행동들을 보고 어떤 감정을 느끼고 있는지 바로 알아차릴 수 있는 것은 아닙니다. 연습과 수련이 필요합니다. 하지만 조금씩 관심을 기울이고 환자의 행동을 살펴보세요. 점차 환자의 행동을 통해 환자가 현재 느끼고 있는 감정을 추측할 수 있게 될 것입니다.

두 번째 할 일은 비언어적인 방법들을 통해 환자에게 안정감과 신뢰를 심어주는 일입니다. 치과가 지저분하고, 소음이 가득하고, 직원들끼리 농담하는 소리가 진료실을 가득 메운다면, 환자들은 무의식적으로 치과의 신뢰도에 의심을 가질 수 있습니다. 치과의사의 표정 말투 제스처 등을 통해서도 환자들은 이 의사를 믿고 생명과 직결된 내 구강을 맡겨도 되는지 끊임없이 평가하고 의심하고 판단합니다. 환자가 치료받는 환경과 의료진의 제스처 등을 통해 환자에게 신뢰감 있는 신호를 전달한다면 환자들은 더 편안한 느낌에서 치료를 받을 수 있을 것입니다.

세 번째, 환자들의 유형을 나누고 분석해 보세요. 당연한 이야기일지 모르겠지만 사람의 기질은 제각기 다릅니다. 어떤 사람들은 한없이 친근한 느낌을 좋아하지만, 어떤 사람들은 너무 친근하게 접근하면 오히려 불편해 합니다. 어떤 사람들은 자세히 설명해 주는 의료진에게 신뢰감을 느끼지만, 어떤 환자들은 너무 긴 설명을 지루해하기도 합니다. 환자마다 불안을 줄여줄 수 있는 접근 방식이 다를 수 있다는 것을 인지하는 것이 중요합니다. 이 책에 나온 분석 방식을 이용하여 환자들이 어떤 유형에 속하는지 분석해 보십시오. 그리고 유형에 따라 대응하고 환자의 반응을 보세요. 이 또한 첫술에 배부를 수는 없습니다. 지속해서 환자들을 관찰하고 행동하다 보면, 환자들의 특성에 맞추어 행동할 수 있는 눈이 길러질 것입니다.

치과라는 곳은 어쩔 수 없이 불안하고 두려운 공간입니다. 하지만 거기에서 일하는 우리들의 작은 노력과 배려들이 쌓인다면 치과라는 공간이 점차 덜 무서운 곳으로 바뀔 수도 있다고 생각합니다. 대한민국의 치과라는 곳이 조금은 덜 무서운 곳이 되었으면 하는 바람입니다.

INDEX

ㄱ

간접적인 눈 맞춤 107, 111
경멸 x, 15, 16, 180, 184
고개 끄덕이기 84
공포 v, vi, vii, ix, x, xiv, 11, 15, 16, 19, 26, 27, 28, 29, 30, 31, 43, 57, 60, 61, 69, 76, 113, 126, 132, 138, 152, 180, 182, 194
교차해서 팔 잡기 42
귀 긁기와 비비기 57
그라인더 172

ㄴ

놀라움 181, 182
눈 가리기 / 실눈 뜨기 / 눈 감기 49
눈 맞춤 52, 53, 77, 106, 107, 108, 111, 124, 125, 128, 134, 139, 145, 152, 159, 186
눈썹 섬광(eyebrow flash) 135
눈 자주 깜빡거리기 52
눈 커지기 77
눈 피하기 혹은 좌우로 빠르게 쳐다보기 52

ㄷ

다리 꼬기 69
닫힌 몸짓 21
대뇌 신피질 11, 13
'도망' 반응 19
뒤집힌 U자 입 65
디텍트(Detect) 171

ㄹ

라포(Rapport) 166

ㅁ

마이클 아가일 76
매칭(Matching) 166
머리 긁기와 머리, 머리카락 만지기 59
목 긁기 62
몸을 앞으로 기울이기와 멀어지기 77
몸의 방향 82
무화과잎 자세 21, 40, 67
미러링(mirroring) 136, 166
미세표정 x, xvi, 15, 22, 179, 180, 184

ㅂ

백트래킹(back-tracking) 136
밴들러 172
변연계 31, 34, 50, 65, 79
보디랭귀지 x, xi, xiv, xv, 1, 2, 3, 4, 6, 7, 8, 9, 10, 13, 14, 15, 17, 18, 22, 23, 25, 26, 28, 30, 34, 37, 52, 55, 57, 58, 64, 70, 71, 74, 77, 79, 81, 85, 87, 88, 98, 100, 101, 108, 109, 110, 113, 117, 125, 127, 131, 132, 133, 134, 136, 139, 142, 144, 145, 146, 149, 150, 157, 160, 161, 162, 166, 173
보풀 떼기 70

INDEX

볼에 손을 대며 진정 행동 72
분노 x, 15, 16, 44, 60, 90, 180, 182, 184
분석가 89, 90, 91, 93, 94, 105, 109, 110, 111, 112, 113, 114, 115, 116

ㅅ

사람을 쳐다보기 75
사물을 쳐다보기 74
상담가 89, 90, 91, 92, 101, 102, 103, 104, 105, 106, 107, 108, 111, 113, 123, 125
소품으로 차단하기 67
손 만지작거리기/ 손 비비기 등 44
손으로 코 만지거나 비비기 54
손장난(fidgeting) 135
슬픔 x, 8, 15, 16, 53, 180
시각 기능 173, 174
신경 언어학적 프로그래밍 172
심리적 영역 185
'싸움' 반응 19

ㅇ

아이 억세싱 큐(Eye Accessing Que) 171
아이 컨택 52, 53, 106, 107, 108, 111, 124, 125, 128, 134, 139, 145, 152, 159, 186
알버트 메라비안 2
양손을 목뒤로 가져가기 63
열린 몸짓 20
오스트랄로피테쿠스 8, 9
원시인류 8, 28
인간의 뇌 xiv, 1, 10, 11, 13
인간의 진화와 보디랭귀지 xiv, 1, 8
입술 사라지게 하기 64
입술 오므리기 66

ㅈ

전뇌 11, 12
존 F. 케네디 133
중뇌 11
중립적인 다리 68
직접적인 눈 맞춤 106, 107, 108, 111

ㅊ

창조가 89, 90, 91, 92, 98, 99, 100, 105, 109, 113, 115
청각 기능 173, 174
체감각 기능 173, 175
친밀 영역 187

ㅌ

턱 괴기 47
턱을 긁거나 만지며 진정 행동 73

ㅍ

파워 존 20
파충류의 뇌 10, 11, 13

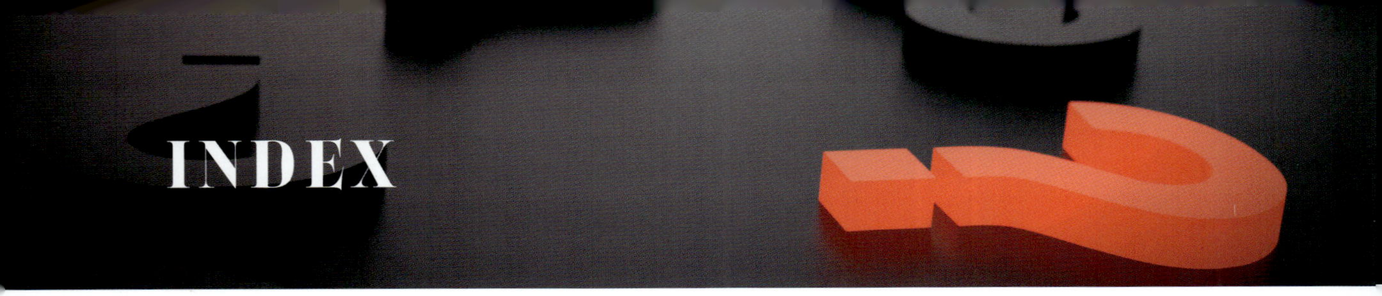

INDEX

팔 깍지를 끼고 배를 가리기 35
팔짱 끼기 38
페이싱(Pacing) 166
포유류의 뇌 11, 13
폴 에크만 x, 15, 16, 17
폴 에크만(Paul Eckman) 15

ㅎ

한 손으로 팔 잡기 41
행동가 89, 90, 91, 93, 105, 106, 107, 108, 109, 110, 111, 114, 115, 125
행복 8, 11, 15, 16, 92, 140, 180, 183
혐오감 183
호모 사피엔스 (Homo sapiens) 9

I

ICRU 88, 89, 94

M

micro expression x, 180

N

NLP 172

R

RED Key 165

3F란 Freeze(정지), Flight (도망), Fight(싸움) 10

판	권
소	유

※ 저자와의 협의에 의해 인지 생략

환자의 표정을 읽는 치과의사

인 쇄 일	2024년 4월 25일
발 행 일	2024년 5월 1일
저 자	정 영 욱 · 최 지 숙
출 판 기 획	서 석 호
발 행 인	봉 기 철
I S B N No	978-89-97113-82-8
출판등록번호	제 9-146호
발 행 처	도서출판 웰 서울 강북구 삼양로 118길 22 1층 TEL (02) 907-2872 FAX (02) 907-2873 www.wellpub.net

Copyright©2024 Well Publishing Inc.

정가 : 50,000 원

- 본 서는 저자와의 계약에 의해 도서출판 웰에 저작권이 있으며, 저작권법에 의해 보호를 받는 저작물이므로 무단 복제하는 것을 법으로 금지합니다.
- 파손된 책은 도서출판 웰에서 교환해 드립니다.